U0385849

橘 子
甜不甜，
只有脑
知 道

The
Psychology
of Eating
and
Drinking, 4e

关于吃喝的心理秘密

[美] 亚历山德拉·W. 洛格 著

张婍 译

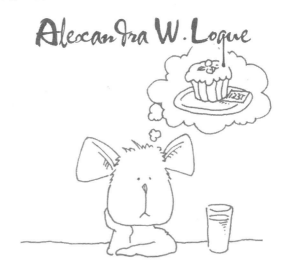

中国人民大学出版社
·北京·

前 言

Preface

在我一岁的时候，除了面包和牛奶突然不再吃任何其他东西。此后数年，我的饮食没有任何起色，到了 15 岁时，我主要吃肉、牛奶、土豆、橙汁和甜品。我不吃比萨、意大利面或者任何其他我认为是"异类"的食物。我不喝苏打水，几乎不吃新鲜水果（除了香蕉）、蔬菜（除了豌豆、胡萝卜和甜菜）和奶酪（除了美式烤奶酪三明治）。鱼肉对我来说就是毒药。

我的父母并没有为此而感到惊慌失措，因为他们认为和我一样对食物有着不同寻常偏好的人比比皆是。我妈妈在家会根据自己的喜好，很少提供新鲜水果和鱼肉，她从来不用自己讨厌吃的肝脏做菜，尽管我爸爸喜欢吃。我爸爸在吃东西的时候，经常先吃他最不喜欢吃的，好多次我看他都是在碰马铃薯和牛排之前先吃沙拉和豆角。在我小时候，妈妈经常给我讲述她的祖父如何只吃巧克力纸杯蛋糕，而不碰用同样的鸡蛋面粉糊做成的其他蛋糕，他说那样的蛋糕会让他消化不良。

我年轻的时候，食物厌恶并不是唯一的麻烦，食物偏好同样给我带来了许多问题。虽然我不喜欢很多食物，但是当我喜欢一种食物时，我会没日没夜地吃它。每当我嘴馋的时候，我那位来自南方的祖母就会高高兴兴地喂我吃炸鸡、土豆泥和滴着黄油的热松饼。所以，要想让我的体重保持在一个合理的水平是相当不容易的。对我而言，最危险的地方之一是在南卡罗来纳州我叔祖母和叔祖父的农场，他们那吱嘎响的晚餐桌上有好多我爱吃的食物。唯一不喜欢的是他们家奶牛挤出的牛奶。尽管我喜欢喝包装之后的牛奶，但我发现自己完全不能接受直接从奶牛身上挤出来的牛奶（即便我的叔祖父已经对它进行了巴氏消毒）。

有两件事把我从吃和不吃某种食物的不健康偏执中拯救了出来：遇到我丈夫和进行我的实验心理学研究。

我丈夫在饮食上属于来者不拒、狼吞虎咽的类型，因此从小就被戏称为"人类垃圾桶"（human garbage pail，简称HGP）。在我们40多年的婚姻生活中，他通过摆事实讲道理、软磨硬泡和威逼利诱的方式，使我现在倒也偶尔会吃蔬菜（有时候甚至喜欢吃）、水果和不同种类的民族风味食物（但是，在任何情况下都没有人能够说服我吃鱼）。

另外一个挽救我的因素是成为一名实验心理学家，这把我过去的尴尬转变成了研究的热情。作为一名研究生，我一直对饮食行为方面的相关研究颇有兴趣，有时候我做研究的假设就来源于我想弄清楚自己在进食上的怪癖。直到很久之后，我才意识到心理学领域有大量的研究是关于饮食行为的。

在哈佛大学念研究生的经历，鼓励我追求自己的兴趣，不论这些兴趣把我带向何方，这一想法对我完成这本书和与之相关的前期成果大有帮助。作为我研究工作的一部分，我给心理学专业的大二学生开设了一门小型的专题研讨课。这门课要求我准备一个1年时间的授课主题，整合来自心理学各个领域的研究素材。最后，我选择了饮食行为。

随后，作为纽约州立大学石溪分校的一名助理教授，我创建了一门新的讲授课程：饮食心理学（The Psychology of Eating and Drinking）。尽管这是一门高阶的非必修课程，但是这门课在每学年都广受欢迎。当我在石溪分校的任教接近尾声时，每次我开设这门课，都会有好几百名来自各个不同专业的学生想报名选修听课。遗憾的是这门课容纳不了那么多人。在这门课程开始的头几年里，学生们只能阅读原始文献；所有相关的教材里涉及的仅仅是一些零散的主题，比如饥饿或酗酒。一方面是我的课程缺少合适的教材；另一方面是我的助教和学生们的热情，让我觉得应该为这门课程写一本专门的教材。结果就促成了本书的出版。

关于我如何开始撰写本书的故事，自然不能少了保罗·罗津（Paul Rozin）这个人——一位极为出色的饮食心理学家。我第一次遇见保罗是 1977 年在宾夕法尼亚大学，当时他正在从事"人们为什么会吃红辣椒"的研究。那次碰面不仅认识了保罗，也见到了他的太太伊丽莎白，伊丽莎白是一位食谱作家和烹饪历史学家，我们一起在厨房里谈笑风生，这一切都增强了我对饮食心理学的兴趣，直到现在影响还没有消退。伊丽莎白的第一本食谱书《风味之原理的食谱》（*The Flavor-Principle Cookbook*），从那时起就一直是我的最爱，我估计未来也不会发生改变。

本书主要介绍了在饮食行为领域中的科学探究。但是，本书在表述方式上更加浅显易懂，即便是非专业人士，只要接受过教育，就可以完全理解其中的内容。你不需要学习任何心理学课程，或是任何相关的科学课程来弄明白书里所写的东西。阅读和欣赏这本书的唯一要求是，读者愿意将心理学看作一门科学。我写这本书的目的之一就是，在运用科学的方法来研究行为的过程中，我们可以从中学到东西。要是你希望在任何主题上了解到更多的信息，本书最后罗列的参考文献会对你有所帮助。但是你也可以选择只是把这本书看完，或是挑一些章节来看，而不去关注内容的来源。

在本书内容的选取上，我只选择那些研究比较充分且有意思的部分，并尽可能地描述研究是如何做出来的（而不仅仅是结果），这样你就可以自己评判这个实验或者其他研究的科学性。本书涉及了几种主要的饮食障碍，但是并没有教你如何精确地诊断或治疗你自己或其他人的饮食问题，治疗这些问题还需要专业的帮助。

致 谢
Acknowledgements

在我写作本书的过程中，有很多人和机构为我提供了帮助。在第一版中，詹姆斯·哈西特（James Hassett）给了我很多关于如何撰写一本心理学专著的宝贵建议。我的图书馆研究助理劳伦斯·艾普斯坦（Lawrence Epstein）、皮拉尔·佩那-克雷亚（Pilar Pena-Correal）、特尔莫·佩那-克雷亚（Telmo Pena-Correal）和迈克尔·史密斯（Michael Smith），总是跑到图书馆帮我寻找原始资料。在我休假期间，赫伯特·特勒斯（Herbert Terrace）和哥伦比亚大学慷慨地为我提供了工作空间和图书馆使用权限，帮助我在休假期间完成了这本书。和亚历克斯·卡采尔尼克（Alex Kacelnik）在觅食方面以及和诺里·吉尔里（Nori Geary）在饥饿方面的谈话都为本书的编写提供了很好的素材。罗琳·柯林斯（Lorraine Collins）、霍华德·拉克林（Howard Rachlin）、莫妮卡·罗德里格斯（Monica Rodriguez）、伊丽莎白·罗津（Elisabeth Rozin）、保罗·罗津（Paul Rozin）、黛安·史朗克（Diane Shrank）、伊恩·史朗克（Ian Shrank）、迈克尔·史密斯（Michael Smith）和理查德·汤普森（Richard Thompson）都为我的书稿提供了非常宝贵的意见，对此我深怀感激。我特别要感谢卡米尔·罗格·欧尔曼（Camille Logue Orman），她专门为我录制了长达几小时富有洞察力而幽默的评论录音，在我一个人修订这本书的孤独时光中一直陪伴着我，她付出的这一切已经远远超出了姐妹的情谊。

在准备第二版的过程中，第一版的许多审阅意见都非常有用。很多审阅人〔利恩·L. 伯奇（Leann L. Birch）、约翰·P. 佛瑞耶（John P. Foreyt）、邦妮·斯普林（Bonnie Spring）和鲁迪·E. 乌奇内克（Rudy E. Vuchinich）〕对第二版的初稿提供了大量富有洞见和有用的建议。许多研究者都容忍了我看起来似乎没完没了的关于饮食的这样那样的问题。特别是凯利·布朗内尔（Kelly Brownell）提供了许多关于过度饮食和肥胖的信息。雅思佩尔·布雷纳（Jasper Brener）帮我识别研究中的代谢率，烹饪小组的成员们是本书源源不断的灵感源泉。

我同时也感谢詹姆斯·艾利森（James Allison）送给我的暖足粉（辣椒给我们带来的奇迹是永远不会终止的）。在文字处理和文献组织方面，我得到了洛里-安·邦维诺·福尔扎诺（Lori-Ann Bonvino Forzano）和约翰·切隆尼斯（John Chelonis）的大力协助。

华盛顿大学的安·斯特雷古斯（Ann Streissguth）慷慨地为图 13.2（患有胎儿酒精综合征的儿童）提供了照片。二十世纪福克斯为图 9.1a 提供了玛丽莲·梦露（Marilyn Monroe）在电影《恶作剧》（*Monkey Business*）中的剧照，还有哥伦比亚影业公司为图 9.1b 提供了杰米·李·柯蒂斯（Jamie Lee Curtis）在电影《至善至美》（*Perfect*）中的剧照。纽约的 Phototeque 在找到后面这两张照片上给了我很大的帮助。来自以色列耶路撒冷希伯来大学的雅各布·斯坦纳（Jacob Steiner）很热心地提供了新生儿品尝各种味觉测试溶液的照片（图 5.3 和图 5.5）。

本书第三版的出版，我很感谢约翰·华勒特（John Wahlert），他对巧克力、红辣椒和电脑游戏方面有着深入的见解和研究热情；感谢大卫·沙塔（David Szalda）帮助我进行化学计算；尤其要感谢耶妮·安德森（Yenny Anderson）以及柏鲁克学院和美国纽约理工大学的图书管理员们，所有人的信息检索技术都达到了登峰造极的水平。耶妮·安德森还为我准备了不少图片素材。卡里·斯凯伦斯 (Kari Scalchunes) 和乔伊斯·马尔卡西 (Joyce Mulcahy) 在我需要的时候，随时为我提供有力的办公室协助和食物激励。琳达·巴托斯萨克 (Linda Bartoshuk)、安布尔·D. 胡佛 (Amber D. Hoover)、丽贝卡·A. 皮尔斯 (Rebecca A. Pearce)、帕特里斯·汤姆布莱 (Patrice Tombline)、肖纳·沃格尔 (Shawna Vogel)，尤其是苏珊·布伦南 (Susan Brennan)，还有一些匿名的审稿者，都为我的稿件提供了非常有用的修改意见。我的丈夫伊恩·舒兰克 (Ian Shrank) 和儿子塞缪尔·L. 舒兰克 (Samuel L. Shrank)，也都为我的稿件提供了许多精彩的建议（让我儿子看了书稿的唯一问题是，现在他可以很开心地给我列举出五个基于研究的理由，说明他为什么不喜欢和不想吃某些深色蔬菜或鱼类）。我的代理人阿尔·佐克曼 (Al Zuckerman) 在关键时刻挽救了我的书稿，同时乔治·奇玛 (George Zimmar) 以他独到的美食眼光签约了这本书。

本书第四版的出版，我要特别感谢纽约市立大学图书馆的丰富资源，以及提供所有这些动态超级资源的智囊首领，即大学图书馆和信息资源主任柯蒂斯·肯德里克 (Curtis Kendrick)。要是没有他的指导，这本书将远远不及现在。同时，我也想感谢琳达·巴托斯萨克、杰夫瑞·罗宾斯 (Jeffrey Robbins)、皮特·托德 (Peter Todd)、布莱恩·汪辛克 (Brian Wansink) 和几个匿名评审者，他们为我提供了非常有用的评论，以及塞缪尔·洛格·舒兰克 (Samuel Logue Shrank) 和西尔维亚·斯通 (Sylvia Stone) 在当代文化上的深刻洞见。我的代理人阿尔·佐克曼，我的编辑乔治·奇玛，还有目前在劳特利奇 (Routledge) 出版社工作的员工们，他们是莫林·艾伦 (Maureen Allen)、凯瑟琳·阿瑟顿 (Katharine Atherton)、理查德·库克 (Richard Cook) 和伊丽莎白·洛托 (Elizabeth Lotto)，他们都在非常重要的时刻为我提供了强有力的支持。

感谢来自哈佛大学、纽约州立大学、纽约市立大学柏鲁克学院、纽约理工大学、纽约市立大学中心办公室、美国公共卫生服务生物医学研究支持基金、国家精神卫生研究所和国家科学基金会的共同资助。我在纽约市立大学进修期间，以纽约市立大学研究教授的身份完成了本书的第四版。书中的许多观点和灵感都来自我为本科生和研究生开设的饮食心理学课程中的学生和助教们，以及我的学术界同仁们。最后，我想对我的丈夫和我的儿子为我所付出的持续不断的鼓励和支持表示最诚挚的感谢。

目 录
Contents

关于吃喝的那些事儿

托比：难道我们的生命不是由四大元素（土、风、火、水）构成的吗？

安德鲁：没错，他们是这么说的。可我认为我们的生命不过是吃吃喝喝而已。

托比：你太有智慧了。那咱们就开始大快朵颐吧。

——威廉·莎士比亚（1623/1936）《第十二夜》

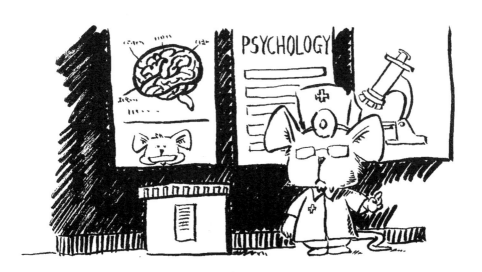

你有没有留意过，你平常花了多少时间在吃吃喝喝上，或者是琢磨和吃喝有关的事情？随便找一天，试着记录一下你花了多少时间准备或享用你的餐点，以及你花了多少时间琢磨你想吃什么或不吃什么，想喝什么或不喝什么。你很可能会发现，你花在这上面的时间要远远多过其他任何事情，包括男欢女爱。我曾经用计时器专门记录一天中我花了多少时间来考虑或接触食物。我花费的总时间是 4 小时 33 分钟，而我只是一个对食物没有太多沉迷的普通人而已。实际上，所有动物的大部分行为都包含了对食物和水分的获取与消耗。

关于这一点，并不需要科学家来告诉我们。美国最高法院大法官索尼娅·索托马约尔（Sonia Sotomayor）在她的自传中就写道："自古以来，民以食为天。"但是，确实需要科学家才能发现哪些原因导致了这些和吃喝有关的行为。一旦弄清了这背后的来龙去脉，我们就有可能改变这些行为，这也是很多人出于不同理由不遗余力想做的事情。

我敢肯定你已经注意到，很多人因为摄入了太多的某种食物或饮料，导致了一系列不良的后果。比如，吃太多巧克力会发胖，吃太多高脂食物会引起胆固醇飙升，以及喝太多酒会导致肝功能受损。为什么还有人会这么做呢？更有趣的是，为什么有些人会比其他人摄入更多这些食物和饮料，或只在特定时间想摄入这些呢？又比如，为什么女性在月经周期的特定时间点上会特别想吃巧克力？我们需要理解这些行为背后的原因。这些重要的信息可以指导我们修正不良行为。

我们对饮食行为及其原因的兴趣催生了一个巨大的和食品有关的流行科学产业。每一家书店、每一个杂志报刊亭、每一家杂货店的结账柜台都充斥着各种和饮食相关的书：教你如何让孩子吃蔬菜、如何辨别一个人有饮食障碍，或者就是老生常谈，如何减肥。这些题材的电视节目和电影也比比皆是。但是，这些内容绝大多数并没有科学研究的依据。因而，里面所提供的信息和建议要么是不完整的，要么干脆就是错的。我们以下面这个建议为例，"为了少吃一点你应该喝大量的水"。你听说过这种说法吗？这完全是错误的。喝更多水的行为并不会减少我们的进食量。读了这本书之后，你就会明白为什么了。

这本书的内容和你在大多数杂志或书上看到的有所不同。它会把你带入饮食行为科学研究的大门。它会告诉你科学家们（尤其是心理学家们）如何进行吃和喝的有关研究，以及他们到目前为止都发现了哪些有趣的结果，并为你展示这个领域的最新研究成果。答案并不是三言两语能说明白的，也并不总是我们愿意听到的。但是，如果你想准确了解究竟是什么原因导致了我们的饮食行为，以及为了改变这些行为我们能做什么或不能做什么，那么你会在书中找到答案。虽然你不一定总是能够运用这些信息来改变你自己或别人的行为，因为严重的饮食问题需要专业帮助，但你还是可以从中获得很多切实可用的信息。

心理学与饮食行为有什么关系？

这本书里的大部分内容来自设计严谨的心理学实验。**心理学**是一门研究行为的科学，探究"有机体的行为特点及其背后的原因"。因此，如果你的目标是了解人和其他动物的行为，而不关心诸如植物细胞繁殖之类的问题，那么心理学就是你感兴趣的领域。

在这本书里，我们将聚焦特定的行为——和吃喝有关的饮食行为，通过采用从生理心理学到社会心理学等不同类型的心理学方法和知识来探究这些行为。如果我们想要了解和吃喝有关的饮食行为，那么就需要运用一切可能的工具来帮助我们理解这一点。

心理学是一门研究行为的科学，因此，你在这本书里看到的分析方法都属于科学方法。科学方法有一个基本假设，即所有的事物均受自然法则支配，并且这一法则具有高度的一致性，以一贯的方式作用于所有的人类和其他动物，任何时候都不例外。如果没有这种科学取向，就不可能通过实验来确定行为背后的原因。在一个实验里，在所有其他条件都保持不变的情况下，实验者只操纵一个因素。如果这个因素的变化引起了实验对象在行为上的变化，那么实验者就可以认为是操纵的这个因素影响了行为。

举例来说，你可能需要找 10 个人，确保他们在晚餐前的 6 个小时吃了同样多的食物，喝了同样多的水，你让其中一半的人在即将吃晚餐时喝一夸脱①的水，然后测量所有人晚餐吃了多少。如果，平均而言，晚餐前额外喝了水的人比其他人吃得更少，你可能得出这样的结论：喝大量的水能够降低人们随后吃东西的分量。但是这个实验没法告诉你第二天的早餐会发生什么，这些喝了水的人也许会因为晚餐吃少了而在早餐时吃得更多以作为补偿。因此，你可能需要再做另外一个实验，对你的原始实验进行扩展，才能证明这一点。所有的心理科学家都会在工作中体现这样的科学取向。

饮食心理的研究是一个庞杂却迷人的领域。研究的内容包括你如何察觉味道、为什么你会饥饿或口渴、为什么你比其他人更喜欢某些食物、你如何在食物中做出选择、某些食物如何影响你的行为，以及我们怎样和为什么吃得比理想的状态少。当然，一本书不可能囊括所有饮食心理学相关的内容。但是我希望这本书能够让你更好地概览这个主题，或者更贴切地说，对此主题品味一二。

循序渐进：进化过程与饮食行为

在做任何类型的科学调查时，如果能运用一些概念框架来指引你的研究方向都会颇有助益。要是有某个或某些理论告诉你事情的来龙去脉，那么你就可以在整体上检验具体的想法或描述你的发现。心理科学，特别是应用于饮食行为的心理科学，往往以进化和自然选择的观点为核心。进化和自然选择的观点尤其适用于饮食

---

① 译注：1 夸脱约等于 0.946 升。

心理学，因为每一个动物，包括每一个人，都必须摄入适当的食物，否则就会死亡。这就意味着，任何动物只要具备一些基因影响的行为或解剖学特征，让它们吃得更好，那么相比于这个物种的其他成员，这样的动物就更有可能生存下来或拥有更多的后代。因此，我们会认为所有已经成功进化了千百万年的物种，它们的饮食行为都是对其生存有利的。经过了漫长的自然选择过程，那些具有良好饮食适应行为的个体才能够存活和繁衍。在这本书中，你会反复看到我表达这样的观点，即某个物种的饮食行为从某种角度来讲是具有适应性的，并且有助于该物种的存活。

在这个时候，我希望你会质疑："等一下！你告诉我人类和其他动物都进化出了良好的饮食行为。但是我们都知道，包括你自己在这一章里也提到，人们会有各种各样有害的饮食方式。如果我们都进化出了良好的饮食行为，那么就拿一个简单例子来说，为什么还是有人吃那么多的巧克力导致发胖呢？"

这是因为尽管自然选择自始至终都在发挥作用，但并不意味着每一个物种的所有行为都完美地适应每一种情况。事实上，有多种原因会导致动物的饮食行为不一定是最优的。其中一个原因就是，我们可能是在与当初进化环境完全不同的情况下进行观察的。在人类的进化过程中，周围环境并没有为我们提供价格便宜又随处可见的巧克力，而且随着医疗技术的发展，人们通常不会因为吃太多巧克力而年纪轻轻就一命呜呼。因此，虽然吃过量巧克力对身体有害，但那些巧克力狂热爱好者依然子孙满堂。在这本书中，你会看到很多诸如此类有关不健康饮食行为的解释。

挑选最佳的研究对象

现在我们有了进行饮食心理学实验的理论框架，让我们来假设你是一位科学家，正在思考做一个实验，探究人们为什么那么爱吃巧克力。假设你发现有研究声称有一种特殊的基因在人们多年接触巧克力之后会让他们爱上巧克力，然后你想知道这是不是真的。因此，你设计了一个实验：找 50 个具有相同基因的人，给其中一半的人从出生到 25 岁一直供应巧克力，而另外一半的人则在这些年不能接触任何巧克力，然后测试所有的实验参与者在饿或不饿的时候对巧克力的偏好。这听起来是个很棒的实验吧？确实如此，但是这里有一些现实的问题。首先，你不可能找到 50 个有一模一样基因的人。即便是要找到两个相同基因的人（同卵双生子）也很困难。其次，有哪个科学家会有耐心做一个长达 25 年的实验？为了不断获得科研资助并在大学里得到晋升，科学家们正承受着巨大的压力不得不尽快发表论文。再次，你从哪里得到足够的资金来支持这个实验？实验参与者会根据实验时间长短要求得到相应的报酬，这将是一笔巨额开支。而且 25 年源源不断地给 25 个人供应巧克力的费用也不菲。最后，你可能不得不在一段时间内剥夺实验参与者吃东西的权利，以确保他们处于饥饿状态。这符合实验伦理吗？

这些问题导致科学家们在他们的实验中经常使用动物而不是人来做实验，你会在这本书里读到很多这样的内容。这当然会让你心存疑惑，毕竟，只有人类的行为才最像人类。但是，除了考虑这些现实的因素之外，当你试图了解人类的饮食行为时，在实验中使用动物而不是人类作为研究对象，是有很充分的理由的。如果你确信进化论塑造了我们的饮食行为，那么你肯定也会接受这样的观点，即不同的物种至少会有一些相似的饮食行为。其中一个原因是，有些物种是从相对较近的共同祖源进化而来的。例如，所有的哺乳动物都有共同的祖先，因此，具有一些共同的基因。

即便你的主要兴趣是人类的饮食行为，生物进化过程仍然能够让你在研究其他物种的饮食行为中学习到一些有价值的东西。让我们考虑一下在我们假设的巧克力实验中使用其他不同物种的优点和缺点。当你读到这个材料时，你应该能够发现不同物种之间饮食行为的很多相似之处，但同时你也会注意到不同物种在与其所处的特定环境相互作用时的显著差异。

让我们从一种叫海兔（又叫海蛞蝓）的无壳侧鳃属海洋软体动物开始。这种软体动物是肉食者——一种吃肉的动物。这种动物的外形看似简单，但是它的美妙之处绝不在于其鲜艳的外形。海兔和人类一样，都有一种能够从周围环境收集信息并移动的细胞（被称为神经元）。大量的神经元共同组成了神经系统。海兔的神经系统不像我们人类那么复杂。因此，它的神经元是比较容易辨认和操纵的。海兔的这些神经元，被称为食物控制神经元，专门负责在检测到食物时让海兔自动移动过去吃掉食物。这是一个"反射"的例子，一种当周围环境出现了特定刺激时必然伴随的特定反应。在这个情景中，并未包含学习的过程。科学家们已经能够确定，海兔最近吃的东西会影响这一反射过程——海兔的动机——通过调节某种抑制神经元对食物控制神经元活动的抑制程度来完成。这种软体肉虫子是否吃东西还会受到学习的影响——海兔关于哪些事件会同时发生的知识。例如，如果实验者在海兔一吃东西时就电击它，它就会变得很少捕食和进食。这些研究结果是令人兴奋的，因为它能够让我们看到与摄食行为改变相对应的神经元活动的精确变化，基于海兔的摄食行为模型的有效性会因为该物种有限的行为种类而存在局限。首先，由于它的食肉倾向，海兔在我们的巧克力实验中是派不上用场的。

让我们考虑用一种哺乳动物进行实验。人类是哺乳动物——喝奶的动物。因此，其他属于哺乳动物的物种似乎是最有可能被用来研究人类的饮食行为的。在早期关于饥饿的生理学研究中，有一种哺乳动物——狗——经常被用作实验对象。狗，虽然在原则上被认为是食肉动物，但实际上能吃各种各样的食物，这使得它们的饮食行为比海兔更接近我们人类。狗偶尔也会吃巧克力。此外，它们的社会行为和快速学习的能力可以让它们在研究一些和人类相似的饮食行为中发挥作用。大约在1900年，举世闻名的心理学鼻祖之一伊凡·巴甫洛夫（Ivan Pavlov），最早开始了最著名的以狗作为研究对象的喂养实验。巴甫洛夫指出，如果饲养员多次给狗食物，那么狗只要听到饲养员的脚步声就能分泌唾液。要是你养猫的话，你肯定也有过类似的经验。（见图1.1）我的宠物猫，和其他猫一样，只要听到罐头被打开的声音，就疯狂了。巴甫洛夫的研究成了学习理论中两个重要分支之一的基础，该分支关注习得的和先天的反射，被称为经典条件反射。尽管如此，虽然狗有时候也吃巧克力，但因为相对来说体型较大，性成熟时间较长，并且是受欢迎的宠物，所以现在它们很少被用在研究中。

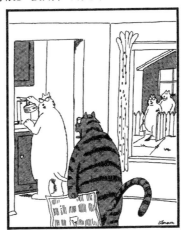

"塞尔达！冷静一点！……罗滕伯格
夫妇听到开罐器的声音啦！"

图 1.1

注：由 Gary Larson 所绘。Copyright 1989 Far Works，Inc.

来源：Gary Larson. Wildlife Preserves：A Far Side Collection. Kansas City：Andrews and McMeel，1989：92.

黑猩猩，另外一种哺乳动物，是人类进化过程中的近亲。因此，毫不奇怪，它们的许多饮食行为与人类相似。（参见趣味事实＃1）例如，就像人类一样，它们是杂食动物，可以吃水果、昆虫和肉。此外，和人类相似，黑猩猩能利用空间记忆寻找并记住良好的食物来源。一些关于黑猩猩饮食行为最激动人心的研究来自灵长类动物学家简·古道尔（Jane Goodall）和她的同事们在东非坦桑尼亚贡贝溪（Gomebe）国家公园进行的开拓性调研。古道尔最早发现了黑猩猩会使用工具获取食物和水：将剥去叶子的小树枝伸到白蚁的巢穴中，白蚁就粘在了树枝上，以及把树叶嚼烂当成海绵从树洞里吸水。（见图1.2）在此之前，没有其他任何物种能像人类那样制造工具。古道尔也是最早发现黑猩猩会捕猎其他动物、吃它们的肉的第一人。通常雄性黑猩猩从事狩猎活动并显示出一些合作狩猎的行为。一只黑猩猩逼近猎物，而其他黑猩猩则定位于猎物的逃跑路线。在猎手捕杀了猎物之后，它们经常一起和其他黑猩猩分享食物。

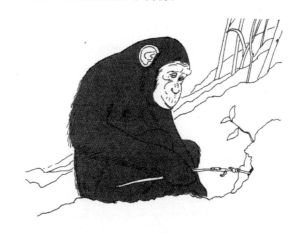

图1.2 黑猩猩正用树枝作为工具从白蚁巢穴中掏出白蚁

趣味事实＃1

你会在法式炸薯条和水煮蛋上撒盐吗？猴子也会给它们的食物"调味"。如果去日本一座叫鹿岛的小岛上旅游，你可能会看到一群猴子把甘薯放到盐水里调味，猴子们开发的这个方法是日本科学家们在大约60年前发现的。1952年，科学家们开始给猴子喂甘薯，这些甘薯通常被泥沙包裹着。1953年，一只名叫"伊莫"（Imo）的母猴子开始清洗甘薯。"伊莫"会用一只手把甘薯浸泡在水里，另外一只手擦掉甘薯上的泥沙。到 1958 年，大约 80％的猴子都会清洗甘薯。当大部分猴子都开始做这件事的时候，清洗甘薯的方式发生了改变。一开始，甘薯主要被泡在盐水里，接着，有些猴子会咬一口甘薯，蘸一下盐水，然后再咬一口，给甘薯"调味"——比普通的甘薯要美味得多，就像我们经常对我们的食物做的那样。

人类和黑猩猩的饮食行为之间的相似性确实是非常惊人的。然而正是这种高度的相似性使得许多人认为黑猩猩不是一个合适的实验对象。因为黑猩猩和人类太像了，在实验中使用人类作为实验对象涉及的伦理约束同样会存在于黑猩猩身上。在实验中使用黑猩猩也有一些很现实的缺点。就像把人类作为实验对象一样，黑猩猩的费用也非常高，很难控制，并且需要很长的时间才能抚育出性成熟的后代。正是因为这些原因，在饮食行为的调查研究中，心理学家通常不会选用黑猩猩或其他灵长类动物作为被试。

这就让我们最终选择了老鼠。（很吃惊吧！）也许老鼠不是你最喜欢的动物，但毋庸置疑它们是饮食心理学研究的最佳实验对象。这是由很多原因造成的。老鼠的饮食结构非常多样化，而且和人类很接近，这也是为什么这么多世纪以来它们总是和我们紧密生活在一起。首先，老鼠绝对喜欢吃巧克力。其次，除了它们不能呕吐，在避免毒药和识别有益食物时的个体和社会行为上，老鼠在很多方面都和人类很像。再次，实验室里用的老鼠，被饲养得很温顺，易于控制；在价格上也相对便宜，并且好伺候，它们在出生后 2 个月左右就能达到性成熟。最后，科学家们已经收集了关于老鼠的大量信息，能够为任何新的研究结果提供丰富的理论框架。

科研文献罗列了以上这些理由，用来解释为什么老鼠成了科学家们最喜欢的实验对象。但是，我一直在想是不是还有其他起作用的因素。经过多年在实验室里和老鼠朝夕相对，我可以证明它们是相当可爱的，甚至是充满感情的，就像仓鼠或豚鼠。至少对我来说，比起老鼠，我更难想象去和海兔或黑猩猩待在一起。

小结

除了为这本书的其他部分放心使用老鼠做研究这点给出理由之外，我希望这一章能让你看到不同物种之间饮食行为上丰富的差异性，以及巨大的相似性。很多物种的行为实际上都遵从相似的规则。每一个物种都已经适应了这个世界的不同部分，形成了特别的生态位置。每一个物种都以自己独特的方式从周围的环境中获取食物和水分。因此每一个物种都可以告诉我们很多有关饮食行为的本质和起源的东西。基于很多原因，那些致力于将结果推广到人类身上的实验研究选择的最佳研究对象通常是老鼠。尽管如此，在对饮食心理学的理解上，其他动物也为我们提供了丰富的支持，过去是这样，将来也会如此。

② 饥饿与饱足

如果没有食物，动物就无法生存。我们可依此做出推论：食物是最重要的因素，它决定了大脑的组成，以及由大脑组织所决定的行为。

——J. Z. 杨（J. Z. Young，1968）

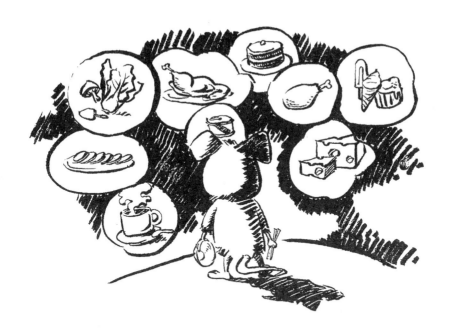

我想，大部分看这本书的人都会对控制体重感兴趣（通常是关于如何控制自己的体重的）。为了调节体重，了解进食行为的开始或停止受哪些基本因素的影响是极其有帮助的。换句话说，你需要了解造成饥饿与饱足的根本原因。这些信息将会让你知道如果某人吃得太多或太少是由什么造成的，并且能让你知道如何改变一个人的食量。最有趣的是，这些信息还可以告诉你哪些因素不会影响一个人吃东西的分量。比如，本章将会解释为什么疯狂喝水并不会降低你的卡路里摄入量。

这一章的焦点是饥饿和饱足，与其他章节相比，这一章的内容和生理学的关系更加紧密。在本章的结尾部分，我也会讨论饥饿和饱足与我们周围环境的关系。本章可以为你提供一个生理心理学的框架，让你可以把后续章节中学到的跟饮食相关的社会和文化信息联系起来。

有关饥饿和饱足的科学研究就像是一部心理实验室技术发展的微缩历史。在每一个时间段，用来解释饥饿和饱足的热门理论都更像是那个时期实验室技术发展的缩影。在20世纪初，由于找到了测量胃容量的方法，科学家们能够研究胃容量和饥饿之间的关系。到了 20 世纪 40 年代和 50 年代，随着外科手术技术的进步，人们可以观察所有进入胃或还没到达胃的物质，以及胃里面的物质对饥饿的影响。大概在同一个时期，有关大脑影响饮食行为的研究也开始了，这些研究延续并且采用了更加精细的手段来确定大脑的哪个部位是怎样影响哪类具体行为的。最近，技术手段已经发展到科学家可以明确地解释大脑的某个具体部位是如何与体内其他物质相互作用从而影响食欲的。到了 21 世纪的今天，科学家们不断地发现有越来越多的身体部位对饥饿和饱足产生了影响，这些发现令人眼花缭乱。在本章里面，我会梳理这些主要的研究发现，让你看到在过去 100 年里有关饥饿和饱足研究的结果以及这些结果的意义。

在浏览这些实验和实验结果的过程中，掌握以下一些基本原则会对我们有帮助。首先，包括人类在内的很多动物并不是毫不间断地连续进食，而是在某些时间点如饭点对食物的消耗行为会频繁地出现，而在另外一些时间点则不会消耗任何食物。因此本章将会探索有哪些因素会影响一顿饭的开始和停止。注意在同等情况下，耗时久的一顿饭所消耗的食物会比耗时短的一顿饭要多。因此，探究什么原因造成了饥饿和饱足实际上也是在探究什么原因影响了饮食的量。

其次，对饮食数量的调查研究一般会分为两类：短期调控研究和长期调控研究，即动物储存能量以满足消耗需求的能力和在长时间内保持相对稳定体重的能力。在你开始调侃自己长时间保持体重的能力之前，不妨想想，假设你每天多吃身体所需卡路里的 2%，大概是额外多吃一小块黄油或奶油，一年之后，这些卡路里相当于增重 5 磅①。因此，即便你发现自己的体重每年只增加了 2 磅或 3 磅，你仍然摄入了接近于身体所需的食物量以保持目前的体重，也就是说你已经做得相当不错了。

在短期和长期调控中，我们的身体就像一个家用恒温器那样运作。恒温器会设定一个特定的温度，如果气温变得太热或太冷，空调或暖气就会启动来让温度回归到理想水平。有关饥饿的很多理论都假定，我们的身体里有一个生理指标（比如，可用的能量或储存的脂肪）被设定在了一个最佳水平，一旦偏离了这个水平，身体就会自动产生一些变化从而恢复到最佳水平。我们将会在本章中多次提到 20 世纪早期美国的一位生理学家沃尔特·B. 坎农（Walter B. Cannon）。他创造

---

① 译注：1 磅约为 0.454 千克。

橘子甜不甜，只有脑知道

了"稳态"（*homeostasis*）这个词来描述以上的过程。你可以在接下来的章节里看看自己是否能够识别出包含稳态概念的饥饿和饱足理论，还有这些理论面临的一些难题。

最后还有一点需要注意，在本章以及后续章节中介绍的一些实验里，人们会被要求报告他们有多饥饿或者吃了什么东西。关于这样的陈述究竟有多少意义是有争议的。人们对饥饿的评分跟他们吃了多少食物两者之间的相关究竟有多密切？还有就是人们真的能准确报告他们吃了多少吗？人们对自己感受的描述和他们吃了多少的描述未必符合他们的真实行为。比如，有时候人们报告吃了多少的量会明显少于或超过他们实际吃的量，但有时候这种准确度却又相当高。只要在某些情况下人们的自我报告能够帮助我们预测他们的饮食行为，实验研究者们就会继续使用自我报告的数据。

目前已被证明会影响饥饿和饱足的因素的数量之多令人难以置信。为了让你更容易理解这些资料，我打算将它们分成两大主要类别：外周神经系统因素的研究和中枢神经系统因素的研究。但是，随着我们了解的深入，你会发现研究者们越来越关注这两类因素之间的关系。

不受大脑和思想控制：外周因素

外周因素①是指那些影响饥饿和饱足的身体各部位，不包括中枢神经系统（大脑和脊椎）。让我们跟随一块巧克力蛋糕的轨迹——从厨房的饭桌到你的嘴里，再到你的胃和肠道，来看看什么样的外周因素会让你感到饥饿或饱足。

从客厅到厨房

假设你正在客厅看电视。哪些因素能够诱惑你从舒服的沙发里站起来，去厨房吃一块放在餐桌上的巧克力蛋糕呢？

现在我们假设你的胃开始咕咕叫，感觉就像是饿疯了一样。很多人会以为胃咕咕叫和饥饿是一回事，而没有咕咕叫的胃也就等同于饱足。这样的想法让科学家们形成了饥饿的胃部收缩理论（stomach contraction theory）。该理论认为进食的

---

① 译注：本书中"外周"一词用来表示外周神经系统，"中枢"一词用来表示中枢神经系统。人的神经系统由这两大部分组成。

14

开始和停止可以根据胃部的收缩状况来预测。那些胃部收缩的人更有可能去吃东西，反之则不会去吃。

关于饥饿的第一个实验研究是 1912 年坎农（Cannon）和 A. L. 沃什伯恩（A. L. Washburn）在这个理论的基础上进行的。坎农和沃什伯恩发明了一种用来测量胃部收缩的技术，而沃什伯恩自己幸运地成了第一个体验这项技术的人。首先，沃什伯恩把一根管子从自己的喉咙一直通到胃部，并且每天让管子保持这样的状态几个小时之久。管子的一端在他的胃里，另外一端在嘴巴外面。在实验过程中，给置于胃里面的管子连上气球，当空气从喉咙外的管子进入时，胃里面的气球就充了气。（沃什伯恩一定是一位很有献身精神的科学家！）胃部的收缩状况通过监测气球里的气压变化来测定。每当沃什伯恩感到饥饿的时候就按键报告。他的胃部收缩状况和饥饿的报告情况紧密相关。显然，当收缩值达到一定程度的时候，沃什伯恩才会报告饥饿，而不是在一开始收缩的时候报告，这就意味着，是胃部收缩引起了饥饿的感觉，而不是饥饿引起胃部收缩。当沃什伯恩没有感到饥饿时，胃部也没有收缩。有更多被试参与的后续实验也得到了类似的结果。胃部收缩理论是有实验室研究支持的第一个外周因素理论，并作为主导的外周因素理论持续了很多年。

但是，随后的研究发现胃部收缩甚至连胃本身都不是饥饿报告的先决条件。而且，随着更多更精确的胃部收缩测量方法的发明，研究者发现饥饿和胃部收缩之间的关联相当微弱。因此，了解饥饿的胃部收缩理论对今天的研究者们而言更多的是出于对历史探究的兴趣。

可你还是起身从客厅走到了厨房。如果胃部收缩不是你移动的理由，那么到底什么是呢？设想一下，在看电视换台的时候，你碰巧看到了一档教你如何做出完美的巧克力蛋糕的烹饪节目。突然之间，你会感到非常想吃那块放在厨房桌上的巧克力蛋糕。你有没有注意过这样的经验？当你闻到食物味道的时候，或者听到厨房里做饭声音的时候，或者仅仅是看到食物，就会感到饥饿。这并不是毫无缘由的想象。你身上发生的这一切在巴甫洛夫（Pavlov）的狗身上也发生过。你可以回忆一下，巴甫洛夫发现，只要一些刺激在喂食之前和食物建立过关联，狗就会在听到或看到这些刺激的时候流出口水。和狗一样，当你听到、看到或闻到一些和食物有关的刺激时，你也会流口水。并且流口水并不是你的身体在这些情境中唯一的反应。尽管你还没有接触到食物，但你的胰腺已经开始分泌胰岛素了，这是一种帮助糖代谢的化学物质。胰岛素会降低你的血糖水平，让你感到饥饿。很多与食物的摄入和消化有关的反射都会在我们接触食物的时候即刻发生，有的反射甚至是只要我们有过体验，它在我们接触食物之前就已发生了。

　　了解唾液和胰岛素的分泌反应是如何发生的，有助于我们理解斋戒月期间穆斯林男人和女人的不同饥饿反应。在一个月的斋戒期里，虔诚的穆斯林从日出一直禁食到日落。研究者们发现，在斋戒月刚开始的头几天，女性所报告的饥饿水平要比男性高出不少。但是，在斋戒月快结束的那几天，女性和男性报告的饥饿水平就相差无几了。事实上，男性在斋月禁食期间不经常在家。相反，女性则始终待在家里，为孩子们准备一日三餐，也为成年人准备太阳落山之后所吃的食物。因此，在禁食期间，女性可能会比男性接触更多和食物有关的气味、声音和图像。然而，随着斋戒月时间的持续，女性白天接触到的和食物有关的现象不再与女性摄入食物的过程同时发生。因此这些现象不再与食物摄入产生关联。这就可能减少了唾液和胰岛素的释放从而降低了饥饿感。

把蛋糕放进你的嘴里

　　你已经迈出了一大步，进入了厨房。现在，蛋糕正放在你面前，你分泌了更多的胰岛素并且感到更饿了。但是厨房的空调突然坏了，在室外温度高达95华氏度（35摄氏度）的7月份，厨房里面立刻就热得令人难以忍受。突然，你对这块巧克力蛋糕失去了兴趣。

　　众所周知，周围空气的温度会影响饥饿感。如果你的厨房很热，你很有可能要比在凉快的厨房里吃得少一些。关于周围温度对食量的影响，其中一个解释是，我们身体在寒冷的气候中需要更多热量来使体温达到98.6华氏度（37摄氏度），而对任何动物而言，热能的主要来源就是它所消耗的食物。因此，进食的开始和停止似乎是与保持一个特定和最佳有效的体温有关。如果你觉得这听起来很像是自我调节以达到平衡的过程，那么可以说你的判断很准确！饥饿的温度理论是在20世纪40年代后期被提出来的。从那个时候开始，以老鼠和人作为被试的实验室研究结果都支持了这个观点——在寒冷的环境下，动物确实会吃掉更多食物。实验结果还发现暴露在寒冷环境中会加速食物从胃部进入肠道的过程。这个过程当然会降低胃里存储的食物对进食行为的阻碍，因此这个发现有助于解释为什么在寒冷环境下动物吃得更多。

嘴里的蛋糕

我们假设你已经饿得把蛋糕放到你的嘴里了。你嘴里的食物会影响你的饥饿和饱足吗?

为了确定口腔因素本身是否会影响饥饿和饱足,研究者们在 50 多年前发明了一种特殊的手术叫作食道切除术(esophagostomy)。你会发现有关这种手术的描述读起来很费劲并且让人不舒服。进行食道切除术在当时切实可行,并且是能够对影响饥饿和饱足的口腔和肠胃因素进行区分的少数技术之一。这项手术首先要将实验对象的食道从颈部取出。食道被切除之后继而被分离为上部和下部。做了这个手术的动物在吃东西时,消耗的食物从动物的脖子经过而不到达肠胃。这个过程被称为“假喂”(sham feed)。被假喂的动物会体验到喂食过程中口腔中产生的所有感觉,而不会有来自肠胃的感觉。实验对象可以品尝、咀嚼和吞咽食物,而肠胃却不会接触到食物。

科学家亨利·D. 雅诺维茨(Henry D. Janowitz)和 M. I. 格罗斯曼(M. I. Grossman)是最早开始使用食道切除术的研究者。他们发现被假喂的狗最终会停止进食,但在它们停止之前会比平常摄入更多的食物。在许多假喂实验中,食物的摄入量都增加了。一旦动物发现嘴巴里的食物不能进入肠胃,食物就无法再在它们口腔里面引起饱足感了。因此,口腔因素对停止进食有一定的作用,但是口腔因素本身并不能精准地估计摄入的食物量。(参见趣味事实♯2)

趣味事实♯2

咀嚼口香糖(无糖的或普通的),或者只是更多地咀嚼食物,都可以同时降低你后续的饥饿感和你吃东西的量。中学的时候,我的老师告诉我嚼口香糖让我看起来像头反刍的牛,从那以后我就再也没嚼过口香糖了,现在看起来真是非常不幸的事情!

如果你没有参加假喂实验,那么食物的哪些特征可能会影响你是否感到饥饿呢?在这方面已经被广泛研究的一种食物特征是食物的味道甜不甜。相比于不甜的食物,老鼠和人类都会吃更多的甜食,即便这些食物里包含的卡路里是一样的。换句话说,即便某种食物是用无热量的甜味剂变甜的,比起不甜的食物,动物也会选择吃更多甜的食物。这些研究结果的一种可能解释是甜的味道会导致更多胰岛素的释放，因此会更快地降低血糖水平，从而引起更强烈的饥饿感。还有一种解释是，跟不甜的食物相比，当我们吃甜食的时候，身体会更多地将吃下去的食物储存起来而不是马上消耗掉。因此，吃甜食的时候，为了给我们的即刻需求提供充足的能量，我们就得吃更多的食物。类似的理由也可以用来解释为什么我们吃那么多味道鲜美的食物。

肠胃里的蛋糕

你风卷残云吞下了那块蛋糕，现在它进入了你的胃，在前往小肠大肠的路上。那么胃肠道（GI）里的食物对你感到饥饿或者饱足有什么影响呢？在一项针对大学生的调查中，大多数人表示他们停止进食是因为感到饱了。但这种感觉是由什么原因引起的？什么能增加或减少这种饱足感？

关于胃肠道效应的研究比较复杂，因为通常食物到达胃肠道必然会通过口腔。因此，食物在胃肠道里的效应可能来自食物对口腔的刺激，也可能来自食物对胃肠道的刺激，或者两者都有。然而，就像研究口腔因素遇到的问题一样，研究者们同样面临着如何分离各个不同的胃肠道因素的困境。比如，研究者们可以在食道切开术之后直接把食物放入食道的下半部分，从而绕开口腔因素。还有一种选择是，他们可以开一个洞口，将食物或者类似气球这样的不易消化物质直接从体外放入胃部。如果放入的是食物，这个过程就叫作胃内喂饲（intragastric feeding）。

一些研究者，包括假喂的研究者雅诺维茨和格罗斯曼，研究了胃内喂饲对狗进食行为的影响。这些研究者把不同数量的食物或其他物质直接放到被试的胃里面。比如，他们研究了在胃部放入充气气球的效应。这个研究的一个发现是，只有当胃内喂饲数量大并且和假喂同时进行的时候，胃内喂饲才会降低假喂的效应。此外，除非气球充气的程度大到引起了恶心和干呕，否则对喂饲没有效果。最后，对那些做过食道造口术或食道切除术的狗进行胃内喂饲时，它们最终会慢慢学会吃得少一些。

另外，我们知道脂肪含量高或纤维素比较多的食物更容易让人产生饱足感。导致这种饱足感增加的具体原因尚不明确。有可能是食物的黏稠度或纤维素含量会影响食物营养成分的吸收或者食物通过胃肠道的速度。不仅如此，即使消耗的卡路里总数保持不变，只要食物里面有热量存在，体积大的食物就会比体积小的食物更能产生饱足感。

如果你是一个好侦探，你将会把所有这些证据都拼凑起来构成一个比较完整的故事。这是我自己的版本：把东西塞到胃里，把胃撑开，并不会对我们停止进食产生太大影响，除非胃被撑得太厉害，或者食物里面含有胃肠道里的营养物质。这就解释了为什么仅仅喝大量的水，或把一个充气的气球塞进胃里并不会有效地降低我们对食物的消耗量。虽然这些物质把胃部撑开了，但它们并不包含营养物质，因此它们不会有效增加饱足感。

蛋糕的消化和储存效果

你把蛋糕吃掉了。它将会被消化，里面的一部分有可能被存储成脂肪。这些过程又会对饥饿和饱足产生什么影响呢？

当你消化食物的时候，包括巧克力蛋糕，你体内某些化学物质的量会上升。这些化学物质里有一些是消化食物的产物，另外一些是身体里产生来帮助消化食物的。不管是哪一种，这些化学物质水平的升高都可以给你身体一个信号，即食物已被消耗，应该停止吃东西。相反，当这些化学物质的水平很低时，可以指示你的身体开始吃东西。我们对这些可能的信号进行了研究。

当前可用能量的良好化学信号是这样的：在进食后快速上升并随着时间缓慢降低一直到下一次进食。国际知名生理学家和营养学家琼·迈耶（Jean Mayer）在1953年提出饥饿的葡萄糖恒定理论（glucostatic theory of hunger）时意识到有这样一种信号。葡萄糖恒定理论认为饥饿与血糖水平有关，动物所能提供的能量的信息是由血糖水平来表示的。不仅上升迅速，而且在进食后降低缓慢，血糖是中枢神经系统的主要能量来源。因此，你可能会认为动物已经进化到要用吃来保证足够的血糖水平。

作为模型的修正，迈耶指出影响进食过程的并不是血糖的绝对水平，而是动脉和静脉的血糖水平差异。动脉给身体各组织输送血液，静脉从这些组织中回收血液。如果动脉里的血糖高但静脉里的血糖低，就意味着当血液经过动脉到达各个组织时，血液里的糖分被析出，然后流入静脉。在这种情况下，身体会吸收相当数量的糖分。如果动脉和静脉里的血糖均比较低，那么身体并没有吸收什么糖分。为了支持他的理论，迈耶发现动脉和静脉里的血糖水平差异与人们主观报告的饥饿状况有紧密的相关关系。

迈耶意识到他的葡萄糖恒定机制每天会存在偏差，因此需要有一些长期机制来修正这些偏差。和身体脂肪储存有关的机制就是其中一个显而易见的选择。我们的身体会将多余的热量存储为脂肪。一磅脂肪相当于3 500卡路里的热量。为了运用这个储存系统来修正葡萄糖恒定机制产生的偏差，身体需要一种方式检测它的能量存储程度。恒脂理论认为，有一种和身体储存的脂肪量有关的循环化学物质负责脂肪存储的长期调节。当化学物质提示脂肪储存水平低或下降时，应该增加进食，反之则应该减少进食。通过这种方式，葡萄糖恒定机制和脂肪恒定机制共同发挥作用，来调节机体的食物摄入。迈耶是第一个提出具有长期调节作用的恒脂理论的人。

在恒脂理论首次被提出来之后，研究者们提出了很多种能指示脂肪储存量的化学物质，包括瘦素（leptin），这是一种在血液里发现的由储存脂肪的细胞产生的激素。身体的瘦素水平和储存的脂肪量相关。

与此同时，在恒脂理论不断发展的时候，葡萄糖恒定理论受到质疑。并没有大量的证据支持动脉和静脉里的血糖差异是饥饿的主要决定因素。因此，研究者们提出了其他可能的影响因素。最经常被采用的是升糖指数。某种食物的升糖指数和我们身体对这种食物的新陈代谢反应有关。（见表2.1）具体来说，当你吃进去一定卡路里的食物，升糖指数可以用来衡量在特定的时间段内你的血液里随后增加了多少葡萄糖。（见图2.1）

表2.1　　　　　　　　　　样本食物的典型升糖指数

食物	升糖指数
面包	100
脆米花（卜卜米）麦片	116
燕麦片（燕麦粥）	60
麦皮碎片	43
鸡蛋和培根	24

来源：S. Holt, J. Brand, and C. Soveny. Relationship of Satiety to Postprandial Glycaemic, Insulin, and Cholecystokinin Responses. Appetite, 1992 (18)：129 - 141.

如果某种食物引起了血糖的迅速升高，那么这种食物有较高的升糖指数，反之则升糖指数较低。高升糖指数与饥饿有关，低升糖指数与饱足有关。这是关于饱足的一个解释，考虑了血糖的作用及血糖如何随着时间而改变。（这是很让人气馁的想法。看来，不仅仅是身体里化学物质的量与饥饿和饱足有关，还包括这些化学物质的时间模式。）

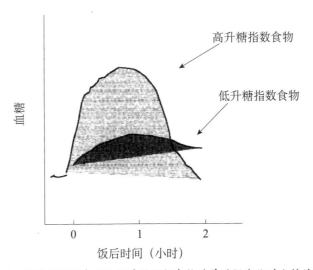

图 2.1　高升糖指数食物和低升糖指数食物随着时间变化对血糖的影响

来源：S. B. Roberts and A. G. Pittas. The Role of Glycemic Index in Type 2 Diabetes. Nutrition in Clinical Care，2003（6）：73 - 78. 经由 S. B. Roberts 和 A. G. Pittas 许可转载。

很多因素会对升糖指数产生影响。这些因素包括某种食物的化学结构，这种食物中包含的膳食纤维数，以及食物是如何被加工的。比如，富含膳食纤维的燕麦片就要比经过谷粒精细碾磨的家乐氏谷物早餐卜卜米（RiceKrispies）的升糖指数低。同样的，在你的餐点中加入沙拉或在食物中加入亚麻籽都会增加饱足感。

在一个有趣的实验中，科学家 J. H. 拉文（J. H. Lavin）和 N. W. 瑞德（N. W. Read）给 10 名年轻男性每人一瓶含有放射性同位素的 300 卡路里橙色葡萄糖饮料，并在接下来的 3 个小时里测量了这些男性体内葡萄糖和胰岛素的量，以及他们饥饿程度评分、饱足程度评分和胃部放射性元素的剩余量。每位男性到实验室两次，第一次给的是普通的葡萄糖饮料，第二次给的是添加了瓜尔豆胶的饮料。瓜尔豆胶是一种无法被消化的惰性物质。结果显示，与普通饮料相比，饮用添加了瓜尔豆胶的饮料的实验参与者的升糖指数、血浆胰岛素水平和饥饿水平都更低。这些结果表明，降低血糖的吸收速度会让人们感觉更饱，在这个实验里是通过使用瓜尔豆胶来做到的。拉文和瑞德也表明实验参与者胃部放射性元素的放射性变化随时间推移并无显著差异，也就是说有没有瓜尔豆胶并不影响饮料在胃部留存的时间。基于这个发现，研究者相信含瓜尔豆胶的饮料使人具有更强的饱足感，因为它增加了葡萄糖分子和葡萄糖受体在小肠内的接触。

然而，实际上我对这个实验心存质疑。瓜尔豆胶是不是也改变了饮料的口味？我们知道，我们在品尝美味食物时会释放更多的胰岛素。之所以含瓜尔豆胶的饮料导致更低的升糖指数也许是因为加了瓜尔豆胶之后，饮料的味道变差了。研究者没有讨论这个可能性或报告任何有关这两种饮料味道的信息，遗憾的是，到目前为止，我的疑问依然没有得到答案。

　　在人体所产生的用来帮助食物消化的化学物质中，考虑到对饥饿和饱足的重要性而研究最多的是以下三种物质：胰岛素、胆囊收缩素（CCK）和胰高血糖素。大量的证据表明，中枢神经系统之外的胰岛素是一种饱足剂——消化过程中胰腺分泌的胰岛素减少了随后的食物摄入量。实验还表明消化过程中在小肠里产生的胆囊收缩素，会让进食行为停止。在一个实验中，首次给大鼠幼崽注射了一种可以引起小肠释放胆囊收缩素的化学物质。这些实验中的大鼠比没有接受处理的大鼠在后续实验中吃得更少。和胰岛素一样，胰高血糖素也由胰腺分泌。有个实验给人注射了小剂量（接近于人们吃完食物之后自然产生的水平）的胰高血糖素。这些人随后吃的食物量要少于他们未被注射胰高血糖素的时候。因此，胰高血糖素可能是另一种对饱足产生作用的天然物质。

食物的种类

　　到现在为止，对于你身体里多种不同水平的化学物质是如何影响饥饿和饱足的，估计你已经了解得相当充分了。那么让我们来谈一谈哪些种类的食物会增加和降低饥饿感。你已经知道了富含膳食纤维的食物会增加饱足感。食物的热量密度会影响我们的饮食量吗？重量为一克的某种食物可能比相同重量的另一种食物含有更多或更少的卡路里数。想想我们臭名昭著的巧克力蛋糕。这蛋糕通常是由高比例的脂肪（每克脂肪含 9 000 卡热量）或高比例的糖（每克糖含 4 000 卡热量）制成。我们吃多少会取决于巧克力蛋糕（或其他食物）里脂肪和糖的比例吗？这个问题我个人很想得到解答，因为我一直都认为应该购买和食用低脂肪、低热量的巧克力松露蛋糕。

　　为了回答这个问题，研究者们做了大量的实验。总体来说，这些实验发现，当考察单次用餐的时候，吃高热量的食物会让我们随后吃得少一些。同样，在长期和多次用餐的情况下，如果对动物的喂养是把相对低热量密度的食物作为日常饮食的一部分的话，那么它们会吃更多的食物，使总热量摄入保持不变。这真是一个让人沮丧的信息，因为买低热量的巧克力松露蛋糕没有什么意义。但是，这个信息不应该太让人惊讶。因为在人类进化的过程中，为了保持足够的脂肪储备，我们的身体不得不在食物卡路里供应量比较小的时候通过吃更多的食物来获得补偿。

然而，让我们啼笑皆非的是，心理学家们一次又一次地用实验证明了，某些食物在一些情况下会比其他食物更容易产生短暂的饱足感。比如，在同样热量的情况下，吃一份肉丸会比吃一盘意大利面更容易产生饱足感，番茄汤会比芝士咸饼干或甜瓜更容易产生饱足感，干梅子比低脂饼干更容易产生饱足感，蛋白质比碳水化合物更容易产生饱足感，同样的食物，液体状态不会产生和固体状态一样的饱足感（也许是因为更少咀嚼——请参考趣味事实♯2）。

总而言之，这些实验似乎说明升糖指数越低，胰岛素分泌越少，小肠中释放的胆囊收缩素（cholecystokinin）越多，饱足感就越强，摄入的食物也就越少。某些食物确实能更快地让我们吃饱。来一份脱水番茄汤配肉丸，再加一份梅子干甜点，尽情享受吧！

外周因素的结论

我希望，在了解了多种不同的因素影响着我们整个用餐过程之后，你也可以开始学会欣赏我们身体结构的精妙之处。适当的进食量对我们的生存至关重要。因此，毫不奇怪我们的身体进化出了很多不同的甚至是冗余的机制，用来确保食物消耗量的适当。这些机制中的任何一个因素出于任何原因罢工，其他的因素仍然会发挥作用，从而使我们不至于让自己挨饿或把自己撑死。这些不同的机制共同工作确保我们的进食量基本在合理范围内。在我们接下来了解饥饿感和饱足感中包含的中枢神经系统因素时，你将会看到能体现我们身体精妙结构和冗余机制的更多例子。

头脑中的食物：中枢因素

当科学家们开始探究中枢神经系统对饮食行为的过程有何影响的时候，他们认为大脑首先接收到了身体外的某些信息，然后再驱使身体做出相应的反应。早期的实验尝试识别出大脑中的不同区域，每个区域都由无数的神经元组成，它们各自负责某区域的核心功能。近几年，对负责饥饿感和饱足感的中枢神经系统功能的研究变得更加复杂了。这些最新的研究包括检查大脑不同区域活动的综合作用以及各种化学物质在大脑中的作用。接下来将聚焦于中枢因素研究的相关内容。

饥饿和饱足中枢

这个故事开始于一个著名的案例，在 1900 年左右，有一个患了巨大垂体瘤的肥胖症少年：

> 这个男孩叫 R. D.，出生于 1887 年……从 1899 年 3 月开始，这个之前身材纤瘦的病人，体重迅速增加。1901 年 1 月，他抱怨左眼的视力正在消失……接着，右眼的视力也开始下降。……由于病人深受重头痛的折磨，视力也下降得很快，因此看起来最合理的选择是做手术。这个鼻腔手术由冯·艾泽尔斯贝格（von Eiselsberg）在 1907 年 6 月 21 日主刀。在男孩的蝶窦深处发现了一个榛子般大小的白色膜囊肿。在中线切口后，引流出了好几勺体积的沉积血液。通过用手指测量和与 X 光片比对，可以断定的是包含这种液体的囊肿对应的组织是脑垂体①。在不损伤视交叉神经和颈动脉的情况下，空腔的壁尽可能被切除……术后恢复很理想……病人整体情况有了相当大的改善。

诸如此类的信息暗示了下丘脑可能和饱足感有关，对下丘脑的干扰会导致过度饮食和肥胖症。

到了 1940 年，科学技术有了长足的进步，科学家 A. W. 赫瑟林顿（A. W. Hetherington）和 S. W. 兰森（S. W. Ranson）终于能够对大脑和喂养控制进行详细的生理学研究。他们将小电极插入麻醉了的大鼠的大脑中，更准确地说，是插入下丘脑。当电极置于适当位置的时候，电流会从中通过，破坏周围的细胞。在每个大鼠的大脑中都做了这样一些小损伤。接受处理的大鼠通常在手术后恢复并且看起来相当正常。但是，它们会因为吃得过多而变得肥胖，这种行为被称为饮食亢进（hyperphagia）。被损伤后最容易导致肥胖症的部位是腹内侧下丘脑（VMH）。因此，研究人员得出结论：腹内侧下丘脑参与饱足感的控制。进一步的研究表明对腹内侧下丘脑的刺激（用电流激活细胞，而不是通过损伤破坏它

---

① 译注：脑垂体，与下丘脑临近并相连。

们）会抑制进食，这似乎证实了腹内侧下丘脑为饱足中枢。此外还发现腹内侧下
丘脑中有一些细胞只对葡萄糖这一种糖类敏感，并且破坏这些细胞会导致大鼠
的行为类似于腹内侧下丘脑受损伤的大鼠的行为。这表明，腹内侧下丘脑接收
血糖水平的信息，从而使其成为身体能量水平的信息收集中心。（见图 2.2）

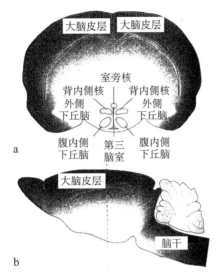

图 2.2 已发现的对进食开始和停止起重要作用的大鼠大脑部位图

注：顶部图片 a 是大脑垂直切面图。底部图片 b 给出了大脑的一个侧面图，大脑的前部
位于左边。通过这一侧面视图绘制的垂直线显示了切面图的位置。图片 b 中的矩形阴影是
尾部脑干的一部分（即后侧），包含了延髓。

来源：R. J. Martin，B. D. White，and M. G. Hulsey. The Regulation of Body Weight. Ameri-
can Scientist，1991（79）：528 - 541.

在接下来的十年里，科学家们推断，如果腹内侧下丘脑中有控制饱足感的位
置，那么在下丘脑里面也可能存在参与饥饿感的位置。生理学家巴尔·K. 阿南德
（Bal K. Anand）和约翰·R. 布罗贝克（John R. Brobeck）1951 年的研究报告确认
了这样的位置，称为外侧下丘脑（LH）。他们的研究似乎表明，破坏下丘脑这一
特定区域会导致大鼠不再进食，最后因饥饿而死。此外，研究结果表明，刺激外
侧下丘脑会诱导大鼠进食。

综合以上内容，20 世纪 50 年代收集的数据形成了一个完整而简洁的数据包，
如表 2.2 所示。

表 2.2　　　　　　　　20 世纪 50 年代中期有关下丘脑的研究发现总结

下丘脑区域	损伤	刺激
腹内侧下丘脑	增加进食	减少进食
外侧下丘脑	减少进食	增加进食

　　基于这样的证据，1954 年心理学家艾略特·斯坦拉尔（Eliot Stellar）正式提出腹内侧下丘脑是大脑的饱足中枢，而外侧下丘脑是它的饥饿中枢。根据斯坦拉尔的说法，这些中枢实际上是大脑中的"小大脑"。下丘脑通过一系列的感觉感受器来收集诸如身体温度和血糖水平之类的信息，综合这些信息，然后使身体做出一些反应，比如开始进食。斯坦拉尔把这些中枢视为大脑中整合信息的主要位置。不过，他也特别指出除了下丘脑之外的其他区域可能也参与进食的开始和停止的决策。请注意，斯坦拉尔的大脑中枢概念并没有排除我们之前讨论的外周因素理论。相反，斯坦拉尔的大脑中枢概念将饥饿的中枢理论与外周因素理论进行了整合。

　　遗憾的是，自斯坦拉尔首次提出饥饿和饱足中枢假说之后至今 55 年，许多研究结果都显示了该假说存在的一些问题。其中一个主要的问题是关于该假说用来收集数据的方法的。这些实验通过损伤或刺激大脑的某一部分来收集数据，然而准确地确定哪个具体的行为是由受损伤或刺激的部位影响的是非常困难的。每一个行为都是由许多行为成分组成的。"你在父母的指示下吃一勺豌豆"，这一行为包括了听到并理解指示语、看到豌豆、将勺子伸向豌豆、让豌豆在勺子里保持平衡、将勺子放到嘴里、将豌豆倒进嘴里、咀嚼豌豆、吞咽它们以及在某种程度上发现这种行为值得做（只要能避免你父母愤怒）等一系列行为成分。一个干扰吃豌豆行为的大脑损伤或刺激，可能是干扰吃豌豆行为中的任何一个或几个行为成分。心理学家现在已经意识到，干扰大脑中即使是非常小的一部分都可能对一般的唤起或复杂感觉功能产生深远的影响。因此，关于饥饿的大脑中枢理论，显示了大脑的损伤和/或刺激有可能影响到的是运动或感觉行为，而不是对饥饿和饱足的干扰。

　　另一个关于饥饿和饱足中枢假说的难题在于损伤和刺激的实际位置跟我们认为的它在大脑中所处位置之间的吻合程度如何。实验中干扰/刺激大脑某区域的影响范围可能比预想的要更大。这在一定程度上可能要归咎于神经元的形状：一个神经元可以有一个中心部分（细胞体）和长达 1 米的扩展部分（纤维）。结果，损伤和刺激可能影响了经过损伤/刺激区域的神经纤维，而不仅仅是处于这些区域的细胞体。这样的说法似乎也有些道理。比如，在引发腹内侧下丘脑症状时，严格定位于腹内侧下丘脑的损伤不如未严格定位于腹内侧下丘脑的损伤有效。

还有一个与饥饿和饱足中枢假说有关的问题是，实验表明大脑的其他部分，包括图 2.2 中所有被命名的部分，在察觉周围环境因素和启动相关的进食行为方面也都很重要。研究表明了大脑这些区域是如何在启动和停止进食过程中协同工作的。举例来说，现在认为有一些脑区，如下丘脑室旁核，会监控和调节体内发生的变化，然后将这些信息传递到外侧下丘脑，外侧下丘脑会影响大脑的额叶皮层，从而影响动物计划并执行特定的行为。最近的研究还指出大脑中有个叫杏仁核的部位，它向下丘脑发送推测信号，这是控制进食的关键。

并非所有的实验结果都不符合饥饿和饱足中枢假说。比如，有一个研究数据表明，把食物放到小肠内会迅速导致外侧下丘脑的活动减少和腹内侧下丘脑的活动增加。这些大脑活动的变化可能是迷走神经传递信息的结果，由肠道和包含下丘脑的脑区合作而成。

下丘脑是主要的信息集合器之一，负责整合身体内部和外部信息，以及大脑结构的高级和低级活动。那种说大脑里面有个"小人"在操纵着进食开始和停止的漂亮解释并不成立。

大脑里的化学物质

不仅仅是大脑的解剖结构会影响进食的开始和停止，大脑里的化学物质也非常重要。实际上，大脑里化学物质对进食的影响的研究可能更令人感兴趣，因为深入了解脑内化学物质对进食的影响可能会让我们研发出治疗厌食症或暴食症的有效药物。备受关注的一组脑内化学物质是神经递质（Neurotransmitter），即两个相邻神经元之间的小间隙所释放出来的化学物质。这些化学物质是神经元之间以电脉冲形式相互通信的必要条件。已被广泛研究的两种神经递质是多巴胺（Dopamine）和血清素（Serotonin）。多年以来，这两种神经递质都被认为能够抑制进食。最近的实验考察了这两种神经递质是如何共同发挥作用的。比如，对一些研究数据的整理表明，外侧下丘脑里的多巴胺和血清素交互作用会影响动物饮食量的大小，腹内侧下丘脑里的多巴胺和血清素会影响动物饮食的频率。这些并不是决定摄食分量和摄食频率的仅有的机制，但它们都非常重要。

大脑里其他的化学物质也可以影响进食的开始和停止。其中一个例子是神经肽 Y。这种物质会调节神经递质的影响效果，最终，它会增加进食，主要是通过影响下丘脑进行的。研究表明，当过量的神经肽 Y 存在时间延长时，会导致明显的暴饮暴食和肥胖症。与之相对，降低神经肽 Y 的活性会抑制进食。另外一个例子是一种叫"载脂蛋白 A-IV"的蛋白质，它以液态的形式存在于中枢神经系统中。当这种蛋白质被注入大脑第三脑室时，进食量就会减少。这些只是中枢神经系统内参与进食开始和停止的很多化学物质中的一部分而已。

综合考量：不同因素的组合和相互作用

我们花了大部分章节来区分并且分别考察了影响饥饿和饱足的各种外周和中枢因素。现在是时候尝试把所有因素都汇总到一起，来讨论不同的机制是如何像一个团队一样来决定我们何时开始和停止进食的。答案是纷繁复杂的，也是不断发展更新的。这是一些非常令人兴奋的研究，因为我们终于可以看到身体内外的影响因素如何共同决定我们的饮食分量和频率了。

外周和中枢因素的结合

在前面你已经看到了一些外周和中枢因素相互结合共同工作的线索。其中一个实例就是之前我们所讨论的下丘脑如何检测到血糖，它整合了葡萄糖恒定理论（外周）和腹内侧下丘脑（中枢）的两个饥饿理论。我们对很多其他类似的联系也进行了研究。

比如，一些研究人员认为胰岛素与进食的外周和中枢控制因素都有关系。（见图 2.3a）你可能会记得，胰腺分泌的胰岛素水平在以下情况下会升高：要么是在动物吃东西时，要么是体验之前和消耗食物相关的经历时，比如闻到巧克力的味道。另一个事实是，当不呈现任何与食物有关的信息时，脂肪量多、肥胖的人的胰岛素水平更高。最后，胰岛素还会随着外周血液循坏进入大脑。进入大脑的胰岛素越多，中枢神经系统引起的进食行为就越少，体重也就会降低。总而言之，所有这些研究都说明胰岛素水平在进食开始和停止的短期效应，以及体重控制的长期效应中都是一个重要的因素，其中外周和中枢因素同时发挥作用。

图 2.3b 展示了连接进食的外周和中枢控制因素的另一个路径。一个人的脂肪越多，这个人的血液中含有的瘦素水平就越高。我们认为在大脑中有一种特殊的

细胞（比如，在下丘脑室旁核）能够侦查瘦素水平。此外，瘦素会抑制神经肽 Y 的产生。因此，当瘦素水平高的时候，神经肽 Y 的水平就会降低，导致进食行为的停少。

最后，我们来看看胆囊收缩素的例子（图 2.3c）。当我们在这章里第一次提到胆囊收缩素的时候，它作为一种肠道化学物质参与饥饿和饱足的外周控制。我们现在还了解到在外周和大脑里有一种特殊的细胞对胆囊收缩素的存在非常敏感，或者说会表现得不一样。此外，外周系统释放的胆囊收缩素似乎会影响迷走神经，随后将信息传递给大脑，导致进食行为的停止。

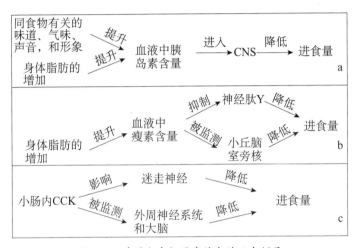

图 2.3　外周和中枢因素结合的三个例子

注：a. 胰岛素；b. 瘦素；c. 胆囊收缩素。

我们周围的环境，记忆和学习的影响

在有关解剖结构和化学物质的讨论中，关键是不要忘记我们周围的环境对饮食行为的影响。食物以及与食物相关的东西存在与否最终会影响到我们之前所讨论的所有身体反应。而且，吃或不吃，显而易见是和我们周围世界互动的行为，吃或不吃至少有一部分是因为周围环境的影响。有些人认为唯一能够确定某种动物自我平衡设定点的方法，就是了解这种动物的周边环境发生了什么。比如，即便母鸡在孵小鸡的时候比平常少吃了 20% 的食物，我们也不应该把这种行为描述为失衡。我们周围的环境会以各种各样的方式来影响被我们认为是自我平衡的行为，有人建议抛弃整个关于"稳态"的概念。

不仅仅是现在的环境，过去经验（记忆和学习）也都会极大地影响饥饿和饱足。实际上，在其他情境中运作的类似记忆和学习的过程同样会影响我们的进食行为。比如，对上一顿饭的回忆，如吃了多少和吃了什么，会影响接下来的用餐情况。对 1 分钟之前的事情丧失记忆的脑损伤病人会在吃完第一顿午餐 10 分钟后就吃第二顿午餐，而没有遭受脑损伤的人则不会这么做。

如果要举一个记忆过程未损伤的例子，我们可以看看苏珊娜·希格斯（Suzanne Higgs）和杰西卡·E. 多诺霍（Jessica E. Donohue）所做的一个实验。研究人员让一组女大学生在吃午餐的时候将关注点放在食物的感官特点上，而让另一组女大学生在吃午餐的时候阅读与食物相关的杂志文章，第三组则只是吃午餐。希格斯和多诺霍测量了每位学生在当天下午吃曲奇饼的数量，结果发现，关注食物的那组学生明显比其他两组学生吃得少。这并不奇怪，关注食物的那组学生也比其他两组学生能更好地回忆起午餐。因此，加深对一顿饭的记忆也可以降低在后续的用餐中摄入食物的量。

举另外一个例子，我之前已经解释过与食物有关的气味、声音和图像是如何影响身体的饥饿和饱足感的。更具体地说，你吃过的食物会引起胰岛素的分泌，你周围与食物有关的环境也会有同样的效果。这个解释可以帮助我们理解在斋戒月期间为什么男人和女人所感受到的饥饿程度存在差异。身体对后续用餐的这些习得反应被认为是身体的一种适应方式，可以用来预测和减少由饮食引起的身体失衡。

再一个例子是，如果大鼠学会把某种气味（譬如杏仁或者堇菜的味道）与紧随其后的高碳水化合物溶液食物联系起来的话，那么它们在闻到这种气味之后所摄入的其他高碳水化合物溶液的量就要少于它们在闻到别的气味时所摄入的量。因此学会建立气味的关联有助于控制食量。

再举最后一个例子，心理学家利恩·L. 伯奇和她的同事们反复地在某个地方给幼儿园的孩子们发放零食，此时孩子们能看到旋转的红灯和听到一首特定的歌，而在其他地方伴随其他场景和声音时不给他们零食。后来，即便这些孩子刚刚被喂完，他们在出现与过去吃东西有关的场景和声音的时候也会比出现其他无关因素的时候更有可能吃东西。

一些心理动力学流派的心理学家认为，虽然饥饿感有其生理基础，但它直接受到后天学习的影响。他们认为动物会根据它早期经验习得的能量需求来学习如何适当地调整其摄食量。学习的结果是，饮食和早期生活经验中的喂养经历相关，比如来自父母的关心和温暖。因此，虽然爱和食物原本是彼此独立的，但我们可以很容易地看到"爱"是如何与食物建立联系的（"抓住男人的胃，就抓住了他的心"）。心理动力学理论认为饮食习惯的背后可能意味着很多不同的事情，因而也可能会是适应不良的表现。根据这一观点，我们就可以理解这样的现象：一个孩子可能在感到害怕或孤单的时候吃东西，是因为他或她把吃东西与安全感和妈妈的爱建立了关联。另外，如果早期的抚养者明智地喂养孩子，并对孩子的生理需求做出反应，那么他们可以教会孩子只有当真正需要的时候才吃东西。虽然心理动力学取向看起来似乎是非常合理的，但是很少有实证研究结果让实验心理学家觉得这些结论是有意义的。

小结

关于你想吃那块巧克力蛋糕背后所包含的许多因素，以及咀嚼和吞咽那块蛋糕会如何影响你的食欲，现在你应该有更为深入的理解了。和我们一开始的想法相反，胃的收缩和扩张本身似乎对开始和停止进食不起主导作用，起作用的是很多其他因素。这些因素包括外周因素，比如周围空气的温度、口腔因素、食物的体积、血糖水平的变化等。你还了解了某些化学物质的水平在胃肠道和中枢神经系统中的影响，以及中枢神经系统某些部分的重要性。你甚至还知道了外周因素和中枢神经系统可能是如何一起工作的。最后，你了解到如果想要很好地预测动物是否开始或停止进食，最重要的是知道动物周围环境发生了什么变化，以及动物曾经在这样的环境中经历了什么。总之，你有充足的机会了解人类和其他动物以下这一美妙的进化过程，即通过设置多重机制来确保适当数量的食物被消耗。

未来的挑战是继续在不同的水平上探究进食的开始和停止，以及展示这些不同研究结果之间的相互关系。我们周围的世界和我们身体的很多部位一起发挥作用，决定我们是否吃东西，因而我们的研究也理当如此。这样的研究需要跨学科和精通一个以上研究领域的科学家们的共同努力。令人兴奋的是，现在有许多科学家都有能力来迎接这样的挑战。

③ "井枯才知水重要"
渴

突然感到舌下生津,记起来一个饥渴难耐的梦,保罗狠狠吞了一口唾沫。人们对水的需求如此强烈,甚至连自己体内的湿润都会被用来聊以自慰。"水在这里是无价之宝。"他说。

——取自 F. 赫伯特(F. Herbert)1965 年创作的系列小说《沙丘》(*Dune*)

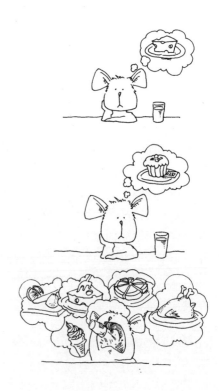

正如动物不能离开食物而存活一样，动物也不能离开水，这一事实在弗兰克·赫伯特（Frank Herbert）的经典科幻小说《沙丘》里产生了巨大影响。当我第一次看这本书的时候，一路跟着保罗和其他小说人物的行程穿越荒芜星球阿莱克斯（Ar-rakis）的沙漠，多少次感觉口干舌燥，嗓子冒烟。赫伯特富有吸引力的文字让我意识到水和口渴在我们生活中扮演的重要角色。

　　除了为生命所必需之外，体内水分充足对于良好的运动能力来说必不可少。而且对于预防许多疾病，如运动型哮喘、尿路感染和高血压等来说也是至关重要的。

　　出于一些原因，我们可能并没有完全意识到水和渴的突出作用。首先，对于大部分时间生活在美国的我们而言，水是唾手可得而且数量充足的。学校、企业和公园里到处都是饮水机，食品杂货店和街头小店都出售瓶装水和其他解渴的饮料，餐馆会提供免费饮水，而且几乎每个房子和公寓里都有水龙头。其次，因为很多食物中多少都会含有一些水分，所以吃东西也可以解渴。比如，一个人吃了大量的生菜之后是不太可能感到口渴的，因为生菜里面含有 96% 的水分。因此我们可能无法经常意识到我们需要多少水，或体验到渴的威力到底有多大，我们极少会达到极度缺水的状态。

虽说如此，但水的流失发生得很快。比如，出汗的时候，人们通常每小时会失去1夸脱的液体，大约是我们身体所含全部液体的2%。鉴于水对生命不可或缺，而且在自然界中并非总是随处可得这一事实，你可能会期望人类已经进化出了强大的机制以确保我们喝适量的水。你也会期望人类进化出了多重、冗余的机制专门负责适量饮水，就像饥饿的进化机制一样。本章将告诉你有关这些机制的一些内容。但首先让我们来看看，在什么时候你和其他动物饮水是因为真正需要水分，在什么时候你会因为其他原因而饮水。任何关于口渴的理论都需要解释的饮水行为究竟是什么？

我们如何饮水

从某种程度上来说，研究口渴比研究饥饿容易，因为它只涉及一种物质的摄入：水分。这种研究看似简单，但在实际中我们其实可以观察到多种不同类型的饮水行为。这些行为可以被划分成两个主要类型：自我平衡（homeostatic）的饮水行为和非自我平衡（non-homeostatic）的饮水行为。

自我平衡的饮水行为

就如自我平衡的进食行为一样，自我平衡的饮水行为这个概念，指的是存在一个最优生理状态（平衡点），一旦偏离了这个状态，身体就会自动做出反应回到这个平衡点。根据自我平衡模型，似乎会发生好几个不同类型的饮水行为。

比如，有一种自我平衡的饮水行为指的是在你吃东西的时候发生的饮水行为。当食物被剥夺的时候，动物对水分的消耗也会减少。同样，动物被剥夺水分的时候，食物的消耗也会减少。食物和水分这样相互依赖的消耗模式可能是由于动物需要让胃肠道里食物和水分的重量保持一定的比例。对正常大鼠来说，它们胃里的食物和水的比例大约是1∶1，小肠里的比例大约是1∶3。保持这样的比例对营养的消化和吸收来说是最理想的。因此，包括我们自己在内的一切动物，在没有吃东西的时候饮水会相对比较少，在吃了很多东西的时候饮水就比较多。这样有助于保持这个平衡点，让胃肠道内的食物和水分比例合适，从而维持最佳的生理状态。

更多其他的自我平衡的饮水行为包括把血浆总体积和血浆里某些物质的浓度维持在一个相当小的范围内，比如盐的浓度。当体积小于最佳值并且/或者这些物质的浓度超过了正常范围，饮水量就会增加以便恢复最佳状态，反之饮水量则会减少。

这种平衡点的偏差是由体内两种主要体液分布形态中的水分流失造成的：细胞内部的水分和细胞外部的水分。后者包括细胞之间的水分和血浆里的水分。这两种类型的水分流失既可以单独发生，也可以同时发生。举例来说，大出血，比如车祸之后突然大量失血，引起的仅仅是细胞外部的液体流失。出现这种情况时，医务人员通常采用静脉输液。如果不那么做的话，失血达到10％以上，患者就会感到口渴。另外一个例子是，如果细胞外液体里的盐浓度比较高，水分就会从细胞里面渗透出来，引起的仅仅是细胞内部的液体流失，当我们吃了很咸的食物时会出现这种情况。细胞内部的水分流失只要达到1％～2％，就足以让我们感到口渴。最后，一旦不让我们饮水，就可以同时引起细胞内部和外部的水分流失，并且也会导致口渴，而饮水可以同时为细胞内部和外部补充水分。

但是，重要的是要记得并不是饮用任何液体都能起到补充水分的作用。比如，含酒精或咖啡因的饮料会增加肾脏负担，产生更多尿液。因此，饮用此类饮料并不是减少缺水的最佳方法。

非自我平衡的饮水行为

尽管有这么多自我平衡的饮水行为的例子，但很多时候人类和其他动物的饮水行为并不是为了缓解缺水。比如，大鼠饮水的量主要取决于一天的时间点，而不是在真正需要水的时候才去喝水。大鼠在白天会摄入50％的食物，而在这个时间段只摄入25％的水分。它们在晚上会摄入大部分的水分，尽管那时候它们并不会摄入大部分的食物。

让我们再举一个可能和你自身密切相关的例子。如果你做个记录，就会发现你自己大部分的饮水行为发生在吃饭的时候。为什么会这样呢？其中一个原因可能是你需要水来帮助你消化食物，来保持你胃肠道中食物和水分的最佳比例，就像前面讨论过的一样。另外一个原因可能是食物太咸了导致细胞里面的水分渗出，而你需要饮水来补充体内的水分。但是，这两个原因都只是部分正确。其实等你吃完饭几个小时之后，才会真的需要水。而你在吃饭的时候饮水，是因为预估到了自己对水的需求，因而利用现在可获得的水来防止后续缺水。动物饮水和吃东西，都发生在实际需要之前，遵循着"未渴先掘井，防患于未然"的准则。这是避免产生严重缺水的最好办法。

预先饮水行为有很多其他例子。没办法携带水而在沙漠中行走的人会在遇到的每个水源处尽可能多饮水，然后接着赶路。一般而言，当水资源稀少时，动物会在有水的时候饮水，而不是只在它们渴的时候才补充水分。

还有另外一种非常有趣的非自我平衡的饮水行为，叫作程序诱导的烦渴行为（SIP）。这是一种根据特定程序化过程给出的补偿结果而做出的过度饮水行为。举例而言，有一只被剥夺了食物但还可以饮水的大鼠，每3小时仅为其提供1分钟时间的喂食，但是与此同时给它提供充足的水分。这只大鼠就会摄入合理数量的食物，但是它的饮水量会增多并达到其体重的一半（试想一下大鼠笼子里的锯末会变成什么样），比它实际所需要的水分要多得多。

SIP不仅仅在实验室里才有，下面这个真实的例子就是我几年前亲眼所见的。有一次我在纽约的唐人街闲逛，然后走进了一个游乐场。在一个游戏里，顾客可以和一只装在盒子里的鸡玩三连棋。（见图3.1）顾客把钱投进盒子的投币口，然后选择一个方块标记第一个X，鸡用啄的方法来标记O。随着游戏的进行，鸡每啄一下就能吃到一点食物，在鸡笼的后面放着一杯水。每当鸡吃到食物的时候它就会跑到杯子那里喝水。围观的人说这只鸡一定非常渴，它一定没喝够水。但是这只鸡已经喝了大量的水，我们看到的就是SIP。顺带说一句，这个游戏是事先设置好的，所以每次都是鸡赢。

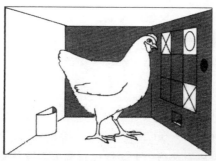

图3.1　一只鸡在一个盒子里玩三连棋游戏的图示

注：每次当人在三连棋网格外侧标记一个X的时候，盒子内外两侧就会同时显示出X，而鸡可以在盒子内壁上啄一个圆形的按钮。于是在盒子两面都显示出来一个方块里面有个O形，然后鸡就可以从右侧墙壁下方的开口处获得食物奖励。盒子左侧墙壁的一个杯子里会一直提供水。

SIP 也可以在人类的身上看到。当实验室里的人们每隔 90 秒就可以从自动投币机里拿钱的时候，他们在 30 分钟内会喝掉 1.2 杯水。这些人并不缺水而且当时也没有食物提供，但他们仍然会消耗掉大量的水。

渴的理论

现在好像有一种很合理的理论可以向你解释这么多类型的饮水行为了，但实际上还远远达不到。在本章接下来的部分你会看到构建这种理论的一些尝试。跟前面的饥饿理论一样，聚焦于外周因素的理论通常会比聚焦于中枢生理机制的理论发展得更早。并且，就像饥饿理论的情况一样，最新的理论仍然相当复杂。

再一次跳出你的大脑：干燥的口腔和胃肠道

我相信你一定还记得第 2 章介绍的生理学家沃尔特·坎农提出的饥饿的胃部收缩理论。在 1920 年左右，坎农也建构了一个基于外周因素的干渴理论。口腔干燥的干渴理论在口渴研究这一领域独领风骚很多年。根据这个理论，动物会在口腔干燥的时候饮水，而在口腔湿润的时候就不会饮水。目前已经积累了大量的证据，里面有支持这个理论的，也有攻击这个理论的。

你可能会把自己的亲身体验作为支持口腔干燥理论的最有力证据。你有没有注意到当你很需要水的时候，你嘴里的唾液会比较少？也许你感觉嘴巴黏黏的？唾液流量与水分剥夺密切相关。如果人们的水分剥夺程度加深，他们的唾液流量就会减少。我记得初中的时候有一次要去看牙医，那时候我刚刚在烈日下打完几小时的曲棍球却没顾上喝任何水。牙医的手几乎是黏在了我的口腔内壁上，然后他说我的唾液是他见过最黏稠的。虽然我对自己超出了牙医的预期这件事情感到非常骄傲，但我意识到了他实际上并不是在夸我。

还有更多的证据也证明了口腔干燥理论。用很多方式消除口腔干燥的感觉也会消除干渴的感觉。举例来说，医院里等待接受手术的病人不允许饮水，但只要用水滋润他们的嘴巴，就可以减弱他们渴的感觉。另一个例子是，把可卡因涂抹到一个人或一只狗的嘴里会让嘴巴麻痹从而也降低了渴的感觉。最后一个例子跟身在沙漠里的人有关。他们有时候会把少量酸味果汁或不溶性物质比如岩石放到嘴里，来增加唾液的分泌从而减少干渴的感觉（这么做有可能对他们的牙齿不好，但是他们的当务之急是解渴）。

另外还有一些支持口腔干燥理论的证据来自对大鼠和骆驼的研究。如果把半盎司①的水直接注入一只大鼠的胃，可以发现，这只大鼠后续的饮水量与没有在胃里注入水的时候是差不多的。与之相反，如果一只大鼠按照平常的方式喝那半盎司的水然后接着根据它的需求饮水，则它的饮水量会明显少于一开始将这些水直接注入胃里或者没有在胃里注入水的情况。当骆驼被严重剥夺了水分，它们可以在不到10分钟的时间里消耗掉超过它们体重30％的水量。在大部分水分还没被胃肠道吸收的时候，它们就停止了喝水。总之这些研究结果表明，水通过口腔确实有助于解渴，因此湿润口腔可能对减轻干渴很有帮助。

但是先别对坎农的这个口腔干燥理论深信不疑，因为还有大量的证据似乎与它唱反调。先来看看心理学家芭芭拉·J. 罗尔斯（Barbara J. Rolls）和埃德蒙·T. 罗尔斯（Edmund T. Rolls）在他们关于干渴的一本书里描述的一件事。据说在1925年，有个男人想要割喉自尽。但是他没割到脖子上的血管，而是切断了自己的食道，这实际上给他自己做了一个食道切除术。结果，当他通过嘴巴喝水时，水到不了他的胃，他仍然非常渴。但是，如果他把水倒入食道的下半部分，渴的感觉就会缓解。这似乎是反对口腔干燥理论的明确证据。

罗尔斯他们描述的是一个在现实生活中被称为"假饮现象"的例子。假饮和第2章提到的假喂现象非常相似。在假饮过程中，通过例如食道切除术的方法让实验参与者饮用的水无法到达他们的胃。采用食道切除术的实验发现，正如假喂一样，假饮在抑制将来饮水上并没有太好的效果。实验参与者比他们平常的饮水量还要大很多。因此，尽管口腔一直处于湿润的状态，但干渴的需求并没有得到满足。

更多反对口腔干燥理论的证据来自没有唾液腺的动物和人的案例。这些动物和人仍然会消耗差不多正常水平的水量。唾液腺被摘除的实验室动物和从小就没有唾液腺的人的临床案例都可以表明这一点。在所有的这些案例里，口腔一直处于干燥的状态，而干渴功能却和正常没什么两样。

此外，我应该指出的是，口腔干燥会导致口渴或湿润的口腔能减轻干渴感的

---

① 译注：盎司既是质量单位，也是容量单位。在美制中，作为质量单位，1盎司约为28.350克；作为容量单位，1盎司约为29.571毫升。

情况主要适用于自我平衡的饮水行为。而口腔干燥理论并没有对非自我平衡的饮水行为做出解释。比如，口腔干燥理论无法解释发生在进食过程中的非自我平衡的预先饮水行为。而且，就像巴甫洛夫实验里的狗一样，当你看到或闻到食物时会分泌唾液。然而，尽管你的口腔是湿润的，你仍然会在吃东西的时候喝相当多的水。因此，就像之前解释过的，进食过程中的饮水行为不仅发生在有需求的时候，也会发生在口腔湿润的时候，这和口腔干燥理论是相违背的。（参见趣味事实♯3）

⚙ 趣味事实♯3

当我们非常渴的时候，我们都喜欢喝冰镇饮料。但是冰镇饮料真的会比常温饮料更解渴吗？口腔干燥理论无法对此做出解释。研究结果发现，喝冰镇饮料确实会比喝常温饮料更明显地减弱口渴的感觉，虽然这种效果实际上只能持续几分钟。在那之后，口渴的感觉主要受饮水量的影响。因此，冰镇饮料是解渴的最好方式这种观点只能在你喝完水之后很短的时间里成立。从长远看，解渴的最好办法仍然是喝更多的水。

大体来说，目前科学家们同意口腔干燥是口渴的信号而不是原因。当口腔湿润了之后，会有一个即刻的但只是暂时的缓解干渴的效果。如果想要解渴的效果持续，就需要摄入能够到达胃部的液体。实际上，有研究表明到达肠胃系统的液体，不管这个液体是淡水还是盐水，对于你的饮水量来说都至关重要。

再次进入大脑：外侧下丘脑

和饥饿的研究类似，研究人员也找到了引起干渴感觉的中枢神经机制，以是否满足以下两个标准来确定具体的大脑部位。首先，这个部位应该收集和整合有关动物体内有多少水分的信息。其次，利用这种整合信息，这个部位应该负责决定动物什么时候开始和停止饮水。

有相当多的证据支持外侧下丘脑是最符合这些标准的大脑部位。举个例子，在20世纪50年代早期，B. 安德森（B. Andersson）发现将盐水注射到山羊的下丘脑会让它开始饮水。显然，下丘脑的细胞对引起细胞内水分流失的盐水很敏感。安德森还发现对同样区域的细胞进行电刺激也能导致饮水行为。其他研究人员也发现，发生在外侧下丘脑的损伤会干扰饮水行为。

进一步的研究表明，下丘脑之所以是调节体内水量的核心区域是因为它能释放一种叫抗利尿激素（ADH）的物质。当下丘脑释放抗利尿激素时，肾脏就储存水分，这会有助于补偿任何缺水状况。下丘脑在两种情况下会释放抗利尿激素。第一种情况是，当下丘脑的压力传感器显示细胞内部出现液体流失的情况时就会释放抗利尿激素。第二种情况是，当血管中的压力传感器显示可能由于细胞外部的液体流失造成血压下降时释放抗利尿激素。此外，当下丘脑检测到血压降低的时候，就会导致口渴的感觉，继而引发饮水行为。通常情况下，血压通过神经以及激素机制的调节来保持几乎最佳的水平，在该机制里肾脏所排出液体的数量发挥了至关重要的作用。

综上所述，所有的这些结果都表明下丘脑存在一个区域负责产生渴的感觉和对体内水量的调节。然而，这个结论也像之前章节讨论的饥饿和饱足的大脑中枢理论一样，面临很多类似的批评。这些批评指出了以下这种可能性，也就是不管是对大脑的实验操纵还是之后导致的行为改变，都无法明确地证明该理论。比如，下丘脑的损伤虽然看起来是影响了饮水行为，但实际上有可能是因为影响了行为动机的其他方面导致的。

血管紧缩素

有一些饮水行为类型不能完全用中枢神经系统的生理机制来解释。对理解饮水行为具有突出贡献的因素之一，是40年前发现的一种叫血管紧缩素的激素。正如前面所描述的，水分剥夺会导致身体中枢神经系统外部的生理变化，比如动脉血压的降低和血液中盐浓度的增加。肾脏里面的细胞检测到细胞外液体的这些变化之后，就会分泌一种叫作"肾素"的酶。当肾素和血液接触时，就产生了血管紧缩素。因此，在水分剥夺程度比较严重的情况下，血管紧缩素在血液中的浓度也会比较高。实验表明大脑里存在的血管紧缩素会增加饮水行为。就像血糖水平影响进食行为的方式一样，血液中血管紧缩素的水平可能会通过对位于中枢系统内的感觉接收器细胞的作用而增加饮水行为。因此血管紧缩素会作为水分剥夺的外周神经信号和饮水的中枢控制机制这两者之间的桥梁。（见图3.2）血管紧缩素还会通过三个额外的生理机制来帮助补偿流失的液体：（1）它会引起血管收缩，促使血压升高；（2）它会增加一种激素的释放，释放的激素对于调节钠在肾脏中的再吸收很重要；（3）它能引起抗利尿激素分泌的增加。肾素-血管紧缩素系统似乎在哺乳动物所有的物种中都起到了类似的作用，这可能反映了这样一个事实，即所有的物种都需要水，并且这种需要和个别物种的特定饮食习惯无关。

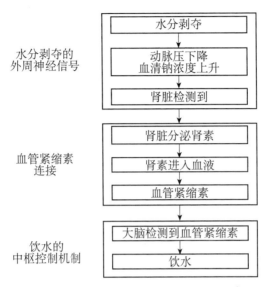

图 3.2 血管紧缩素连接水分剥夺的外周神经信号和饮水的中枢控制机制的模型

对非自我平衡饮水行为的解释

到目前为止讨论的关于干渴的理论基本上只能解释自我平衡的饮水行为。比如，下丘脑理论认为，干渴感觉的产生来自大脑某个具体部位检测到身体里液体水平的不足。但是正如你所知道的，很多饮水行为是非自我平衡的，即便没有水分缺乏动物通常也会饮水。因此，我们需要考虑一些其他的理论。

还记得玩三连棋游戏的那只鸡吗？用什么可以解释它的行为和其他动物（包括人类）表现出来的烦渴行为（SIP）呢？有个被广泛接受的解释却跟任何生理因素毫不相干。根据心理学家约翰·L. 福克（John L. Falk）的说法，当动物想吃东西而无法吃到的时候，会显示出烦渴行为。它们想吃东西的动机为另外的动机所替换——在这个例子里，转化为渴的动机。福克认为这样的替换可以增加动物在野外利用任何可用的东西作为补偿的可能性。但是，在实验室条件下，程序诱发的烦渴行为导致了相当不具有适应性的行为——过度地饮水。

那么预先饮水行为又如何呢？研究人员不太确定是否有理由能解释所有的预先饮水行为。有一个解释和迷走神经产生的一种叫作"组胺"的物质有关。在用餐过程中，组胺在食物没消化之前，甚至在食物还没到达胃的时候就产生了，并且会引起饮水行为。也有一些研究表明在用餐时分泌的胰岛素，以及和胰岛素有关的血糖水平的降低，都会引起口渴的感觉。因此体内好几个机制的自动反应都会引发预先饮水行为。但是，预先饮水行为的其他例子，比如人们在横跨沙漠之前会补充大量的水分，显然是后天学习的结果。在实验室里面发现，如果在对动物呈现原本不会引起任何反应的声光或者味道刺激之后关联了对水的需求，这些刺激就会引发饮水行为。在所有这些情况下，动物在水分被剥夺之前都有机会充分饮水，因而它们的后续反应是非常具有适应性的。这很好地阐释了这样一个事实，即有些看起来很类似而且功能相同的行为却有可能来自完全不同的原因。

从这个角度来看，无论是非自我平衡的饮水行为，还是自我平衡的饮水行为，目前都缺乏一致的理论来解释。为了克服这种理论上的不足，科学家们似乎也可以尝试着放弃构建能解释某种具体自我平衡的饮水行为或非自我平衡的饮水行为的理论，转而去建构一个更为复杂，包含了生理和非生理等诸多因素的模型来解释饮水行为，就像近年来我们在解释饥饿和饮食行为时所做的尝试一样。

特定人群的干渴和水分调节

干渴和水分调节在所有人群中并非完全相同。举个例子，很多老年人无法补充足够的水分来补偿后续的水分剥夺，因此无论是因长时间暴露在炎热环境中，还是因食物吸收而造成的水分流失，都会使得他们面临比较危险的缺水状况。即便是没有水分剥夺的情况，身体里的含水量也会随着年龄增加而下降。因此，当上了年纪的人没有摄入足够的水分时，要比年轻人危险得多。结果造成老年人吃的任何药物在体内的浓度都比原本应该的要高，可能会产生毒性，降低老年人对周围环境变化的抵抗能力，或损害其记忆和决策能力。正是因为这些原因，我越来越担心我年迈的母亲的酒精摄入量。现在她体内的酒精浓度要比她多年之前喝同样量的酒时更高。

另外需要担心水分调节功能的群体是肥胖人群。有假说认为肥胖会增强之前讨论过的肾素-血管紧缩素系统的活性，从而引起血压增高。换句话说，肥胖影响身体的水分调节，从而影响血压。因此，如果肥胖的情形不那么普遍的话，那么慢性高血压的人数也会相应减少。但是，减肥永远是说起来容易做起来难，这一令人沮丧的真相将会在第 10 章里详细阐述。

正如你一次又一次看到的，对渴的研究已经不仅仅是实验室里的研究兴趣。渴的研究有益于我们的健康，同时也可以丰富关于渴的基本理论。

小结

采用与饥饿研究类似的范式，科学家们首先尝试从外周因素的角度来解释渴，然后从更加核心的生理学因素的角度来解释。尽管这些外周和中枢因素对饮水行为的开始和停止有影响，但很多饮水行为是非自我平衡的，因而不能完全用这样的方式来阐释。近年来，研究人员开始将兴趣点转向不同的模型，这些模型中包含了影响饮水行为的各种不同因素，比如动物与其周围环境的互动。

我希望你在阅读这一章的过程中，没有出现频繁地想喝水的情况。然而，我的打字员显然没这么幸运。在他整理这一章文字的过程中，我听到他说他必须得休息一下喝点果汁，因为他觉得非常渴。他自己没有把这个情况跟这一章的内容联系在一起，但是我觉得两者之间是有关系的。

4 鼻子知道，舌头也知道

每当我们谈到食物口味的时候，只会是萝卜白菜，各有所爱……人们各自居住在不同的味觉星球上。

——琳达·巴托斯萨克（L. Bartoshuk，1980）

"每次我闻到她的香水味，我就想起了我们相遇的那天以及我们在一起的所有美好时光。"如果一幅画代表了千言，那么你熟悉的味道就胜过万语。

——来自 1995 年香水基金会的一则广告

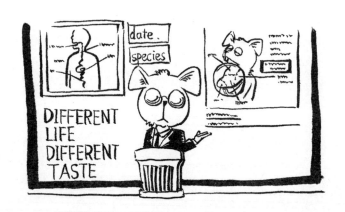

你正饥肠辘辘地待在一家提供丰富自助晚餐的餐厅里，这是不是意味着你一见到食物就会往嘴里放？未必如此。你会尽可能地从自助餐吧台里找最好的东西吃。这一章将会第一次讨论我们如何选择吃什么和喝什么。为了做出这样的选择，你必须能够区分出不同食物和饮料之间的差别。在做区别的时候，你用到了自己的味觉和嗅觉。实际上，味觉和嗅觉是和我们的吃喝行为关系最紧密的两种感觉。本章将告诉你科学家们所理解的关于味觉和嗅觉如何工作的一些知识。你可能会惊讶地发现不是每一个人的味觉和嗅觉都用同样的方式工作。这也是为什么，在本章开篇我们引用心理学家琳达·巴托斯萨克的话，即我们"居住在不同的味觉星球上"。就如另一句引语里面香水基金会所巧妙表达的那样，你可能也会惊讶地了解到味觉和嗅觉是如何用不同的方式来丰富我们的日常生活的。进入我们鼻子和嘴巴的东西对我们的影响简直太大了。

化学的求生机制

　　味觉和嗅觉都被称为化学感觉。它们通过探测微量的化学物质（分子）起作用。对口味的感觉被称为味觉，通过探测溶解在液体中的分子起作用；对气味的感觉被称为嗅觉，通过探测空气中的分子起作用。味觉和嗅觉的功能设计，都是为了帮助我们生存。

虽然你可能很快承认狗具备强大的嗅觉或幼儿具有过于挑剔的味觉，但你可能没有意识到男人和女人也具有非常敏锐的味觉和嗅觉。普通人不仅可以察觉到1/3茶勺的盐加到1加仑①水里这样细微的咸味，也能察觉到区区一滴香水扩散到普通大小的房间里的香味。

当我们在享用美食的时候，比如吃一个汉堡，通常我们不会把它的口味（taste）和气味（smell）分开来考虑。相反，我们会考虑食物的风味（flavor），它融合了这种食物的口味、气味、触感、温度，以及该食物可能引起的任何痛觉。从某种程度上来说，这些东西构成了感觉。味觉和嗅觉并不是完全独立的。影响味觉的化学物质也会影响嗅觉，反之亦然。举个例子，咀嚼食物时空气中的化学物质可以通过口腔的后部到达鼻子。但是，味觉和嗅觉的作用机制并不完全一致，而且它们在对身体的作用和保护上既有重合，又在一些方式上存在差异。

在自然界中，杂食动物的一个重要任务就是确定哪些食物既安全又对身体有好处。杂食动物面临的艰巨任务是避免有毒的物质，同时找到对它们来说最有营养的食物。不管是在识别营养物质、促进营养物质的摄取方面，还是在帮助我们避免接触有毒物质方面，口味和气味都发挥着非常重要的作用。琼·M. 奥尔（Jean M. Auel）在她1980年出版的历史小说《洞熊家族》里就描述了一些这样的过程：

> 每个女人遗传特质的一部分是关于如何测试不熟悉的植物的知识，和其他人一样，伊萨（Iza）在自己身上做实验。……测试的过程很简单。她先咬一小口，如果味道令人不舒服，她立刻吐出来。如果味道还可以，她就把这一小部分含到嘴里，很小心地注意是否有任何刺痛或烧灼感，或者味道是否发生了改变。如果没有，她就把它吞下去，等着看是否会产生什么效果。第二天，她会咬更大一口，然后进行一系列同样的程序。如果进展到三分之一进程时仍然没有任何不良反应，新的食物就被认为是可食用的，一开始可以先摄入小部分。

一旦吃的或喝的进入了胃部，要想把它从体内移除就会很困难甚至不可能。

---

① 译注：美制1加仑约为3.79升。

当吞下有毒物质时人们可以呕吐，但即便如此，仍有一些毒素残留在体内。大鼠的情况会更糟糕。它们缺少呕吐所必需的肌肉，因此一旦吞下有毒的东西，它们就只能与之同归于尽了。

如果一种有毒物质在被吞下去之前能够被人从嘴里吐出来，那会比处理进入胃里的有毒物质要好得多。这就是味觉大显身手的地方。舌头上的味觉感受器可以防止任何身体不需要的东西进入胃部。此外，在包括人类在内的大部分生物物种身上，味觉感受都和呕吐反射相关。这就是为什么当有人吃到味道很糟糕的东西时，比如在吃到藏着一片山葵的冰激凌时，很有可能立马就从嘴里吐出这让人讨厌的东西。

味道也可能是鲜美和让人渴望的。这样的味道会让身体出现有助于消化的反应，比如垂涎不止。

让我们再回头看看有毒的物质。与其在它们到达胃之前就从嘴里吐出来，更好的办法是在它们进嘴之前就探测到它们，这样就可以避免有毒物质对身体造成任何影响。这时候嗅觉就发挥作用了。和味觉类似，对气味的感觉也和排出反射（ejection reflexes）有关，并且有助于识别想要的和不想要的食物和饮料。你能够通过闻软木塞的味道来避免品尝服务员递给你的劣质红酒，又有谁没有过因为气味特殊而扔掉变质牛奶的经历呢？

我们的身体已经进化出了这样的一种机制：对于任何物质，我们都需要进行很多测试才会判定它能不能被自己的身体接纳和吸收。味觉和嗅觉都是这个测试过程的一部分，嗅觉是第一道防线，而味觉是紧随而来的下一道防线。

寻找味觉和嗅觉的"密码"

现在你应该可以很好地理解为什么味觉和嗅觉对我们这么重要了，还有就是损害它们可能会导致疾病。为了避免或消除这样的损害，我们需要具体了解味觉和嗅觉是怎么工作的。我们需要知道空气里和水里的化学物质是如何作为特殊的气味和味道被我们接收到的，当它们和我们的身体接触时发生了什么，以及和它们有关的信息是如何到达我们的大脑的。科学家们把这个过程叫作编码，虽然这类编码并不是多么隐秘，但解码过程也并非轻而易举。

在了解味觉和嗅觉编码的领域里面，有几个来势汹汹的拦路虎。第一个因素是在不掺杂其他味道或气味的情况下，以完全隔离的方式获得一种味道或一种气味是很困难的。第二个因素是构成特定的味道和气味的化学物质以无数不同的方式发生变化。譬如，有很多不同的化学物质尝起来都是甜的。第三个因素是比较不同人的味觉和嗅觉的差异非常困难。比如，当两个人都说他们体验到了中等强度的味道的时候，我们怎么才能确定他们体验到的是同一件事？因为从所有的这些原因中，我们很难找出到底是哪个化学物质的哪个方面决定了某种食物具有特定的气味或味道。

从对味觉和嗅觉编码进行科学研究初期开始，研究人员就试图识别出口味和气味的基本元素。它们是可以用来描述所有其他口味和气味的最小口味和气味的数量单位。举个例子，如果口味的基本元素包括甜味、酸味、咸味和苦味，就像许多科学家都认为的那样，那么就可以用这四种基本口味的比例组合来描述某个食物的味道了，比如一个汉堡包的味道。但事实上，不能把这些口味基本元素的工作方式与色彩元素的混合方法相混淆。科学家们并不认为任何一种味道都是由这些物质的不同组合组成的并且只有一个主要口味，而仅仅认为任何口味都可以被描述为由这些口味基本元素的不同成分组成。

科学家们认为，如果能够识别出口味和气味的基本元素，他们就可以知道具有这些口味或气味的物质是由哪些化学物质所代表的。这个信息会给他们提供有关味觉和嗅觉编码所包含的生理过程的重要线索。现在让我们看看在编码研究中科学家们的成果，首先是味觉，然后是嗅觉。

味觉编码

关于四种味觉基本元素甜、酸、咸和苦的研究，大约在一个世纪之前就开始了。因为这些基本元素可以相当好地描述大部分口味，科学家们推断味觉的生理编码肯定是这些基本元素的某种方式的组合。支持这一观点的证据是，品尝起来像这四种基本元素中任意一种的很多物质都具有相对独特的化学性质。比如，尝起来有甜味的物质通常包含一定的氧元素或氮和氢相结合元素的结构，尝起来有苦味的物质往往是脂溶性的，尝起来有咸味的物质通常容易离子化，而尝起来有酸味的物质往往是酸性的。科学家们还发现这四种基本元素中的三种对于杂食动物的生存来说至关重要。甜味，比如苹果的味道，通常标志着碳水化合物的良好来源。换句话说，尝起来有甜味的食物往往能提供良好的能量。有毒的食物有时是苦的。咸味是维持身体正常生理功能所必需的。因此，身体通过进化而产生对这些味道的特别关注是有意义的。基于所有的这些证据，科学家们认为味觉编码肯定与甜、酸、咸和苦这些基本口味元素直接相关。

关于这一关联本质的其中一个假设就是舌头上有四种类型的感觉细胞，每种类型对四种口味基本元素中的一种特别敏感。即便在还没有显微镜的时候，我们都能很容易地看到在舌头的表面有四种类型的突起——叶状乳头、丝状乳头、轮廓乳头和菌状乳头。（见图4.1）如果你手头有一面镜子或者身边有一个朋友，你可以自己对照着来确认。

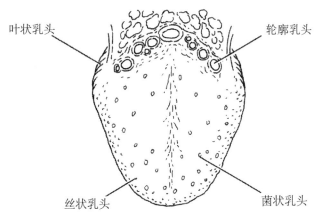

图4.1　舌头表面的图像，标示了味觉乳头的四种类型和它们的位置

来源：P. L. Williams and R. Warwick. Gray's Anatomy. Philadelphia：W. B. Saunders, 1980.

然而，直到我们具备研究单一神经元的反应技术之前，我们都无法确定这四种类型的味觉乳头在味觉编码里到底各自发挥了什么作用，也不知道它们是否与四种味觉的基本元素相关。

还有另外一个编码问题的答案需要等待研究单一神经元的技术来解答。假设有跟舌头上的四种感觉细胞有关的四种类型的味觉基本元素，那么舌头上的这些细胞接收到的信息是如何传递给大脑的呢？有一个可能性就是每种类型的感觉细胞与不同的神经元相联系，大脑通过确定这四种类型的神经元哪一个最活跃来辨别味道。这就是所谓的标记线理论（labeled line theory），因为它提出了由具体的路线（比如，神经元）来标记具体的味觉。另一个可能性是并不存在和每一种味觉基本元素相对应的独立神经元，不同的味觉是通过很多不同神经元以复杂的反应模式来编码的。神经元反应的总频率显示了被品尝对象的浓度或强度。这就是所谓的模式理论（pattern theory）。

大约 70 年前，科学家们发展出了一些技术来开始详细研究味觉编码的工作机制。下面就是在当时做的一个实验。克里斯蒂娜·阿维森（Kristina Arvidson）和乌尔夫·弗里贝格（Ulf Friberg）用吸力将菌状乳头吸到细小的管子里。（危险动作，请勿在家模仿！）然后，研究人员依次用各种化学物质来刺激这些味觉乳头。接着，将舌头上的这些味觉乳头切除。（不用担心，它们非常小，因此疼痛感极小。）接下来在显微镜下观察，看看每个乳头分布了多少味觉细胞。结果显示，含有单一味觉细胞的乳头可以对四种味觉基本元素中的多个元素敏感。此外，一个味觉乳头能感觉到的主要口味的数量在比例上要远远大于在它上面分布的味觉细胞的数量。

根据包括这次实验在内的大量实验的结果，我们现在知道了，舌头感觉味道的部分实际上并不是味觉乳头上的细胞。菌状乳头的上表面确实有味觉细胞，但是，丝状乳头上并没有任何感觉细胞，轮廓乳头两侧地带有味觉细胞分布，叶状乳头之间的褶皱里也有味觉细胞。

此外，我们现在知道味觉细胞并不是简单地分布在舌头的上表面。舌头的表面有一些被称为"味孔"的开口。味孔的下方是由很多不同类型的细胞构成的味蕾，其中包括味觉细胞。（见图 4.2）每一个味觉细胞都连接到一个鼓索神经的神经元。鼓索神经是舌头上和味觉相关的信息传递到大脑皮层的第一步。组成鼓索神经的单个神经元可以连接到一个或多个味觉细胞。

当溶解在舌头上的化学物质与味觉细胞的表面接触时，在味觉细胞里会发生各种化学变化。就像你能想象到的，这些化学变化的性质取决于化学物质的具体性质，与这个物质的味道相关。换句话说，具有咸味的物质会触发味觉细胞里的某个化学变化，酸味物质会触发另一个化学变化，如此等等。这样一个或多个化学变化的结果是，特定的味觉细胞会做出反应，最终引起与这些味觉细胞相联系的鼓索神经的神经元的反应。

虽然我们知道了大量有关味觉编码如何发生的内容，但这个过程究竟是符合标记线理论还是模式理论还需要讨论。一些实验表明，受体细胞、神经和大脑皮层的特定部位会对特定味道做出相应的特殊反应；而其他实验则表明，受体细胞、神经和大脑皮层会有更宽泛的反应。诸如特定类型的大脑活动成像技术等相关技术的不断发展，将会为这个研究主题提供更多的信息。但是最有可能的结果是，

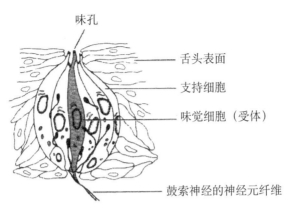

图 4.2　味觉细胞受体周围环境的解剖图

来源：V. F. Castellucci. The Chemical Senses：Taste and Smell//E. R. Kandel and J. H. Schwartz，eds. Principles of Neural Science，2nd ed. New York：Elsevier，1985.

味觉编码并不是严格按照某个简单的方式来运作的。一只猴子吃了一根甜香蕉，它的大部分神经系统会被激活，但是有一些部位——甜味检测神经元和大脑皮质区——活动更为强烈。

检测特定的口味

为了了解更多关于味觉编码如何工作的问题，让我们来考虑一些非常具体又很不寻常的例子。设想一下，当我们把一种叫匙羹藤酸（gymnemic acid）的物质涂抹到舌头表面时会发生什么。匙羹藤酸是从一种植物的叶子里提取的化学物质，这种植物来自印度。它的作用首次出现在科学文献上是在 1847 年，一名叫埃奇沃思（Edgeworth）的英国上尉向林奈学会（Linnaean Society）报告：如果他咀嚼几片这种植物的叶子，他的茶喝起来的味道和平常没两样，只有一个例外，就是他尝不到放到茶里的糖的味道了。显然，当匙羹藤酸作用于舌头的时候，鼓索神经虽然能继续对其他口味有反应，但是却不再对舌头上的甜味物质做出反应了。匙羹藤酸只影响对甜味物质的反应这一事实可以在一定程度上证明，舌头有专门检测甜味的机制。匙羹藤酸阻断了这些受体。树叶上的一种化学物质可以有选择性地降低用餐过程中对甜点的享受而不影响我们享受这顿饭的其他部分，这个想法对我们很有吸引力。

另一方面，我们有一种跟葡萄差不多大的叫作西非神秘果的浆果。这种水果第一次引起科学家关注是因为一个叫大卫·费尔柴尔德（David Fairchild）的美国人在 20 世纪 30 年代到西非探秘。神秘果和匙羹藤酸的效果正好相反。虽然这种浆果本身没有什么特别美妙的滋味，但吃了它之后，酸味的食物（如柠檬和大黄）会变成甜味。神秘果里的活性物质叫神秘果素——它太神奇了。当它接触舌头的时候，这种物质就像匙羹藤酸一样，有选择性地影响对甜味的感觉，这再一次证明了舌头具有检测甜味的特定机制。想想看对于一个被"神秘果素化"的人来说，食物是多么有吸引力。神秘果素绝对是我要远离的东西，要不然会有非常"沉重"的甜蜜负担。

让我们再来看看对苦味的检测，以一个非常简单的实验开始，这个实验你可能自己也做过，只不过没有意识到而已。你有没有尝过蒸馏水的味道？有一些机器通过操作可以分离出蒸馏水，即水里除了 H_2O 什么都没有。蒸馏水往往尝起来是苦的。原因在于你的唾液里含有各种化学物质，比如钠——食盐的一种成分。因为这些物质一直都存在，因此你的舌头慢慢地就对这些物质适应了，几乎感觉不到它们的存在。结果，当你喝一口蒸馏水品尝它的味道时，因为水里只有 H_2O 而不含其他任何物质，所以这种适应机制就不会发挥作用了，你对苦味的反应就会比你嘴里一直有唾液的时候更强。（参见趣味事实＃4）在含有不同浓度的矿物质液体的切换中苦味的效果说明舌头有专门的机制检测苦味。最近，科学家们在确定味觉细胞如何检测苦味方面取得了重大进展。他们的证据表明，可能有许多不同类型的苦味。

趣味事实＃4

你舌头对你唾液中物质的适应，解释了为什么你喝的"纯净水"并不是那么纯。即便是最昂贵的品牌肯定也含有少量的矿物质，比如钠。要不然，水喝起来会是苦味的。

到目前为止，本章的内容里已经提到我们假设只有四种口味基本元素。但是，近年来，很多人认为还有第五种基本元素，科学家称之为鲜味（umami），这是一个日文单词，意思是肉味或美味。鲜味是谷氨酸的味道，是一种存在于许多食物中的氨基酸，包括味精（MSG）。

在所有对这种口味检测的讨论中，你可能最想知道我们怎么检测食物中存在的脂肪——一种许多人都渴望的物质。一些味觉细胞可能会以特定的方式对游离脂肪酸（新陈代谢的产物之一）做出反应。但是，气味和质地也是检测脂肪时的重要线索。我们的身体中有各种各样的线索来检测脂肪，让它容易被我们找到并吃掉，这是不是很棒？

气味编码

就像他们在味觉编码中所做的工作那样，科学家们试图确定气味的基本元素，他们希望这些基本元素能够提供气味编码如何工作的线索。但是，不同于味觉的研究结果，目前哪怕是识别一小组的气味基本元素我们都做不到。

科学家约翰·E. 埃穆尔（John E. Amoore）试图通过寻找所谓的特殊嗅觉缺失症来识别气味基本元素。特殊嗅觉缺失症指的是无法闻到某种特殊的气味，而其他所有气味都能正常闻到。特殊嗅觉缺失症可能是由遗传影响、感染或是暴露于某类化学物品中导致的。特殊嗅觉缺失症的存在表明，鼻子在探测某种特殊气味时会采用一种特别的方式，从而使得这种气味变得更突出。用这种研究范式，埃穆尔确认了他所认为的八种气味基本元素：汗味、精液味、腥味、麦芽味、尿味、麝香味、薄荷味和樟脑味。（我绝对不会报名参加他任何一项实验！）无论如何，埃穆尔认为这八种气味基本元素只是一个起点，在此基础上会发现更多的气味基本元素。

最近，有一种特别有趣的嗅觉缺失症被发现，这可能表明还有另外一种气味基本元素。科学家玛西娅·莱温·佩尔莎（Marcia Levin Pelchat）和她的同事表明，有一些人天生就无法闻到最近吃过芦笋的人尿液里的硫黄味（类似于煮熟卷心菜的味道）。（为那些不喜欢吃蔬菜的人提供了气味方面的理由。）

研究人员现在认为人们拥有 350 种不同类型的细胞活跃在探测气味的前端。这些细胞位于嗅觉上皮，是鼻腔上部用来探测气味的组织。空气中的化学物质和嗅觉上皮接触，更具体地说是和嗅觉上皮的微小绒毛接触，这会引起特定气味受体细胞反应。不同类型的受体细胞似乎是随机分布在嗅觉上皮的不同区域里面的。

但是你的鼻子里经常被一些惊人的黏液填充，它们是什么呢？这种黏液覆盖了嗅觉上皮。只有某些化学物质可以通过黏液，并在这个过程中发生一些化学变化。因此你鼻子里的黏液实际上是气味编码的一个重要部分。

我们来看看受体细胞，每个细胞本质上都是可以延伸至 3～4 厘米长、能指向大脑的神经元。有数量为 1 000 万左右的这种类型的神经元信息汇总到大脑中被称为嗅球的区域。在嗅球中，这些神经元组成了以 10 000 个神经元为单位的群组。

每个群组中的神经元都对相同的一小组分子特征最为敏感，特定气味的编码就由这些神经元群组被激活的空间模式决定。最后，嗅球中的受体细胞神经元通过其他神经元和大脑的其余部分连接。

因此，和味觉系统类似，嗅觉系统似乎也同时包含了编码的标记线理论和模式理论。有很多不同类型的气味受体细胞，这符合了标记线理论的说法。但是，在嗅球中，气味似乎是被神经元群组的激活模式编码的，这又符合了模式理论的说法。

正如你所看到的，嗅觉和味觉探测都非常复杂。出于这个原因，研制可以用来探测口味或气味的电子设备——换句话说，即人造舌头和鼻子——已经被证明是非常困难的。这个消息之所以令人沮丧是因为这样的设备本来可以被我们派上大用场，例如，该设备可以用来探测矿井的烟雾或者气体，从而判断是否可以安全进入矿井。虽然人造鼻子正在研制中，但到目前为止它只能分辨出非常有限的几组气味。

对嗅觉领域的研究无疑是受到了诺贝尔奖的激励。2004年授予科学家理查德·阿克塞尔（Richard Axel）和琳达·巴克（Linda Buck）诺贝尔生理学奖或医学奖，奖励他们在嗅觉研究方面的突出贡献。这些研究人员主要负责为气味编码建立研究基础。已报道的关于嗅觉的激动人心的后续研究包括大脑如何探测组合气味以及如何探测从不同位置发出的气味，这两类活动对于我们品尝美味和健康饮食都是必不可少的。

我们并不总是相同

到目前为止，我告诉你的关于味觉和嗅觉的任何内容几乎都适用于每一个人，包括大多数的哺乳动物。但是，正如我在本章开头提到的，当谈到闻气味和尝味道的时候，很多人的感觉都不一样。有时候，因为各种因素的影响，有些人的味觉和嗅觉敏感性会发生变化；有时候，即便是在同样的情况下不同人的味觉和嗅觉敏感性也存在差异。

首先，对于不同的味道和气味的敏感性，不同物种之间存在差异。这些差异有助于保证一种以上的物种在同一地理区域内存在，不同的物种可以在该地区食用不同的食物。

举个例子，蚊子非常善于探测人类发出的气味，比如二氧化碳（可以在人类呼吸中发现）和乳酸（可以在人类的汗液里发现）的气味，并借助这些气味找到一种非常理想的食物——人类的血液。DEET（避蚊胺）——一种常用且有效的驱蚊剂，通过阻断蚊子用来探测人类气味的气味受体细胞的反应来发挥作用。这些信息可能有助于我们开发新的方法来防止被蚊子叮咬。

其次，除了不同物种在味觉和嗅觉敏感性上各不相同外，同一物种的不同个体在味觉和嗅觉敏感性上也存在差异。可能在我介绍埃穆尔的特殊嗅觉缺失症的研究时，你已经意识到了，只有一些人拥有这些特殊嗅觉缺失症。

我们很难掌握人群中味觉和嗅觉敏感性的差异有多大。一个真正大范围的尝试是《国家地理》杂志在1986年做的气味调查。这本杂志把一个"刮一刮、闻一闻"的气味测验穿插在它的一期内容里。杂志的读者被要求刮开并闻闻每一个气味小片。参与此项活动的读者分布于许多不同的国家，虽然迄今为止大部分读者来自美国，但这意味着如果能获得一个真正的全球性样本，那么调查结果会更加多样化。调查显示，男性和女性之间、不同国家的人群之间，在气味的敏感性和偏好上均存在显著差异。例如，总体来说，不论哪个国家的女性，在对气味强度的评分上均高于男性。虽然像香蕉、薄荷、柠檬和香草等这样的气味是大家都喜欢的，但对其他的气味的敏感性和偏好会根据目前被调查者所居住的位置而存在差异，如居住在美国的人比居住在亚洲的人更喜欢丁香的气味。

在不同的情况下，同一个人对味觉和嗅觉的敏感性也存在差异。其中一种情况就是：品尝食物的时候，如果同时还做其他事情，就会降低味觉的敏感性。另外一个发现就是，男性在吃饱的时候与味觉有关的大脑活跃程度比饿的时候要低（女性的变化没有这么大）。在接下来的章节里，我们会进一步探讨人们在味觉和嗅觉方面的差异，这里先从我自己在这方面的独特性开始。

苦味的知觉

现在我们进入了饮食心理学领域里我最喜欢的一个主题——这个主题可能是我一开始对心理学和食物感兴趣的原因，虽然我直到成年才意识到这一点。这就是关于苯硫脲（phenylthiocarbamide，缩写为PTC）及与其相关的化学物质6-N-丙硫氧嘧啶（6-N-propylthiouracil，缩写为PROP）的味觉敏感性的研究。我相信你一定会说："苯硫什么？6-N-丙硫什么？它们怎么会和任何事情有关？"嗯，有些人在品尝极低浓度的PTC和PROP时会觉得有苦味，同样是这群人，包括成人和儿童，也会觉得诸如糖精、咖啡因、啤酒、葡萄柚汁以及深绿色蔬菜，包括孢子甘蓝等都有苦味。也许你已经隐约猜到我接下来要说什么了。

更具体地说，可以把人们大致分为三个组——能够品尝出相对低浓度的PTC和PROP的人、能够品尝出稍高浓度的PTC和PROP的人，以及只有在PTC和PROP浓度很高时才能品尝出味道的人。这三组人分别被称为超级味觉敏感者（supertasters）、普通味觉敏感者（tasters）和无味觉敏感者（nontasters）。你属于其中的哪一个类型，是由你的基因决定的。大约三分之一的北欧人是无味觉敏感者。而无味觉敏感者在其他群体中的比例相对要小很多。比如，在中国大学生中，这个比例大约是10％。

如果你读了这本书的前言，你应该能猜出我属于哪一组人。是的，我是超级味觉敏感者。这就很好地解释了为什么我从来都不喜欢蔬菜、啤酒、咖啡（甚至包括咖啡冰激凌）、葡萄柚汁和糖精。我极度痛恨孢子甘蓝。显然很多我感觉很苦的东西对其他很多人而言并不苦。研究还发现，超级味觉敏感者似乎对口腔里的疼痛也特别敏感。这也可以解释为什么我一直不喜欢苏打水——当我还是一个孩子的时候我就觉得那些泡泡让我的嘴巴很疼。同样，在孩提时，我从来都不喜欢吃新鲜水果，因为我觉得水果酸得我嘴巴疼。唯一的例外是香蕉，我一直很喜欢香蕉（就像其他的灵长类动物那样）。我也更喜欢喝常温的水，而不像大多数美国人那样喜欢喝冰水。最后，关于疼痛和超级味觉敏感现象的研究也可以解释为什么我从来都不能吃含有大量辣椒的食物。

关于我怎么发现自己是一个超级味觉敏感者的故事值得好好讲一下。在20世纪80年代末，我是"烹饪小组"的成员，这是一个由对食物和烹饪感兴趣的人组成的非正式小组，成员包括心理学家、历史学家、人类学家等。这个小组是由著名的饮食心理学家、来自宾夕法尼亚大学的保罗·罗津（Paul Rozin）教授组织的。每个月的某个周六，我们会在纽约大学教授芭芭拉·基尔申布拉特-金布莱特（Barbara Kirshenblatt-Gimblett）位于曼哈顿的LOFT公寓里聚会一次。每次聚会，我们通常在中午碰面，每个人都会带一些有趣的食物和大家分享。通常，这个组里的其他成员都会带各种奇怪的食物作为午餐，他们对食物感兴趣是因为他们喜欢吃任何东西。大部分的午餐时间花在了他们想要劝说我吃他们带来的那些奇怪的东西上面（他们从来都没成功过）。午餐后我们会在下午进行讨论或开讲座，在这期间，我们会吃点零食。活动结束后，我们会找一个有意思的地方共进晚餐。

　　每次聚会都有一个主题。在一次聚会上，心理学家琳达·巴托斯萨克（那时候是耶鲁大学的耳鼻喉学科教授，现在任职于佛罗里达大学，他是烹饪小组的中坚分子以及味觉方面的国际顶尖专家）带来了她的味觉测试纸。这些味觉测试纸看起来是普普通通的白色的小小的正方形纸片，唯一特别的地方是涂上了 PROP。她让我们每一个人都尝了尝 PROP 纸片。烹饪小组的其他成员都愉快地咀嚼着他们的纸片。我用舌头在 PROP 纸片的一个小角上舔了一下就觉得苦得难以忍受。琳达当场就给了我"超级味觉敏感者"的称号。我要了一些多余的纸片带回家测试我的丈夫，你可能从前言里看到了，他从小被叫作 HGP（人类垃圾桶）。那天晚上我给了他测试用纸让他品尝。他尝了尝其中一角说："这尝起来像纸。""把整片都放到你的嘴巴里。"我大声说道。他照做了，然后又说："这尝起来像纸。"我们绝对不是天作之合。我的另一半居然在食物偏好上和我如此不同——他是一个"无味觉敏感者"（nontaster）。至少现在我知道了这是遗传的，而且对于我丈夫那些关于"聪明人不会对蔬菜嗤之以鼻"的恼人言论，我可以有一个相当权威的说法来加以反驳了，因为蔬菜对我来说确实不那么美味。让人高兴的是，我们发现我们的儿子是一个普通味觉敏感者，处于我丈夫和我两个极端不同味觉世界之间的中间地带。

　　几年前，我把 PTC 味觉测验的知识运用到了实际生活中。我的两个朋友莉兹（Liz）和里奇（Rich）已经在一起很多年了。说得委婉一些，他们的情路颇为坎坷。莉兹对里奇的一个抱怨是他太挑食——他不喜欢吃蔬菜和其他很多食物。莉兹的指责让里奇很愤怒。有一天晚上，我们一起到外面用餐，我询问了里奇的饮食偏好并发现它们符合 PTC/PROP 超级味觉敏感者模式。我向莉兹和里奇解释了这是怎么回事，这让莉兹犹如醍醐灌顶。她立刻消除了因为里奇的饮食偏好而产生的烦恼，并且在不久之后他们就决定结婚了。他们现在有三个孩子，一起生活在新泽西州。

　　作为一个超级味觉敏感者，有时候会为社会做出贡献。1991 年，琳达·巴托斯萨克担任东部心理学会（Eastern Psychological Association，EPA）的主席，她在 EPA 的年会上作了演讲。演讲主题是"我的最爱——PTC/PROP 味觉测验"。当琳达谈到超级味觉敏感者的最新信息时，她反复把我作为例子，并在听众中指出了我。2002 年，有一个叫"明日巨星"的乐队把超级味觉敏感者写进了他们的歌

《超级味觉敏感者李约翰》里，让这个词成了不朽传奇。网站 pickyeatingadults. com 和 wickipedia. com 也增加了超级味觉敏感者这个词的相关信息。最后，保罗·麦克费德里斯（Paul McFedries）的网站——字词间谍（www. wordspy. com），一个致力于"'lexpionage'，即侦查所有出现在印刷品和网络上的新字词"的网站，也将超级味觉敏感者列入其中。在引用了琳达·巴托斯萨克演讲中的话之后，接着就指出最早引用超级味觉敏感者一词的是本书 1986 年出的第一版。谁能想到我的饮食习惯会成为字典的一部分呢？

记忆

人们在识别一种气味或味道以及正确判断其来源的能力上存在显著差异。这种能力似乎取决于人们所拥有的经验。你能在多大程度上记起一种气味或味道取决于你之前在什么情况下遇到过这种气味或味道。马赛尔·普鲁斯特（Marcel Proust）对此深有体会：

> 有一次我尝到久违的被花蜜浸透的玛德琳蛋糕碎屑，就像姑妈曾经给我做的那样……脑海里像放电影一样立刻浮现出了街道上那栋老式的灰色房子，我的房间就在里面……同时还浮现出了所有的房子和街道的场景，从早晨到晚上，不管风和日丽还是刮风下雨，我在午餐前去的广场、我被差遣跑腿的街道、天气好的时候我们走的乡村小路。……所以在那一刻，我们花园里和 M. 斯旺公园里的所有鲜花、维沃那的睡莲、村里质朴的乡亲和他们星星点点的住处，还有教区教堂和整个贡布雷地区及其周围的环境，从我的那杯茶里变幻出了美好的形状，越来越清晰，产生了像花园那样的小镇。

当人们试着识别多种不同的化学物质（比如吡啶、丁醇、丙酮）时会发现，即便给他们大量的练习和反馈，他们最多也就可以识别 22 种气味。但是，如果不是用这些对普通人意义不大的化学物质，而是用经常在人们日常生活中出现的那些东西的气味，比如巧克力、肉、绷带、婴儿爽身粉等的气味，那么人们平均可以识别出 36 种物质。通常来说，人们更容易在以下情况下识别出一种气味：这种气味经常出现，在很长一段时间里将这种气味和一个特定的名字建立关联，以及当他们试图识别这种气味时能得到某种反馈。这些情况可能有助于解释为什么我们有时会识别出一种气味，但是却无法回忆起我们之前闻到它时的场景。这种气味通常是我们之前闻到时没办法叫出名字的气味。

与气味和味道有关的记忆会受到情绪的影响。例如，老鼠的气味受体细胞会对伴随电击（即恐惧）出现的气味更加敏感。另外举一个例子，假设在一个大学生心情好的情况下给他品尝一些婴儿食品，有一些尝起来味道好，有一些尝起来味道差。这个大学生接下来要在一大堆婴儿食品里做选择，相比于之前品尝过的味道差的婴儿食品，他能更快地选出之前品尝过的味道好的婴儿食品。如果大学生在心情差的情况下做之前的婴儿食品实验，那么接下来，相比于之前品尝过的味道好的婴儿食品，他能更快地选出之前品尝过的味道差的婴儿食品。由此推断出，当你心情好时，更容易记住美好的味道，而当你心情坏时，更容易记住糟糕的味道。下次你在专心检查提供给哭闹的婴儿的食品的温度之余，别忘了也品尝一下食品的味道。

年龄和健康

味觉和嗅觉的敏感度还受我们年龄的影响。当年龄增长时，我们从各种化学物质中区分出低浓度的某种化学物质的味觉和嗅觉能力会下降。超过75%的80岁以上的人会有严重的嗅觉障碍。此外，70岁以上或80岁以上的人相比于年轻人和中年人，对食物中盐的味道更不敏感。和年龄相关的嗅觉敏感度的下降可以解释为什么老年人总体上会比年轻人更愿意去尝试新的或气味不太好的食物。

随着年龄增长，嗅觉和味觉能力都会下降，但是它们下降的情况并不一样。比如，相较于味觉敏感性而言，气味敏感性更容易随着年龄而降低。事实上，有证据表明，很多人在50多岁的时候嗅觉能力就开始下降了；然而，我们要知道，有很多上了年纪的人在嗅觉能力上丝毫没有减弱。

我们不知道是什么原因导致了味觉和嗅觉能力随着年龄的增长而下降。这可能是衰老过程中不可避免的一部分；也可能是因为随着年龄的增长，人们更有可能遇到一些身体创伤、疾病或环境中的有毒物质，从而损害了味觉和嗅觉能力。有一点我们可以肯定，那就是这些和年龄有关的味觉和嗅觉能力的下降对老年人的健康影响非常大。味觉和嗅觉功能退化的老年人不能像以前那样享受他们的食物，这阻碍了他们营养均衡的饮食行为。他们也更少地产生通常伴随进食行为的反射，如分泌唾液。这些反射有助于消化，因此对这些反射的损害也会损害消化功能。此外，味觉和嗅觉功能下降的老年人更加不容易察觉烟雾和燃气的气味，这使他们更容易在火灾或煤气泄漏事故中遇害。家庭成员和健康专家需要意识到这些潜在的危险，从而采取一些措施帮助老年人更好地规避这些风险。譬如家庭成员可以让家里年长的亲戚们安装烟雾和煤气报警器。可以在年长亲戚的餐点中增加额外的调味品以提升美味度。但是，这样的策略在增加食物的咸味方面可能会适得其反。有一项研究表明，相比于年龄段在 18 岁至 30 岁的人群，年龄段在 69 岁至 87 岁的人群需要在他们的番茄汤里加入两倍以上的食盐才能够体验到一些咸味。因此，老年人在食盐上的味觉能力问题可能会导致过量的、不健康的食盐摄入量。

不仅仅是与衰老相关的疾病会削弱人们的味觉和嗅觉。可能不用我告诉你你也知道，一个小感冒就能降低嗅觉能力。但你可能不知道整个过程是怎么回事。T. 赫梅尔（T. Hummel）及其同事研究了男人和女人在感冒时的嗅觉。和预期一致，嗅觉会被损害。然后每个实验参与者都会使用含有羟甲唑啉的鼻子喷雾，它是可以减轻鼻塞状态的非处方药。出乎意料的是，尽管鼻子里的黏液分泌量减少了，实验参与者的嗅觉能力依然比没患感冒时要差。这表明感冒对嗅觉的损害不管有没有鼻塞都会产生。因此，即便你在感冒时用了抗鼻塞的药，你的嗅觉依然没办法恢复到最佳状态。

受到公众关注的一个味觉障碍的例子是美国心理学会首席执行官雷蒙德·D. 福勒（Raymond D. Fowler）经历的暂时性味觉丧失（temporary inability to taste）。1997 年，他突然尝不到食物的味道。食物不仅味道不好，似乎还变成了一种他不想放到嘴里的异物。结果，他几乎不怎么吃东西了。他的私人医生不知道发生了什么事。最后，福勒去看了琳达·巴托斯萨克。她给他做了所有可能的测试，包括把他的舌头涂上明亮的蓝色并录像，在测试完成的时候他口腔里的各个部分都处于麻醉状态。经过这些测试之后，巴托斯萨克告诉福勒他的问题可能是，一种呼吸道病毒进入了内耳道，侵害了鼓索神经。幸运的是，福勒很快就从这个让他虚弱的味觉问题中自动康复了。

小结

如果说这一章你应该要掌握一个理念，那就是我们生活在一个充满了丰富的食物味道和气味的世界里，而这个世界对于每一个人来说都是不一样的。我们每个人的味觉和嗅觉能力在我们享受美食的过程中发挥着极其重要的作用。这些感觉能力在很大程度上决定了我们吃什么喝什么，或者到底能不能吃喝。味觉和嗅觉为身体识别各种食物提供了关键的信息。食物的偏好或厌恶通常会基于此类信息，这一点我们将在接下来的两章里探讨。

5 基因说了算
——果真如此吗?

"我年轻时经常喝牛奶,但我现在很少喝了,为什么会发生这样的变化?"

"为什么我老婆超级喜欢吃甜的和咸的零食,哪怕她知道它们很不健康?"

"五年前,我吃了一个热狗,几小时后觉得胃疼。我现在哪怕是想到热狗都受不了。这种情况会转变吗?"

"我儿子不愿意吃蔬菜,但我们全家其他人都很喜欢吃蔬菜。为什么会这样?我们能做些什么?"

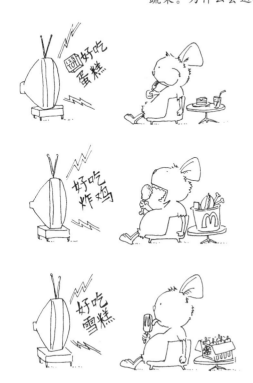

上面这些问题是不是听起来都很耳熟？好像几乎每个人都会对某种食物有莫名其妙的或者很想改变的偏好或厌恶。父母会担心他们的孩子喜欢吃什么以及讨厌吃什么。（见图5.1）成年人也会担心自己的饮食偏好。所有这些担忧的出发点都是好的，不论你是出于平衡饮食或是增加营养膳食的目的，还是因为你所吃的会影响很多疾病的发病率和病程。举个例子，吃那些被称为地中海饮食结构的食物（Mediterranean diet），如大量橄榄油、坚果、蔬菜、鱼类、豆类等，可以让心血管疾病高风险人群降低心脏病发作和中风的风险。食物偏好和厌恶具有显著的医学后果和社会效应。

前面一章解释了人类和其他动物如何识别各种食物。既然动物可以将各种食物区分开来，假设各种食物可获得的难易程度相同，那么动物会更喜欢哪种食物和更讨厌哪种食物呢？为什么会这样呢？这一章和下一章涵盖了科学家们已经发现的关于食物偏好和食物厌恶的本质和原因。

关于这个主题已有大量的研究。因此，为了让这部分内容更加易于理解，我把它分成两章来讨论。这一章重点关注基因在食物偏好和厌恶上的作用。下一章重点关注我们的过去经验对食物偏好和厌恶的影响。尽管如此，但你在阅读这些材料的时候，需要记住，没有任何一个特征是完全由你的基因或你的经验决定的。举个例子，如果我问你是什么决定了某个人是男性还是女性，你会说这完全是因为这个人的基因，是不是？但事实证明，如果在怀孕期间所必需的男性激素没有达到适当的水平，那么一个基因上为男性的人在外观上会表现为女性特征。换句话说，胎儿发育过程中发生的事情会影响一个人在身体上的男性或女性特征。再来考虑另外一个例子，如果我问你是什么决定了一个人可以唱一首特定的歌，你可能会说这完全取决于这个人的过去经验。但是如果没有声带和嘴巴这些由基因决定的因素，那么要唱那首歌是不可能的。

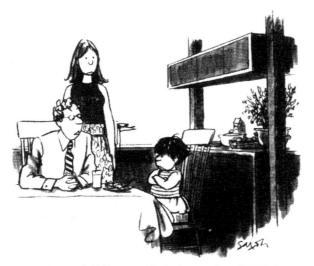

"我们来聊聊你的情况，亚尼内（Janine）。你不喜欢喝牛奶，你不喜欢吃鸡肉，你不喜欢任何绿色蔬菜。那么，你告诉我，亚尼内，我们能喂你吃什么？"

图 5.1 撒克逊的画作

来源：The New Yorker，1981‐08‐10：37. 由 Conde Nast 授权使用。

　　了解食物的偏好和厌恶在多大程度上是由基因决定的，可以让我们更好地理解该如何去改变它们。如果一个动物的食物偏好或厌恶主要是由基因决定的，那么通过改变动物周围的环境来改变它是很困难的。如果一个动物的食物偏好或厌恶主要是由过去经验决定的，那么通过改变动物周围的环境来改变它就变得容易很多。

本章首先讨论三种特定的食物偏好：甜味食物的偏好、咸味食物的偏好和牛奶的偏好。通过描述它们，你将会了解到在食物偏好研究领域里经常会遇到的主题和问题。之所以选择这三种食物偏好，是因为至少在一定程度上，大部分人会在他们一生中的某个时候偏爱这些食物。虽然人们在不同的环境下长大成人，但是这些偏好事实上是很普遍的，这说明它们是由基因决定的，并且具备这些偏好会让动物更容易存活。本章的最后一部分呈现了关于基因影响食物偏好和食物厌恶的更多信息。你将会发现你喜欢吃的东西比你所想象的更多地受到基因的控制。

嗜甜如命

我们对甜味的偏好要比对其他口味的偏好更强烈和更普遍。不管你是谁，不管你来自哪里，你通常会给甜的东西腾出点胃口来，即便是在一顿心满意足的晚餐之后。除了人类以外，很多其他物种（包括马、熊和蚂蚁）也都倾向于挑选甜味的食物。实验室里的一个经验是，如果你在训练大鼠按压杠杆时遇到困难，在杠杆上涂抹一点牛奶巧克力就能解决问题。

很多动物喜爱寻找甜食这一点并不奇怪。甜味的食物通常含有更高浓度的糖分，因此，热量也比较高。高热量食物能够为身体提供能量，对身体维持正常机能而言必不可少。包括人类在内的大多数物种，在自然环境中通常不能自由而充分地获得易消化的热量。因此，对高浓度热量来源的偏好能够帮助动物更好地存活。这类食物来源的一个例子是成熟的水果，成熟的水果除了提供糖分之外，还能提供身体功能和生长所必需的维生素和矿物质。因而对于我们的祖先来说偏爱甜味是非常有利的，这确保了他们在便利的情况下尽可能多地摄入成熟的水果。

现在，由于先进的工业技术，大多数发达国家里的人们可以获得大量五花八门的价格低廉又方便获得的食品和饮料，这些食品和饮料里除了糖分之外几乎什么都没有。从纸杯蛋糕到可乐，从糖果到蜂蜜味的麦片（每一杯都含有将近两大勺糖），这样的食物到处都是，里面没有别的，只有热量。结果就是，我们更倾向于选择这些食品和饮料而不是健康的食物，比如含有蛋白质和钙质等重要营养元素的牛奶。举个例子，我们指责对那些便宜、容易获得的甜味软饮的偏好就是因为当今的美国人以额外糖分形式所消耗的大量热量，占了我们每天总热量的15%。这些每日消耗的成百上千卡的甜味热量会增加心血管疾病、肥胖症和糖尿病的发病率。而对我们的健康至关重要的是，我们需要了解是什么原因导致了我们对甜味食品和饮料的偏好，以及哪些因素会影响这一偏好。（关于软饮是如何影响我们对营养物质的消耗的实例，请参见图5.2。）

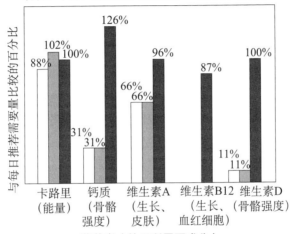

早餐：百吉饼，淡奶油芝士，橙汁
午餐：黑麦火鸡三明治夹生菜和芥末酱，香蕉
晚餐：牛排，烤土豆，绿豌豆，一块牛奶巧克力

图 5.2　对比以两听可乐和等量强化脱脂牛奶为餐点时摄入的各种营养素

注：图顶部呈现了一个人以非常健康的方式（对美国人而言）在一天里所消耗的食物。注意里面没有零食、油炸食品、酒精和甜食（除了晚餐后的一块巧克力以外）。图底部呈现的是这些食物所含有每日推荐摄入的五大重要营养素的比例，以及除了这些食物之外，一个人消耗两听可乐或等量强化脱脂牛奶时相应的比例。请注意相较于牛奶而言，一个人喝可乐时每日摄入的食物所包含的钙质、维生素 A、维生素 B12 和维生素 D 的量均会不足。这个数量是以一个成年人每日需要 2 000 卡路里来维持他/她现有的体重作为参考标准的。可乐比牛奶多了 40 卡路里。这个可以折算为大约一年增加 4 磅体重。需要注意，儿童通常每天消耗的热量要远少于 2 000 卡路里。因此，假设没有任何体重增加，两听可乐会用掉大部分本该是高营养食物的热量份额。

面部特征

要判断甜味偏好主要是由基因还是由个人过去经验造成的，可以看看人们在首次尝到甜味时的反应。方法之一是考察新生儿对甜味的反应。比如，特雷莎·R. 曼恩（Teresa R. Maone）和她的同事给刚出生的婴儿两种类型的奶嘴来吮吸：添加了糖分的明胶基奶嘴和标准乳胶奶嘴。婴儿吮吸含糖分的奶嘴时，会有微量的糖分（刚刚能够引起甜味的感觉）释放到婴儿的嘴里。结果表明，即便是嘴里从来没有尝过东西的早产儿也会更频繁、更用力地吮吸含糖分的奶嘴。这些发现提供了强有力的证据，证明甜味偏好是先天的，不依赖于对甜味食品或饮料的过去经验。

判断我们对甜味的偏好是否是天生的之另外一个类似的方法是，观察新生儿对甜味物质和其他物质反应时的面部表情。科学家雅各布·E. 施泰纳（Jacob E. Steiner）发现，当婴儿在接触到任何母乳或人工喂养之前尝到甜味溶液时，面部表情和成年人尝到甜味时的面部表情非常相似。（见图 5.3）甜味刺激引起了面部肌肉明显的放松，表现为"心满意足"的表情。这种面部表情通常伴随着浅浅的微笑，然后会迫切地舔嘴唇和贪婪地吮吸。这种舔吸动作几乎是"嗞嗞有声"地吮吸。由蔗糖刺激引起的面部表情被视频和图片观察者标记为欣赏、喜欢或享受的表达。

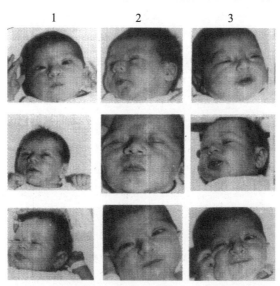

图 5.3　新生儿对甜味溶液做出反应的面部表情

注：刚出生和首次喂养时新生儿的典型面部表情：1. 休息时的表情；2. 对蒸馏水的反应；3. 对甜味溶液的反应。

来源：J. E. Steiner. Facial Expression of the Neonate Infant Indicating the Hedonics of Food-related Chemical Stimuli//J. M. Weiffenbach，Bethesda ed. Taste and Development. MD：U. S. Department of Health，Education，and Welfare，1977.

当我们把带甜味的物质放到大鼠的舌头上时，它们也会表现出满意的面部表情，并且不管是正常大鼠还是去掉大脑上半部分的大鼠都如此。正如施泰纳所说，这些对甜味的独特反应直接导致了甜味物质被放进嘴里，然后被吞到肚子里。看起来对甜味物质的接受和消耗在许多情况下是一种天生的反射，是无意识间发生的。

我们也可以看看人们第一次接触甜食的体验。有一些文档记载了缺少甜味食品和饮料（除了略有甜味的牛奶之外）的文化与经常消费甜味食品和饮料的文化打交道的事例。在这些案例里，没有一个之前不吃糖的文化会拒绝来自其他文化的含糖食品和饮料。阿拉斯加北部的因纽特人就是这种"糖适应"文化的例子。这些发现再一次表明对甜食的偏爱是天生的，和个人经验无关。

年龄和性别

让我们转换一下甜味偏好起源的调查视角，看一看随着年龄增长和性成熟，人们对甜味的偏好会发生什么变化。

有些人猜测，如果让婴儿过早地接触甜味，就会让他们在后续的成长过程中更加偏好甜食。在很多文化中，对甜味的早期体验是以被称作"哺乳前喂养"（prelacteal feeding）的方式来进行的，它指的是在喂奶之前给新生儿喂食的一种喂养方式。哺乳前喂养的食物通常包括糖和水，并且要比母乳和牛奶甜得多。哺乳前喂养是否会让人们在以后的生活中更偏爱甜食呢？我们知道喂过糖水的六个月大的婴儿要比没喂过糖水的六个月大的婴儿更偏爱糖水，但造成这个结果有很多原因。举个例子，也许被喂过糖水的六个月大的婴儿之所以更偏爱糖水仅仅是因为他们对这种味道更熟悉。

还有一些有用的信息来自朱迪思·J. 沃特曼（Judith J. Wurtman）和理查德·J. 沃特曼（Richard J. Wurtman）用大鼠做的一个实验。他们给日龄16天至30天的鼠崽喂食在营养上等价但含糖量不同的三种食物之一，其含糖量分别为0，12％，48％。在日龄为31天至63天之间，给这些大鼠同时提供这三种食物。在此期间，大鼠对糖分的消耗量与它们之前接触甜食的经验无关。因此，至少对大鼠来说，对甜味的早期接触似乎不会影响后续对甜食的偏爱。

让我们再考虑用另外一个方法来判断对甜味的偏好是否受到之前经验的影响。如果对甜味的先前接触真能增加对甜食的偏爱，那么你会发现人们对甜食的偏爱会随着年龄的增长而增加。然而，现实似乎恰恰相反。

很多研究发现，相比于年老者，年轻者更偏爱甜食。人类和大鼠都如此。目前尚不清楚这种变化是如何根据经验而变化的，还需要寻求更多的解释。虽然没有被证明，但有一个可能性是，年幼的动物对甜味的偏爱是因为这些动物处于生长阶段，因而对热量的需求量更大。大部分考察从年轻到年老年龄段对甜食偏好的研究都比较了人和大鼠在青春期之前和青春期之后的变化。因此，随着年龄的变化而产生的对甜食偏爱的变化可能与激素水平有关。如果这是真的，那么你可能希望找到男性和女性在甜食偏好上的差异。我敢肯定你听说过女人比男人更喜欢吃甜食的说法。事实证明，两者之间并没有明显的差异。在目前已有的研究中，有一些研究发现男性对甜味食品有着更加强烈的偏好，但另一些研究却发现女性更偏爱甜食。因为这些研究所采用的研究方法千差万别，所以很难说它们的结论是否相互矛盾。唯一确定的是，关于甜食偏好上的性别差异尚未得出一致的、明确的研究结论。

身体基础

让我们来了解消耗甜味食品和饮料的更多生理方面的因素，看看它们可能会告诉我们哪些有关甜味偏好的原因。

在前面一章里，我们提到了舌头具有探测甜味的特殊机制。实际上，我们现在知道，在甜味偏好上有好几个味觉受体受到基因决定因素的重要影响。此外，事实证明，包括人类在内的很多物种身上具有专门负责将味觉从舌头传递到大脑的鼓索神经，包含了更多对甜味极为敏感的味觉纤维。这些研究结果表明，相较于其他味道而言，甜味对身体更加重要。这又是一个支持甜味偏好具有重要遗传成分这一假设的证据。

但是，对甜味的早期接触仍然有可能永久性地增加鼓索神经对甜味的敏感性，从而也会造成鼓索神经中负责探测甜味的味觉纤维变得敏感度最高。在大鼠实验中，对某种气味的早期接触已被证明会增加对那种气味的神经反应。为了排除甜味知觉的这种可能性，需要设计实验来研究新生儿群体或者以前没有接触过甜味的老年人群体的鼓索神经的敏感性。

摄入甜味食品和饮料的另外一个生理问题也可以用来探索对甜味的偏好到底是主要取决于基因还是个人经验。有些人无法消化一种叫果糖的特殊糖类，果糖主要存在于水果和蜂蜜中。他们如果食用了果糖，可能会出现呕吐和抽搐的症状。这种症状被称为果糖不耐受。因为蔗糖（调味糖）的消化产物之一是果糖，所以果糖不耐受的人既不能吃调味糖，也不能吃水果。想象一下，只要吃一块曲奇饼干甚至一个苹果，你就会病得很严重。患有果糖不耐受的人慢慢学会了减少摄入蔗糖和果糖。然而，有一些果糖不耐受的人仍然会冒险坚持吃少量的蔗糖和果糖。显然，至少在一些案例里，尽管果糖不耐受会减少人们对甜味食品和饮料的摄入，但这并没有降低他们对甜味的喜爱程度。对甜味的先天偏好十分之强大，因而，即便品尝甜食会导致疾病，人们依然偏好摄取甜味的食品和饮料。

兄弟姐妹和其他亲属

现在让我们考虑直接检验一下基因对甜味偏好的贡献。

其中一种方法是尝试培育对甜味具有不同程度偏好的动物。目前已在大鼠中通过选择性繁殖培育出对甜味具有最大偏好和最小偏好的后代。结果表明，基因在大鼠对甜味的偏好中占据了一席之地。但是这个结果并不意味着基因在其他大鼠对甜味的偏好中必然发挥作用，也不意味着基因在人类对甜味的偏好中必然发挥作用。

评估人类基因对一些特质的贡献度的最传统方法是双生子研究。双生子研究对比异卵双生子的相似度和同卵双生子的相似度之间的差距。异卵双生子来自两个卵子，两个卵子各自与一个不同的精子结合。因此，异卵双生子有一半的基因是相同的，就像其他的兄弟姐妹一样。相反，同卵双生子则来自同一个卵子和精子，卵子在受孕之后很快分裂成两个发育中的胚胎。因此，同卵双生子具有相同的基因。这就意味着，如果一个特征有很大的基因成分，那么，你会看到同卵双生子在这个特征上的相似度要比异卵双生子的相似度更高。考察甜味偏好的双生子研究始终没有看到同卵双生子比异卵双生子在该特征上具有更高的相似度。但是，如果你据此就得出对甜味的偏好并不主要由基因决定，那么你的结论就下得太早了。

我们来看看劳伦斯·S. 格林（Lawrence S. Greene）、J. A. 德索尔（J. A. Desor）和欧文·马勒（Owen Maller）所做的研究。在这个研究中，同卵双生子和异卵双生子都对不同浓度的糖做了偏好排序的评分。正如我前面提到的，同卵双生子的评分并没有比异卵双生子的更加相似。但让我们看看这些评分本身。所有的双生子都倾向于给不同的糖打很近似的分数。我希望大家能够明白，如果每个人都给出了一样的评分，一些双生子组的评分不可能比另外一些双生子组更相似[1]。因此，格林和他的同事们在甜味偏好上没有发现同卵双生子比异卵双生子有更大的相似性并不意味着基因对甜味偏好没有什么作用。我们仍可以把格林和他的同事们的研究数据解释为每个人都能很容易地对甜味产生类似的偏好。但是，这种偏好客观存在的普遍性说明在甜味偏好上有一个强大的基因因素在起作用。

综合以上的内容来看，所有这些早期的证据都很支持基因对甜味偏好的强烈影响，这种偏好在人群中变化不大。

最近这些年，现有的证据变得更加明确了。举个例子，科学家能够识别与甜味敏感度及甜味食品和饮料的摄入频率有关的具体基因。毋庸置疑，我们的基因在我们对甜味食品和饮料的消耗上扮演了一个非常重要的角色。

一个普遍的、受基因影响的对甜味的强烈偏好实际上并不那么让人震惊。正如我之前提到的，甜味通常是可用热量的良好指标。因此，你会想到进化能产生一种强烈的、受基因影响的对甜味的偏好，而且这种偏好不会有太多的变化。这意味着你或者其他人都很难减少对甜味食品和饮料的偏好。

过去经验的作用

当然也有一些过去经验至少可以调整人们对甜味食品和饮料的偏好。我们将在下一章中对此进行详细的讨论。我们知道，在一般情况下，大鼠会学着去喜欢其他大鼠偏爱的食品，年幼的孩子也会学着去喜欢其他人（包括其他儿童和成人）所偏爱的食品。此外，我们知道，如果成年人把某种食品作为奖赏给予年幼儿童或者在给予某种食物的时候伴随着关注，那么孩子就会增加对这种食品的偏爱。这些影响难道不会部分地影响孩子们对甜味的偏好吗？你有多少次听到父母对孩子说，"如果你表现很好就可以得到一些糖果"？但是，过去的研究并没有专门针对甜味偏好的。我们不知道对大鼠或年幼儿童做此类操纵的经验是否可以改变其对甜味的偏好。有可能也会存在这种情况：由于我们对甜味的偏好太强，以至于没有任何事物可以让它变得更强了。

我们知道，当一个国家的经济发展时，糖的人均消费量会增加。这个可以作

---

① 译注：即有可能遇到了天花板效应，或者这种评分的"区分效度"比较低。

为我们的环境对甜味偏好产生影响的明确证据。但是，这种对糖的消费量的增加可能并不是由对糖的偏好的增加引起的。当一个国家经济发展的时候，更多的人能买得起含糖量很高的食品和饮料，这些食品和饮料就可能更多地被消费。但这种消费量的变化和这个国家有多少人真正喜欢甜的食品和饮料之间并没有什么关系。

一些科学家认为，经验对甜味偏好的最大影响不是对甜味本身的偏好，而在于我们更喜欢哪些特定的食物被做成甜的。我们成年人可能不喜欢把糖包裹到我们做的炖肉上或者煎鸡蛋上，但是我们会喜欢吃冰激凌或蛋糕。我们的烹饪经验在不同的文化中存在很大差异，这决定了我们期望哪种食物是甜的。举个例子，在美国，巧克力通常是甜的，但在传统的墨西哥菜中却并非如此。作为成年人，我们会通过我们对常见甜味食品的偏好来表现我们对甜味的偏好。

在我儿子还小的时候，我非常努力地限制他接触甜味食品和饮料以降低他对甜食的偏好。基本上从他出生开始，我就试着让他远离甜食和饮料，甚至当我们出去玩的时候，我都尽可能地一直保持这么做。直到他长大了，他才弄明白什么是曲奇饼干、冰激凌、蛋糕、糖果和苏打水。我从未让他尝过这些食品和饮料，而且我也从未向他提过这些。我一直不明白为什么很多父母经常外出给他们的孩子买这些食品和饮料，尤其是当孩子年龄小到甚至连这些是什么都不知道的时候。虽然孩子可能吃得很开心，但结果却危害了他们的健康。要是父母能通过陪孩子玩来让孩子开心，那不是更好吗？

再来看看我儿子的情况。在家里限制他接触饮料中的苏打水并不是什么问题，因为我丈夫和我都不喜欢苏打水，因此我们从不会把它带回家。但是，我喜欢吃曲奇饼干、冰激凌、蛋糕和糖果，并且会允许自己偶尔吃一两样解解馋。比如，我经常会在家里放一盒曲奇饼干并且通常会在晚餐之后吃一些。在我儿子两岁的时候，他开始注意到我会在晚餐之后吃东西，而他却没有。他会看着我从橱柜里拿出曲奇饼干吃。他一学会怎么问问题就开始问我在吃什么。"棕色的东西。"我说。"哦。"他回答道。这个法子用了一两年，直到《芝麻街》和曲奇怪兽节目出现，他终于知道我所吃的棕色东西还有另外一个名字。然后我就开始把它们藏到一个很高的架子上，只在我认为他没在看的情况下拿几块来吃。不幸的是，在接下来的几年里，他长得比我还高，变得更加好奇了。后来他决定要吃任何我吃过的甜食，并且他自己口袋里揣着钱开车去纽约市买甜食吃。现在距离我限制他接触甜食的日子已经有好一阵子了，他对甜食的喜爱和其他人没什么两样。这个宏伟的实验就这样结束了！

喜好咸味

就像对甜味的偏好一样，对咸味的偏好也非常强烈和普遍。除了新生儿之外，所有的人类，以及很多其他物种，都偏爱食盐。更夸张的是，包括人类在内的所有动物一旦品尝了咸味就会对食盐产生强烈的偏好。新生儿似乎无法探测到盐的味道，有可能是因为对食盐的味觉机制尚未成熟。然而，在 4 个月大之后，事情就完全不同了，正如其他年长的人和物种一样，这些婴儿对盐水而不是淡水表现出更多的偏好。

大部分物种在自然选择过程中进化出了对盐分的先天偏好，这一点并不奇怪。就像热量一样，盐分对身体机能的正常运转是必不可少的，不论是人类还是很多其他物种均如此。很多身体的机能都依赖于盐分的存在，甚至是依赖于特定浓度的盐分。举个例子，血液中的盐分必须维持在一个特定的水平。但是，我们通过出汗和肾脏活动会不断地流失少量的盐分。如果一个人停止摄入盐分，那么其身体会排出水分来保证血液中的盐浓度维持在最佳水平，而这个人最终会死于脱水。

盐在野外并不容易获得。在工业化之前，人们有时很难获得充足的盐。为了获得充足的盐，很多物种都必须不断地寻找盐。在这样的情况下，天生的对盐的偏好就显得极为有用了。在接下来的章节中，我们将考虑使用更多的直接证据来证明对盐的偏好来自基因遗传因素。

真正需要盐的时候

已有大量研究关注了包括人类在内的动物在被剥夺盐分的时候会如何表现。结果证明：在这样的情况下，对盐的偏好会增加。（参见趣味事实＃5）你可以回想第 4 章里所提到的，通常人们在饥饿的时候味觉的敏感度会提升。在盐分被剥夺的情况下，有一个因素可能会导致咸味偏好的增加，这个因素就是血管紧缩素的释放。你之前在本书中已了解到血管紧缩素的释放会在极度缺水的情况下发生，并且会引起饮水行为增加等一系列活动。回顾一下，当一个动物被剥夺盐分的时候，动物机体会排出水分来尝试维持动物血液中的最佳盐浓度水平。这实际上是剥夺了动物足够的水分，因此会导致血管紧缩素的释放。血管紧缩素增加了对盐分的偏好，这可能完全是一种自动化的生理过程，和动物的过去经验无关。

 趣味事实#5

你有没有想过，为什么一年中的某些时候，你经常会看到小动物躺在乡村公路的边上——不知是死是活？举个例子，夏季出现在纽约州卡茨基尔山路边的豪猪似乎是因为需要盐分。这些豪猪必须使体内的化学物质钾和钠（调味盐的一种成分）比例大致相等，以便维持健康。但是，卡茨基尔山夏季的植物里所含的钾和钠比例通常至少是300∶1。当豪猪把多余的钾排出体外的时候，它也会排出钠，那么豪猪就不能在体内维持足够的钠。因此，豪猪需要找到只含钠而不含钾的盐分来源。此类来源有两个：一个是上个冬天留在公路两边的盐分，另一个是谷仓边木头里的盐分。对豪猪而言，在这两个地方中的任何一处寻找盐分都是极其危险的，因为一种情况是它们可能会被来往的汽车碾压，另一种情况是它们可能被愤怒的农民射杀。尽管如此，大部分豪猪依然被对钠的渴求驱使着来到人类的居住地。

心理学家罗伯特·J. 孔特雷拉斯（Robert J. Contreras）和马里恩·弗兰克（Marion Frank）做了一个实验，研究动物在盐分被剥夺的时候对盐的偏好增加的另外一个原因。研究人员首先对大鼠进行10天的盐分剥夺，从而使大鼠对盐的偏好增加。接着他们测量了鼓索神经的各种味觉神经纤维对不同浓度的盐的反应。结果发现，虽然引起神经反应所需要的盐的最低浓度没有发生变化，但是要使得神经反应的强度与被剥夺之前一样，则需要增加盐的浓度。同样，大脑里的神经元在盐分被剥夺之后对盐存在的反应要弱很多。这两个研究均表明，在剥夺盐分之后，大鼠对盐的感知阈限提高，因此会更喜欢相对来说盐浓度更高的食物。重申一下，这些对盐分偏好增加的机制似乎完全依赖于自动化的生理过程，而与动物的过去经验无关。

生理状态对盐分偏好产生影响的证据也可以在人的身上看到。1940年，L. 威尔金斯（L. Wilkins）和C. P. 里克特（C. P. Richter）发表了一封写给他们的信，这封信来自一个小男孩的父母，这个小男孩因为肾上腺肿瘤而对盐有特殊的嗜好。

　　在一岁左右的时候，他开始把咸饼干上所有的盐巴都舔掉，并总是想要个不停。那时候他还不会说话，但是他想要某样东西的时候会发出特定的声音让我们明白他要什么。……他开始咀嚼咸味饼干；但是他只是嚼它们，直到把上面的盐都吃完，然后他会把饼干都吐出来。他吃培根的时候也这样，他只咀嚼但不会把嚼碎的培根吞下去。……为了找到一种让他喜欢到能嚼碎咽到肚子里的食物，我们几乎给他尝遍了所有东西。终于，在他快 18 个月大的时候，有一天吃晚饭，我们从放盐的调味瓶里倒了一些盐到食物上，他也想要一些。我们给了他几粒盐让他尝尝，以为他不会喜欢；但他吃完了，并向我们要更多……他只经过这一次就立刻明白了调味瓶里面放的是什么东西。几天以后，当我喂他吃中午饭时，他因为某个东西不在餐桌上而不停地哭并不停地指着橱柜。我没想到是盐，因此我把他抱到橱柜前面看他到底会做些什么。他拿到了盐瓶。他把盐瓶里的盐倒了一些出来，并把他的手指放到里面蘸着吃。从此之后他再也不愿意吃任何不加盐的食物了。我故意把盐从餐桌上拿走，甚至故意在他面前把它藏起来，直到我问了医生关于盐的事情。……当我问医生的时候，医生说："让他吃吧，对他没什么危害。"因此我们就把盐给他了，并不再阻拦。……如果没有盐，他就不愿意吃早饭。他会一直哭着要盐，就像缺了它不行一样。……在 18 个月的时候他刚开始会说一些词，盐是他最先学会的。我们发现，几乎所有他喜欢的食物都很咸，比如咸饼干、椒盐脆饼、薯条、橄榄、泡菜、新鲜的鱼、盐腌鲭鱼、脆咸肉以及大部分我加了更多盐的食品和蔬菜。

不幸的是，这个男孩在一家医院去世了，原因是这家医院的饮食里没有给他提供他渴望的以及他身体需要的盐分。

在一些特殊情况下，身体的需求可能会增加对盐分的偏好。举个例子，就像我们在研究甜味时发现的那样，9～15 岁的孩子比成年人更偏爱咸味的液体。我们可以推测，跟之前提到的甜味的情况一样，这些研究结果与人类的进化史有关。在这段历史中，如果正在生长发育中的年轻人对盐分有更强烈的需要，那么说明对盐分有更大偏好的一些自动机制可能会增加他们存活的概率，并因此更有可能传递给后代。

在另外一些特殊情况下，生活在内盖夫（Negev）沙漠中的传统贝都因（Bedouin）妇女会比生活在其他地区的妇女（包括城市贝都因妇女）多消耗 50% 以上的盐①。这种对盐分的偏好大概是因为这些传统贝都因妇女在沙漠中对盐的需求量

---

① 译注：贝都因人是一个居无定所的阿拉伯游牧民族。

74

增加了。

最近有研究探讨运动和盐分偏好之间的关系，我觉得特别有趣。我是一个热衷体育锻炼的人，并且在运动的时候会出很多汗。我一直想知道盐分的损失是否会影响我对盐的偏好。心理学家 M. 莱谢姆（M. Leshem）、A. 阿布特布尔（A. Abutbul）和 R. 埃隆（R. Eilon）发现，相比于没有进行体育锻炼的学生，在锻炼后 1 小时，锻炼了的学生更喜爱盐分浓度高的番茄汤。这些学生被允许在汤里加任意他们想要的盐分，锻炼者会比那些未锻炼者多加 50% 的盐分。事实上，即便是在锻炼后 12 小时，锻炼者也会比未锻炼者偏爱盐分浓度更高的汤。此外，随着经验的积累，人们学会了在锻炼时喝咸味饮料。看起来，不仅仅是其他物种，人类在身体的盐分流失时也很善于找到方法来补充额外的盐分。

多少算过量？

人类和其他动物不仅会在盐分剥夺的时候摄入盐分，也会在完全没必要的时候摄入盐分。就像甜味食品的情况一样，和人类一开始进化的时候相比，现在我们能更容易、更廉价地获取咸味的食品。结果，对咸味的偏好导致对盐分的摄入大大超出了身体的需要——美国成年人平均每天至少摄入 3 450 毫克钠，而它的每日推荐摄入量则是少于 2 300 毫克。摄入过量的盐会导致高血压，虽然关于如何应对这一问题还存在争议。

不管你怎么看待这一争议，关于是否有可能调整人们对咸味的偏好从而让他们少吃一些盐这一问题已经引起了很大的研究兴趣。多年以来我们知道，就像对甜味的偏好一样，孩子们在 2 岁以后开始认识到哪些食物应该是咸的，并拒绝吃那些含盐量不符合习惯的食物。但是成年人对食物中含盐量的偏好可以被改变吗？

实际上，与甜味的研究结果相反，有一些证据表明对咸味的偏好可以直接被调整。一只缺盐（salt-deficient）的大鼠如果近期与那些没有被剥夺盐分的大鼠进行互动，那么它会较少地摄入含盐量高的食物。换句话说，社会互动会影响大鼠对咸味食物的偏好。

咸味偏好在成年人群体中也可以被改变。如果人们连续几周摄入低盐饮食，他们就会开始喜欢少盐的食物。同样，习惯低盐饮食的男性和女性在吞下了食盐片剂后会在未加盐的番茄汁里加入较少的盐。其他改变咸味偏好的证据似乎都与最近摄入低或高盐量的经验有关。举个例子，如果人们先吃午餐，紧接着马上喝蔬菜汤，那么，如果午餐吃的是高盐食物（奶酪三明治加高盐鸡肉面汤）而不是低盐食物（低盐鸡肉三明治和低盐鸡肉面汤），则他们会更爱喝盐浓度较低的汤。因此，好几个研究都已表明过去经验可以调整人们对咸味的偏好。这一点不同于甜味偏好，你也许可以降低你对咸味的偏好。

如果我们在商店里买的食品的含盐量更低一些，则无疑有助于我们减少盐的摄入。然而，你可能会很吃惊地了解到，我们摄入盐的最大来源之一是面包，并且一片比萨饼里所含的钠就超过我们一整天应该摄入的量。你可能不知道很多食品制造商一直在努力地减少他们产品中的盐含量，但是消费者们并不喜欢，因此也不愿意购买这些低盐食品。这样看来，如果我们希望减少盐分摄入，就需要在减少对咸味的偏好的同时也降低盐在食品中的含量，这样双管齐下才能成功。

除了母乳之外

奶中含有钙质，对形成和保持强健的骨骼至关重要。几乎每一个新生儿都会贪婪地喝奶，这一点毫不奇怪，因为奶中含有一种糖类——乳糖。然而，对成年人来说并非总如此。有一些群体，比如北欧人，会喝很多牛奶，也会食用大量的乳制品，比如奶酪；其他群体，比如中国人，既不怎么喝牛奶也不怎么吃奶制品。

原来，这些群体的人不仅在喝牛奶的量上存在差异，在乳糖不耐受（lactose intolerance）方面也不同。乳糖不耐受指的是无法消化奶中的糖类。一个人是否存在乳糖不耐受取决于他或她身体里是否有足够的乳糖酶。乳糖酶是一种可以在消化过程中分解乳糖的化学物质。没有乳糖酶的人喝奶时，会产生腹泻和胀气的症状。但是，乳糖不耐受的人通常也能够摄入一些奶。

很多成年人患有乳糖不耐受，包括很多生活在美国的群体。（见图5.4）事实上，在一岁半至三岁这个年龄段，世界上的许多人都无法产生乳糖酶，这是所有物种的成年个体所共存的问题。这意味着你不应该给你的猫喝牛奶。能消化奶的男性和女性在动物王国里是个例外，这就提出了一个问题，即这样的人为什么会存在。

有一种可能性是，如果你从出生之后一直喝奶，你的身体就会在过了幼儿期之后适应并不断地产生乳糖酶。除了人类没有其他物种是这样的，因为在其他物种中, 年幼的动物会因为更小的弟妹的出现而断奶。但是人类千百年来一直饲养牛和羊, 因此可以持续地喝奶直到成年而不必担心危害到年幼弟妹的营养。如果这种对成人乳糖不耐受的解释是正确的, 那么你可以预测, 假如给乳糖不耐受的成年人喝一段时间牛奶, 他/她就可以相应地开始产生乳糖酶并能更好地消化牛奶。但是, 这样的做法所引起的乳糖酶活性的增加, 就算是有的话, 也是非常少的。

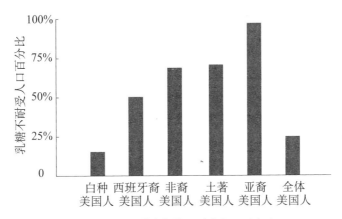

图 5.4　不同群体乳糖不耐受人口百分比

来源: D. France. Groups Debate Role of Milk in Building a Better Pyramid. The New York Times, 1999 - 06 - 29: 7.

因此, 我们必须寻找其他的证据来解释成年人的乳糖耐受性。考虑到这一章的标题, 当你发现关于乳糖耐受性的解释存在于基因里时你就不会感到惊讶了。一个人在成年的时候是否能够产生乳糖酶主要是由基因决定的。但是为什么只有人类进化出了这种能力, 而其他物种却没有呢?

现在我们认为, 人类最早开始驯养牛是为了吃它们的肉, 让它们帮忙干活。在食物短缺的时期, 能够从牛身上获取牛奶的人要比其他人更有可能生存和繁殖。这样的话, 乳糖耐受的人在人口占比中就越来越大。这个进化过程更容易发生在远离赤道生活的人群中。离赤道越远, 云层覆盖越多, 阳光就越少。人类的皮肤受太阳照射后会合成维生素 D, 它是一种有助于人体对钙质吸收的维生素。远离赤道生活的人群因为受阳光照射的时间少, 所以体内无法合成较多维生素 D。由于乳糖酶对乳糖的消化也有助于钙质的吸收, 因而伴随乳糖酶的产生而消耗的乳糖对远离赤道生活的成年人来说是很重要的。

想要再一次提醒大家，虽然乳糖不耐受会导致一些男性和女性不能喝牛奶，但是这并不一定意味着这些人不喜欢牛奶。如果有一种神奇的药丸能够避免腹泻和胀气（实际上，这样的药丸确实存在），而没有其他不良反应，那么乳糖不耐受人群中的很多人可能会喝牛奶。我们这里又有了一个例子来说明基因看起来会影响我们摄入一种食物或饮料的频率，而不是对这种食物或饮料实际的喜好产生影响。

基因带来的麻烦和其他

其他领域的研究也涉及了基因对食物偏好的重要作用。首先，我们可以回顾上一章提到的，尝到极低浓度的苯硫脲（PTC）和6-N-丙硫氧嘧啶（PROP）的能力是由基因决定的。而且，你也知道，PTC/PROP超级味觉敏感者会比其他人更容易尝到食物中的苦味，因此他们不喜欢类似糖精、咖啡因、啤酒、葡萄柚汁以及深绿色蔬菜这样的食物。

近年来，科学家们已经能够把PTC/PROP超级味觉敏感——包括相应的特定味觉感受器和基因序列——与跟食物偏好有关的很多其他方面联系起来。超级味觉敏感者对几乎所有包含甲状腺毒素（thyroid toxin）的蔬菜都有较低的偏好。此类蔬菜包括豆瓣菜、芥菜、大头菜、西兰花、芜菁甘蓝以及山葵。此外，我们现在知道超级味觉敏感者与对盐的更大偏好和更多摄入有关。当你把这个信息与面包是我们饮食中最大的盐分来源以及我作为超级味觉敏感者的PTC/PROP状态整合到一起时，你就一点都不会感到奇怪，为什么我终身都对面包以及类似的食品有那么大的偏好（我小时候会坐着吃一大堆咸味或牡蛎味的苏打饼干）。在逾越节，即便是最小的一撮山葵也让我难以下咽，并且我对前面列表里的每一种蔬菜都极为不喜欢。对我来说，沙拉里放的是菊苣还是生菜也就根本无所谓了。当科学家们用基因遗传基础来解释你的一些看似奇怪的行为时，是非常精彩的。

在我们留下有关苦味知觉的证据之前，先来看看图5.5中婴儿的图片。这些图片显示了当婴儿品尝到苦味时，他们脸上的表情会变成什么样。其面部表情如下所述：

苦味液体的刺激会导致典型的嘴巴呈拱形张开，上嘴唇隆起，嘴角下弯，舌头平伸。这种表情主要展现在脸部的嘴巴区域以及……通常会伴随吐口水甚至是呕吐的预备动作。

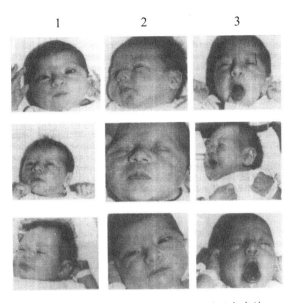

图 5.5　新生儿摄入苦味液体之后的面部表情

注：1. 休息时的面部表情；2. 对蒸馏水的反应；3. 对苦味液体的反应。

来源：J. E. Steiner. Facial Expressions of the Neonate Infant Indicating the Hedonics of Food-Related Chemical Stimuli//J. M. Weiffenbachm. Taste and Development. Bethesda，MD：U. S. Department of Health，Education，and Welfare，1977.

　　当成年人看到婴儿做出这个表情时，他们会把它表述为排斥反应。这种面部表情类似于给大鼠品尝它们所厌恶的东西时它们做出的排斥反应。这一信息，连同品尝甜味时的面部反应，表明动物和人有两个不同的先天味觉反应系统：接受系统和排斥系统。这两个系统显然普遍存在于至少两个物种（人类和大鼠）中，并且有可能在其他物种中也存在，而且它们似乎是在基因层面和特定的口味相关联——接受系统和甜味有关，排斥系统和苦味有关。这两个系统有助于没有味觉经验的新生儿或者动物在面临新食物时能够摄取富含热量的物质而不会摄入可能有毒的物质。

　　关于基因对食物偏好的影响的证据还在不断地累积，一个相对较新的研究领域是对酸味食品和饮料的偏好。

　　科学家欧蒂·托恩沃尔（Outi Törnwall）和她的同事比较了同卵双生子和异卵双生子对于酸味的偏好。实验参与者们饮用了因为添加了柠檬酸而具有不同酸味强度的橙汁并且对它们做了评分，同时他们也（通过调查问卷）就自己对 21 种不同酸度的食物的喜好程度做了评分。这21种食物包括诸如柠檬、香蕉、原味酸奶和甜味酸奶等。对于橙汁品尝和食物酸度偏好调查问卷而言，同卵双生子回答的相似程度都要超过异卵双生子的，并且这种在同卵双生子身上发现的更大的相似性有着显著的遗传组分（genetic component）。基于对酸度的偏好可能跟一个人选择食用水果的数量密切相关，以及水果的消耗量对于健康程度有着很大影响，托恩沃尔和她的同事们的发现能够帮助我们理解健康饮食行为的结果，以及如何养成更健康的饮食习惯。

最后，我希望跟大家谈谈被称为"寻求刺激"（sensation seeking）的人格特质，以及它跟食物偏好之间的关系。心理学家马文·祖克曼（Marvin Zuckerman）是研究寻求刺激特质的先驱人物，他把寻求刺激说成是一种寻找新鲜的或者异乎寻常的体验的倾向。一个人寻求新奇的程度可以通过让这个人从两个陈述之中进行选择的方法来测量："我喜欢'野性'的百无禁忌的派对"以及"我喜欢有高质量对话的安静的聚会"。

好几项研究都发现寻求刺激与对食物的某些偏好之间有紧密的联系。迈克尔·E. 史密斯（Michael E. Smith）和我发现那些寻求刺激得分较高的人倾向于报告说自己更喜欢辛辣食物，而寻求刺激得分较低的人说自己更偏好味道柔和以及甜味的食物。我们同时还发现，寻求刺激得分较高的人更有可能喜欢酒精饮品、贝壳类食物以及那些可能导致疾病的东西；而寻求刺激得分较低的人更多选择面包和玉米，也就是那些很少跟生病相联系的食物。

在寻求刺激和某些食物偏好之间有非常多的关联，两者之间很可能有着共同的基础。此外，基于那些用同卵双生子和异卵双生子来检验寻求刺激和食物偏好的研究，祖克曼认为寻求刺激也有着遗传组分的因素。祖克曼的研究开拓了一个新的可能性，即一个人是否喜爱重口味的食物可能受基因的影响。

你肯定记得我是前面一章所提及的那个"烹饪小组"的成员。在一次会议里，我给参会的人都发了一个寻求刺激调查问卷。我的得分在这个群组里面是最低的，所有其他人（这些会把任何东西都吞进肚子里的人）的得分几乎是高得不能再高了。现在看起来至少有两个与基因相关的因素促成了我对食物的过分挑剔：我是一个PTC/PROP超级味觉敏感者，同时我的寻求刺激的得分低得惊人。真的是祸不单行。

结论

我们一路进化而来，走进今天的世界，只要我们能消化，吃甜味和富含盐分的东西似乎总是对我们有好处，就像喝牛奶一样。因而，如果人们能够不经过任何的学习过程，在第一次遇到这些食物的时候就对它们"一见钟情"，那肯定对生存有诸多好处。在这样的前提下，如果基因里有对这些食物的偏好的强烈影响，那么生存的概率显然要高出很多。但是，在我们今天生活的世界里，这些东西都是过度供给的。尽管我们实在应该远离它们，但广告宣传商们却始终不遗余力地让我们更多地购买和食用这些玩意儿。甚至连我们学校里的自动贩卖机都被那些高糖、高盐分或者高热量的食品垄断了，而且里面添加糖分的高甜度饮料的数量是零卡路里饮料的两倍。时至今日，我们的基因倾向反而会让我们陷入重重危机之中。不幸的是，即便食物的偏好和厌恶是可以通过经验来改变的，但这并不意味着这种改变能让我们的饮食非常合理，就像你将会在下一章里看到的那样。

⑥ 甲之蜜糖，乙之砒霜

经验有多重要！

除了性以外，我们人类没有任何其他行为会像饮食那样为个人想法所左右。尤其令人震惊的是，食物跟宗教纠缠不清，里面既包含了信仰又关联着社交。

——西德尼·W. 明茨（Sidney W. Mintz，1996）

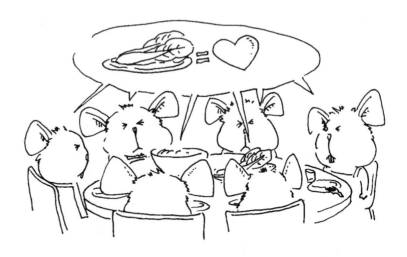

前一章的内容可能让你确信了你喜欢或不喜欢吃什么都有一个强大的基因基础，但是这绝对不是事实的全部。人们喜欢吃的东西千差万别，而这显然并不是以基因为基础的。就拿食虫性（entomophagy，食用昆虫）这一行为来说，很多昆虫都具有丰富的营养价值并且被广泛食用。举个例子，一个人只要吃100克毛毛虫就可以获得每天推荐摄入的蛋白质、铁元素和维生素了。许多不同种类的昆虫会出现在墨西哥、柬埔寨等一些国家的菜单上。在美国，政府以官方的形式批准食用昆虫，食品和药物管理局（FDA）允许每100克花生酱中含有多达30种昆虫成分。然而，不管从哪里移民而来，在美国，大多数人都觉得食用昆虫很恶心。为什么在饮食偏好上有如此巨大的差异呢？这些在饮食偏好上的差异可以帮助我们和其他动物更好地存活吗？

假设你必须生活在荒郊野外并且远离任何文明发展出来的便利条件（这也恰恰是人类演化过程中所面临的生存条件），想想看，你可以有多少食物选择的余地。可能会有很多不同种类的植物和动物让你不假思索地塞进嘴里吞下肚子。哪种味道好，哪种味道差？哪种会让你健康，哪种会让你生病？食物进行怎样的组合才能给你所需要的营养？而且要是你从空旷的草原上迁移到阴凉的森林里，你能够获得的食物种类会发生翻天覆地的变化。在这个全新环境中，你又如何决定吃什么东西呢？

每个人在刚刚出生的时候，都只能喝奶。但是通常等到一个孩子能走路时，这个孩子就能吃各种各样的食物了。年幼的孩子和其他动物的幼崽是如何学会当父母不在身边的时候应该吃什么东西的呢？

对于像我们这样的杂食动物来说，我们的基因无法对我们所有的饮食偏好预先编制程序，因为选择太多，选择的变数也太大。无论如何，杂食者不得不学会区分哪些食物可以吃哪些食物不可以吃，并且要竭尽所能地以最快和最有效率的方式来判断，还得反复学习。因为有毒的植物和动物不计其数，一旦吃错了东西，你就会一命呜呼。

万幸的是，我们和其他杂食动物能够在千变万化的环境中很好地判断什么东西可以吃什么东西不可以吃。在实验室研究中，心理学家保罗·罗津发现硫胺素（维生素 B1）缺乏的大鼠更偏爱摄入含有硫胺素的食物。在一项名为"自助餐实验"（cafeteria experiments）的经典研究中，心理学家库尔特·P. 里克特（Curt P. Richter）发现，如果给大鼠宽泛的营养物质选择，比如砂糖、橄榄油、鱼肝油以及面包酵母等，它们很善于从中选出所有需要的营养元素。

那么人类呢？我们的偏好也可以让我们摄入平衡的膳食吗？如果你抚养过孩子，有些有经验的人可能已经告诉过你，在某些时候你不用担心孩子的挑食问题，因为在一定的时间段里孩子会选择他们需要的东西来吃。我的父母确信，只要他们给我补充维生素片，我就会没事。很多人，包括一些儿科医生在内都相信这一点，原因在于内科医生克拉拉·M. 戴维斯（Clara M. Davis）在 20 世纪 20 年代和 30 年代做的一个非常著名的研究。戴维斯的研究中包含了 15 名年龄在 6 个月到 11 个月的健康婴儿，他们在实验开始的时候除了喝奶之外没有吃过其他任何食物。所有的婴儿从 6 个月开始到 4 岁半的时间里一直在这个医院里参与这个实验（这样的实验现在已经不被允许了）。每到吃饭时间，护士就会给每个孩子一个托盘，上面放着各种各样的食物，比如不同种类的肉、麦片、鸡蛋、牛奶、水果和蔬菜。护士会给孩子吃任何他所指的食物。孩子们有时候吃起来会没有节制，即他们会长时间大量地食用某一种食物，但是这样的行为最终会停止。从长期来看，这些孩子都摄入了相当均衡的膳食并且成长得都不错。

如此看来，父母就可以放任不管，让孩子们自己选择想吃的东西了，对吗？遗憾的是，事情并没有那么简单。戴维斯的实验有两个主要问题。首先，虽然并没有刻意让护士这么做，但有可能给婴儿们食物的护士会无意识地甚至是有意识地影响婴儿们的选择。假设你照顾的宝宝一天连续五顿只吃甜菜，你可以无视这种情况并且不催着宝宝吃其他东西吗？

其次，婴儿能接触到的最甜的东西是牛奶和水果，而且，毫无悬念，这些食物是最经常被婴儿选择的。这些婴儿表现出了前面章节里提到的偏爱甜食的迹象。幸运的是，他们可以选的最甜的东西是牛奶和水果，它们都非常有营养。如果把糖果和苏打水也作为实验的可选项的话，那么戴维斯的实验被试似乎就没办法选择具有同等营养价值的其他饮食了。

这就意味着，除非你把没有营养的食品从你孩子周围移开，否则你就不能指望孩子自己去选择营养丰富的饮食。作为家长，我可以向你证明想要为你的孩子提供一个充满健康食品的环境有多么困难。一旦开始走亲访友，我的儿子（现在已经28岁了）就会不断地得到糖果、苏打水、薯片以及其他很美味但毫无营养的食品，这样的食品在我们的文化中似乎被认为是可以毫无顾忌地为孩子提供的。这个情况就给我丈夫和我三种选择：（1）给这些父母打电话并礼貌地要求他们改变行为方式（你认为这样的电话获得对方热情回应的可能性有多大呢？）；（2）告诉我们的儿子他不可以去那些会吃到不健康食物的地方，从而把他和几乎所有人隔绝；（3）试着教我们的儿子哪些食物他应该吃，然后默默忍耐这样的饮食环境。你可以猜到我们选择了哪一种。

尽管在大多数情况下，人们就像大鼠那样，会选择营养均衡的膳食，但是我们仍然需要知道它们是怎么做到的，以及我们饮食偏好中的巨大差异受到哪些因素的影响。我们的经验如何影响这些偏好？为什么有些人学会了吃昆虫而其他人却做不到？如果我们知道了这些问题的答案，也许我们就可以帮助孩子们吃得更加健康。本章接下来的部分将为你介绍科学家们了解到的经验对饮食偏好影响效果的一些亮点。

实践出真知：对特殊食物的经验

与某种特殊食物接触的经验可以通过很多方式增加或减少你对该食物的偏好。

至少在人类进化的世界里，大部分这些饮食偏好的变化有助于人类存活。

食物的熟悉度

在一次晚宴上，主人端给你一盘看起来应该是食物的东西，但是盘子里的所有东西你都不知道是什么。上面有一大堆绿色的黏糊糊的东西和一些紫色的小棍子形状的东西，旁边还有一堆橙色的卵状物。很可能你不会对享用这样的晚餐有多大兴致。这种感觉就好像大学生把食堂某些菜肴称为"神秘之肉"时的感觉一样。我们不太会去喜欢或者食用那些我们不熟悉的食物，这也并非我们人类所独有的。一般而言，人类和其他动物对新鲜事物都有一种恐惧，这在科学文献里被称为"新奇恐惧症"（neophobia）。通常我们更偏爱熟悉的食物和环境。

有一些人比其他人具有更严重的新奇恐惧倾向。具有新奇恐惧倾向的人会避免尝试新的食物，如果劝说他们吃这些食物，他们对这些食物的评价会低于新奇爱好者（喜欢尝试新鲜事物的人，包括新的食物）的评价。

一个人的新奇恐惧程度似乎与基因有关，个体的这种倾向从他或她还是一个蹒跚学步的孩童开始一直到至少成年早期都相当一致。既然如此，如果我们仅仅是偏好熟悉的食物而害怕新食物，那么只要简单地增加一个人对新食物的接触应该就可以增加这个人对这种食物的偏好。很多实验都表明确实如此。举个例子，心理学家帕特里夏·普利纳（Patricia Pliner）让男大学生品尝了 0～20 种口味的新奇水果汁，比如番石榴汁、芒果汁、刺果番荔枝汁。经常可以喝到的果汁获得了更高的偏爱分数。另一个例子是，心理学家利恩·L. 伯奇及其同事不断地让 2～5 岁的孩子看一些水果，然后让他们既看又品尝另外一些水果。他们看到或品尝的所有水果对他们而言都是新奇水果，比如猕猴桃、木瓜、荔枝和桃椰。结果发现，孩子看到某种水果的次数越多，对这种水果外形的偏好程度就越高。但是只有当孩子品尝过某种水果的味道后，才有可能增加对这种水果口味的偏好。因此，伯奇及其同事得出一个结论：为了增加对某种食物的偏好，品尝这种食物的实际味道是必不可少的。

如果熟悉度可以增加对某种食物的偏好，那么为什么我们没有日复一日、年复一年地吃某一种食物，比如只喜欢吃香蕉呢？因为这不是一种具有适应性的行为，几乎没有一种天然食物能包含一个成年人需要的所有营养物质。值得庆幸的是，当我们吃了某种食物之后，对这种特定食物的偏好度会有一个短暂的下降。

这种特定感官饱足（sensory specific satiety）现象的出现似乎取决于食物是否被咽下，而不是被咀嚼。换句话说，仅仅是接触一种食物的外形、味道和质地似乎可以降低对这种食物暂时的、短期的偏好，却会增加对这种食物的长期偏好。

很多与饮食偏好有关的实验都证明了这一现象。在心理学家大卫·J. 斯唐（David J. Stang）的实验中，女性实验参与者被要求重复品尝 15 种调味料，包括辣椒粉、芥末、丁香和马郁兰。对这些调味料的偏好评价分数随着重复品尝的次数而降低，但是一旦停止品尝，一周后评价分数就恢复到原来的水平了。在另外一个研究中，心理学家芭芭拉·J. 罗尔斯（Barbara J. Rolls）及其同事发现，相比只有一种馅料的三明治，女性实习护士会摄入更多包含四种馅料（奶酪、鸡蛋、火腿和番茄）的三明治。

人类和其他动物偏爱熟悉食物的这种倾向与回避近期摄入食物的倾向并存。对于像我们这样的杂食动物来说，这种策略的组合是非常有帮助的，确保我们能够食用各种各样熟悉的食物，摄入各种各样的营养物质。就饮食偏好而言，熟悉度似乎会让我们对某些食物产生一些厌倦，而担心营养匮乏却又让我们内心对这些食物萌生些许渴望。

它对身体有益而且对你有好处！

在本章开头你已经了解到大鼠，有时候甚至也包括人类，相当擅长选择含有身体所需营养素的食物。事实上，动物世界里有很多物种都可以做到这一点，包括甲壳虫和蜘蛛。当动物需要某一种特定营养素而表现出对含有那种营养素的食物的偏好，这种现象被称为特异性饥饿（specific hunger）。（参见趣味事实♯6）研究人员对于什么原因会导致特异性饥饿有一些很棒的想法。

趣味事实♯6

有一种特异性饥饿尤其受到内科医生的关注。一些儿童和孕妇会反复摄入不含营养素的物质，比如油漆、塑料和泥土。由于对这些食物的渴望往往会出现在需要大量营养素的人们身上，因而有人认为，至少有一部分这样的渴望表达的是对矿物质的特异性饥饿，比如铁元素。

在本章开头描述的罗津用硫胺素缺乏的大鼠所做的实验，可以给我们一些启发。大鼠会把它们餐盘里含硫胺素少的食物弄出去，这种方式和它们对待被加了奎宁（quinine）的食物一样，奎宁是一种很苦的化学物质。即便不再缺乏硫胺素了，当大鼠们饥饿的时候，如果提供的食物只有原来那些含硫胺素少的食物，那它们也宁可饿着不吃。大鼠似乎对硫胺素含量低的食物产生了一种厌恶感。

基于诸如此类的证据，有关特异性饥饿的一个合理的解释是动物对营养素缺乏的食物产生了厌恶。换句话说，动物喜爱某种食物也许仅仅是因为这种食物是唯一可吃的，它们不喜欢其他那些缺乏该营养的食物。这种情况就像我之所以吃西兰花是因为其他能吃的蔬菜只有抱子甘蓝，所以这并不意味着我喜欢吃西兰花。但是，也有证据表明动物可以对某种让它们更健康的食物产生偏好，动物在恢复健康之前都会觉得这种食物的味道不错。这种习得的偏好被称为药物效应（medicine effect）。

然而，在你以为特异性饥饿的存在会让所有动物选择一套完美的食物来吃之前，有两点需要注意。首先，根据喂养大鼠的饮食论证缺乏某些营养素的特异性饥饿是非常困难的，比如维生素 A 和维生素 D。其次，特异性饥饿的实验给实验参与者选择的食物范围很有限。在更接近现实生活的情境中，会有很多可供选择的食物。在这种情况下，对于人类和其他动物而言，从中选择营养最佳的食物可能是相当困难的。再次强调，我们不能指望身体有多大的智慧。

通常你需要摄入的不是某种营养素而仅仅是卡路里。任何动物都需要一定数量的卡路里来为活动提供能量。在人类进化的世界里，卡路里比现在稀少得多。因此，饥饿会让人们觉得食物（包括一些特殊气味和口味的食物）更令人愉快便不足为奇了。但是，进一步考虑我们的卡路里寻求机制会发现，我们和其他动物实际上是在进化中习得了对高卡路里食物的偏爱。

很多实验都支持同样的结论。例如，E. L. 吉布森（E. L. Gibson）和 J. 沃德尔（J. Wardle）发现，最能用来预测 4～5 岁儿童偏爱哪种水果和蔬菜的因素不是它们有多甜、它们含有多少蛋白质、他们是否曾经品尝过，而是它们的卡路里密度有多高。当我看到这个研究时很惊讶地发现，水果和蔬菜的卡路里密度按照从高到低的顺序排列依次为：香蕉、土豆、豆类和葡萄。这和我成长过程中对水果和蔬菜的偏爱顺序非常接近。

另一个例子，心理学家伊丽莎白·H. 赞德斯彻（Elizabeth H. Zandstra）和瓦埃勒·艾尔-德莱迪（Wael El-Deredy）隔天给饥饿的年轻男性和女性两种类型的普通酸奶饮料之一（每种饮料各持续五天）。这两种饮料的容量相同（200ml），并且看上去和尝起来的味道一样，但是，实验参与者不知道的是，其中一种饮料的热量是 57 卡路里而另一种是 255 卡路里。一些实验参与者拿到的高卡路里饮料被贴了蓝色标签，低卡路里饮料被贴了粉色标签，另一些参与者则刚好相反。随后当参与者被要求在蓝色标签和粉色标签的饮料中选择其一时，他们更多地选择了和高卡路里相关的颜色标签。

但是，你有可能会说，总是偏好含有更多卡路里的食物并不是一个最优的饮食行为。为了摄入适量的卡路里，当你的身体需要卡路里时你应该对高卡路里的食物有更大的偏好，而当你的身体不需要卡路里时你对高卡路里食物的偏好会变小。有时候确实会这样。心理学家 D. A. 布思（D. A. Booth）及其同事的研究发现，如果男性和女性在饥饿时吃了含高卡路里的食物，那么他们对这些食物的偏好会增加。但是，如果人们是在饱足的情况下吃这些食物的，那么他们后续对这些食物的偏好会降低。心理学家利恩·L. 伯奇和玛丽·戴舍尔（Mary Deysher）在学龄前儿童群体中也得到了类似的研究结果。学龄前儿童逐渐学会在吃了含大量卡路里的零食（香草或巧克力布丁）之后吃小份的饼干或点心，在吃了含较少量卡路里的零食（香草或巧克力布丁）之后吃更大份的饼干或点心。

你可能会有一些疑惑。如果人们根据他们吃了多少或正在吃多少卡路里来调整膳食分量的大小，那么为什么还有人会变肥胖？请记住，研究表明，当饱足或当消耗其他卡路里时，人们吃得会比饥饿的时候少一些。一个人在饱足的时候会比饥饿的时候摄入的卡路里少一些，但是这两种情况下摄入的卡路里都足以增加体重了。

既然你已经了解了我们对食物的偏好如何受到它们的卡路里密度的影响，那么你也就会理解我们对高脂肪食物的痴迷了，比如法式炸薯条、冰激凌、炸鸡、炒鸡蛋、黄油等等。脂肪的卡路里密度要高于蛋白质或碳水化合物的：每克脂肪包含 9 卡路里热量，但是每克蛋白质和每克碳水化合物分别仅含 4 卡路里热量。因此我们会习得对高脂肪食物的强烈偏好。由于这个偏好，加之对大多数美国人而言，高脂肪食物很容易获得，因而我们很多人会摄入远超过推荐摄入量的高脂肪食物。这种后天习得的偏爱高脂肪食物的倾向，以及主要来自遗传基因的对甜味和高盐食物的偏好，使我们陷入了巨大的麻烦中。

吃东西会让你生病（或看起来似乎如此）

你是否有过这样的体验，吃了某种东西后身体不舒服，然后你就再也不想吃那种食物了？也许有一天晚上你因喝了太多香槟而感到身体不适，导致现在的你根本不会去想香槟这个东西？如果是的话，请相信并不是只有你这样。由爱莉丝·奥菲尔（Iris Ophir）、克里·E. 施特劳斯（Kerry E. Strauss）和我发起的一项覆盖 500 名大学生的问卷调查发现，总体而言，每个学生都报告了这种类型的饮食厌恶。并且这种厌恶是强烈持久的，尽管他们填写的厌恶体验的发生时间基本是 5 年以前，有 62％的厌恶食物再也没有吃过。许多学生在问卷的边缘空白处写了对厌恶食物相当明确的贬义评论。比如，一个学生写热狗（一种在问卷调查中频繁出现的食物）"是 100％的狗屎"。

这种类型的学习，在研究文献中被称为味觉厌恶学习，拥有非常强大的力量。通常，一个人只有在吃了某种特定食物后生病了才会形成味觉厌恶，并且这种味觉厌恶会持续相当长的时间。这种类型的学习只有在疾病与胃肠道有关时才会发生。跟较为熟悉的食物相比，新奇的食物更有可能产生味觉厌恶。味觉厌恶学习在不同的生物种类中广泛存在，包括人类和大鼠。实际上，在前面部分描述的饮食厌恶中，那种对营养素缺乏的食物的厌恶，也被认为是味觉厌恶。

味觉厌恶最早是由想要灭鼠的农民发现的。农民发现通过放置鼠药来杀死老鼠很困难。老鼠对新的食物只会尝试吃很少一点点，在吃了这么少量的食物之后，如果它们紧接着生病了，那么它们之后就会避免吃这种食物。农民把这种味觉厌恶学习现象称为拒食性（bait shyness）。

另外一个有关味觉厌恶学习（taste aversion learning）由来的故事源自宾夕法尼亚大学的著名心理学家马丁·E. P. 塞利格曼（Martin E. P. Seligman，1998 年美国心理学会主席）。1972 年，塞利格曼向同事们诉说他因为吃了牛排上的蛋黄酱而生病了，出现了明显的肠胃炎症状。然而，深受其倾诉的影响，那些没有吃牛排的同事也遭受了同样的痛苦，而塞利格曼的夫人吃了牛排却没有生病。尽管有充分的证据表明蛋黄酱不是导致他生病的原因，塞利格曼却因此习得了对蛋黄酱的厌恶感。因为这个著名的故事，味觉厌恶学习也被称为"蛋黄酱现象"。

心理学家约翰·加西亚（John Garcia）和他的同事首次在实验室里对味觉厌恶学习进行了研究。加西亚注意到，他实验室的大鼠在被辐射之后食量变小了。显然是辐射造成了大鼠的胃肠道疾病并且让它们把疾病和食物进行了关联，从而对食物产生了味觉厌恶。自从加西亚的原创性发现之后，大部分用大鼠进行的味觉厌恶学习的研究都通过注射药物的方式让实验对象得病。

你可能会好奇，把人作为实验对象的味觉厌恶实验是怎么做的，即怎么让人生病。这显然是一个挑战，因为除非有一个相当充分的理由，否则研究人员不会给人注射药物。因此，各种各样的其他技术层出不穷。有一种技术是采用一个内部画着垂直条纹的大旋转圆筒，让实验参与者坐在圆筒内部，当它旋转的时候，参与者的头部会左右摇晃。这个实验真的很有效，如果马上要呕吐了，实验参与者只要闭上眼睛就可以了。这些实验参与者通常是新奇爱好者或者感官刺激寻求者。（我是绝对不会参与任何这样的实验的。）

到目前为止，有关味觉厌恶学习的最著名的论文由心理学家约翰·加西亚和罗伯特·A. 库林（Robert A. Koelling）发表于 1966 年。他们的实验设计非常清晰，如图 6.1 所示。在实验的第一阶段，加西亚和库林让干渴的大鼠对着一个喷水口舔食。每舔一下，所有的大鼠都会喝到调味的水并伴随一个闪光灯和一下电击。这些大鼠中有一半会在舔的过程中被电击，另外一半在舔的时候则会被辐射或者注射药物从而生病。几天之后，在实验的第二阶段，当所有大鼠都康复之后，再一次让大鼠从喷水口喝水。但这一次，给一半大鼠喝的是调味的水，但没有闪光灯或电击。另外一半的大鼠，在每次舔之后都会伴随闪光灯和电击，但是给的水并没有调味。研究结果发现，在实验第一阶段被电击的大鼠在第二阶段喝伴随闪光灯和电击的水时，饮水量会减少。但是，在实验第一阶段获病的大鼠在第二阶段喝调味的水时，饮水量会减少。加西亚和库林以此推论，大鼠容易把疾病和味道联系在一起，把电击和视听刺激联系在一起，而调换组合则关系不紧密。因为此类的研究结果，研究文献中用到"味觉厌恶学习"（taste aversion learning）这一词的频率要高于"拒食性"（bait shyness）或"蛋黄酱现象"（the sauce béarnaise phenomenon）。后续的实验表明，除了味道之外，气味也会在与疾病相关的饮食厌恶中发挥重要作用，只不过我们依然会使用味觉厌恶学习这一名词。与其他类型的事件相比，味道和气味更容易与疾病事件产生关联，这有助于我们的生存。我们更容易通过特定的气味或味道来判断出有毒物质的存在，而不是通过特定的外观或声音。

大量后续的实验研究发现，味觉厌恶学习所拥有的其他一些不同寻常的特性可能也有助于动物存活。比如，味觉厌恶可以在食物摄入和疾病发作之间长达 24 小时的间隔获得。这是很有帮助的，因为有毒物质可能需要经过数小时才会导致

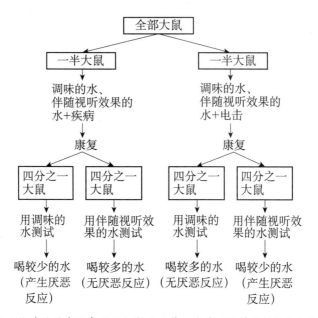

图 6.1　加西亚和库林的实验表明了大鼠的味觉、疾病以及视听刺激和电击之间的关系

来源：J. Garcia and R. A. Koelling. Relation of Cue to Consequence in Avoidance Learning. Psychonomic Science，1966（4）：123-124.

疾病。此外，在味觉厌恶学习的过程中，味道似乎具有令人厌恶的特性。你还记得关于特异性饥饿的罗津实验里那些大鼠是如何对待硫胺素缺乏的食物的吗？它们打翻食物盘子并且就像对待苦味的厌恶的食物那样对待硫胺素缺乏的食物。还记得我的一些研究参与者对热狗的感受吗？味觉厌恶学习的这一特征有助于我们的生存，因为我们在任何情况下都应该避免接触有毒物质。最后，味觉厌恶更可能发生于新奇食物上，通常会在某种味道和疾病的一次匹配后形成，这就可以确保我们尽可能地远离那些有可能让我们生病的食物。

当前不仅实验室研究人员对味觉厌恶学习有兴趣，许多治疗师还利用味觉厌恶学习来治疗饮食失调障碍。了解味觉厌恶学习的工作机制也许还有其他的实践指导意义。举个例子，卡尔·R. 古斯塔夫松（Carl R. Gustavson）和他的同事试图用味觉厌恶学习来阻止土狼攻击美国西部农场里的绵羊。很多农场主会简单地选择杀掉土狼。但是，土狼是生态系统的一个重要组成部分。比如说，它们的存在有利于野兔数量的控制。古斯塔夫森和他的同事认为，要是他们能够训练土狼避开绵羊而不是野兔，那么这比杀死这些土狼对生态系统的破坏要小得多。于是，古斯塔夫森和他的同事把掺了致病药物的羊羔肉诱饵放到野生土狼经常出没的地方。通过这种方式土狼习得了对吃绵羊甚至接近绵羊的一种厌恶感。事实上，经过厌恶训练，土狼在绵羊面前战战兢兢，当有绵羊过来的时候掉头就跑。我在电影中看到过这种让人惊奇的景象，电影里的土狼在绵羊靠近的时候竟然蜷缩成了一团。

"只要你吃菠菜，你就可以得到糖果"

你还可以通过将某种口味与一些东西配对的有趣方式来提高或降低对这种口味的偏好。其中一种方法是将某种口味与一种更好或更差的口味配对，这样会分别提高或降低对前一种口味的偏好。

心理学家认为这种类型的学习负责让我们学习诸如咖啡和茶之类最初让人讨厌的口味。回想一下你第一次品尝咖啡或茶的情形。如果里面没有加任何东西调味，很可能你不会特别喜欢这个体验。在美国，第一次喝咖啡或茶的人通常会往里面加糖或牛奶。慢慢地，随着咖啡或茶的味道与糖或奶的味道建立关联，糖或奶就可以越加越少，直到最后可以完全不加。心理学家德布拉·A. 泽尔纳（Debra A. Zellner）及其同事做了一个实验来证明这一现象。他们改变大学生（男性和女性）饮用几种不同类型甜味凉茶的次数。学生饮用一种特定甜味凉茶的次数越多，其对这类凉茶的偏好就越大。

心理学家凯伦·艾克罗夫（Karen Ackroff）和安东尼·斯克拉法尼（Anthony Sclafani）做的一个实验表明，并非所有的甜味在和另外一种口味配对时都能同等程度地有效增加偏好。艾克罗夫和斯克拉法尼的实验采用大鼠和两种类型的糖——葡萄糖（调味糖的一种消化产物）和果糖。采用杏仁味或香草味的实验室粮（就和狗粮、猫粮的叫法差不多）与不加调味的葡萄糖或果糖进行配对，当某种特定口味的实验室粮和葡萄糖配对的时候，要比它和果糖配对时所增加的偏好更大。而且，虽然大鼠一开始会偏爱果糖，但随着体验的增加，它们开始偏爱葡萄糖。因此葡萄糖对大鼠的吸收后生理效应（postingestion physiological effects）一定比果糖的要更加显著。有两种可能的解释：一种解释是葡萄糖在胃里留存的时间比果糖更久；另一种解释是葡萄糖被吸收之后会比果糖产生更多的胰岛素。你从艾克罗夫和斯克拉法尼的实验中也许可以得出这样一个结论：至少对于大鼠而言，与水果相比，它们更爱吃糖。很多人和大鼠的偏好一致！

让我们考虑一下以下情形：某种口味并不是和另外一种口味配对而是和做某件事情配对。利恩·L. 伯奇及其同事在儿童群体中进行了这类实验。举个例子，伯奇和她的同事们告诉学龄前儿童，只要他们喝一种特定类型的果汁，比如苹果汁或葡萄汁，他们就可以参加某个特定的游戏，比如画画或骑三轮车。这样做会减少儿童之后对果汁的偏好。伯奇和她的研究小组还考察了这一现象的反向过程，也就是说，如果你告诉儿童只有他们在课堂上表现良好，他们才能吃某种特定的零食，那么儿童对那种零食的偏好会增加。

想想看这对父母而言意味着什么。如果他们想让自己的孩子多吃一些菠菜并且不要吃那么多糖果，要是他们告诉孩子只要吃菠菜就得到糖果，那么他们可能做了完全错误的事情。根据伯奇的研究，这么做会减少对菠菜的偏好同时增加对糖果的偏好，从而使教育儿童吃菠菜和停止吃糖果变得更加困难。你知道有多少家长会告诉自己的孩子只要他们吃完晚饭就可以吃甜点吗？几乎所有人都是这么做的。

然而，我们很怀疑通过告诉孩子们先吃冰激凌才能吃菠菜，就能够让他们吃更多的菠菜和更少的冰激凌这一假设。人们很难改变对菠菜的苦味（对一些人而言）和对冰激凌的甜味（几乎对每一个人而言）的极端感受。伯奇并没有在她的实验里采用非常喜欢或非常不喜欢的极端食物。即便如此，家长们在为他们的孩子设定饮食行为准则的时候，也应该记住伯奇的发现。

另外，有证据表明，采用表扬或其他非食物奖励的方式，可以使人们不断喜爱某些食物。因此通过表扬你的孩子或者奖励孩子小红花的方式可能可以帮助他们建立健康的饮食习惯。未来的研究将继续弄清楚在何种条件下摄入某种食物会增加或减少对该食物的偏好。

研究人员布莱恩·汪辛克（Brian Wansink）及其同事将相关的研究推进了一步，他们推测在不愉快的情况下吃某些食物（仅仅是食物和不愉快活动在时间上的接近）会减少人们对这些食物的偏好。研究结果显示，在太平洋战争中经历过高强度作战的美国二战老兵，比在欧洲经历过高强度作战的美国二战老兵对中国和日本食物的偏好更低。我们接触食物时所处的环境将影响我们对这些食物的偏好长达几十年之久。

由伯奇及其同事做的另外两个实验也给了家长们很重要的信息。如果托儿所的工作人员限制3～6岁的儿童接触某些零食，比如水果条形曲奇和鱼形咸味饼干，那么以后相对于其他零食，儿童会更想获得这些零食。此外，仅仅是告诉学龄期儿童"把你的汤喝掉"，会使儿童更少喝汤并且对汤产生更多负面的评价。比如，我在儿子小时候试图让他远离不健康零食并告诉他要吃健康食物的做法可能和我的初衷完全背道而驰，甚至导致了他现在有时会表现出一些不健康的吃零食行为。

"我不太确定晚餐要吃什么……你在吃什么呢？"

动物吃东西的过去经历会调整它们对食物的偏好，这一事实显然有助于其存活。但是，暂且不考虑安全性，要是动物们能分享关于哪些食物可以吃和哪些不可以吃的信息，岂不是更加有效？动物们根据观察其物种的其他同伴安全摄入哪些食物来决定吃什么，是不是更有意义？

有一个关于生活牌麦片的广告。三个兄弟在他们的厨房面对一盒他们从未见过的麦片。最小的弟弟名叫米奇。"我们让米奇试试这个！"两个哥哥叫喊着。如果他吃了并且喜欢，那么他们也会吃。这对于哥哥们而言是非常聪明的做法。如果麦片有剧毒，那么只有米奇会死。

事实证明，同一物种里的一个成员可以通过不同方式影响另外一个成员的饮食偏好。我们在餐厅里都有过这样的经验：在点餐之前我们会听听同伴或者服务员的推荐。研究人员已经做了大量的实验来检验这一效应。有时候此类效应包括一只动物如何直接影响同一物种的另一只动物的饮食偏好。还有一些比较间接的方式，比如人们通过自己的文化影响其他人的饮食偏好。

"你在告诉我该吃什么吗？"

西比勒·K. 埃斯卡洛纳（Sibylle K. Escalona）首次观察并记录了人们由于社会互动而在饮食偏好上发生的改变。在 20 世纪 40 年代，她作为一名心理学家就职于马萨诸塞州的女性教养院（Massachusetts Reformatory for Women）。被关押在该机构的女囚的孩子通常在 3 岁之前被允许待在机构里。孩子们生活在教养院的托儿所里，他们的母亲可以经常来看望和照顾他们。其他女囚和教养院的其他员工也关心托儿所里的这些孩子。

埃斯卡洛纳在很多场合都观察到了她所发现的情况，即照料者会潜移默化地影响孩子们的饮食偏好。举个例子：

> 一个偶然的机会，她发现很多四个月以下的婴儿一致表现出了对橙汁或
> 番茄汁的厌恶。（这些果汁以同样的频率隔天提供。）对每一种果汁偏爱的人
> 数也几乎相等。此外，这种偏好似乎会发生变化，一个连续三周都拒绝喝橙
> 汁的婴儿会有两三天突然逆转偏好，从此之后接受橙汁拒绝番茄汁。进一步
> 研究发现，偏好发生突然变化的时间恰好是在婴儿喂养工作从一个人换成另
> 一个人期间。接着我们通过询问来确定照料婴儿的看护者的偏好，看护者们
> 并不知道为什么会问这个问题，实际上，他们没有意识到被问了这一问题。
> 通过对 15 个案例的系统调查，我们发现看护者与被照料的婴儿有同样的饮食
> 偏好，或更确切地说是同样的厌恶偏好，即拒绝喝番茄汁的婴儿是由同样对
> 番茄汁表现出厌恶的成年人来喂养的。通过对 3 个案例的研究，我们能确定
> 这样一个事实，即看护者自己所拥有的偏好可以影响所有被看护的婴儿并且
> 使婴儿产生偏好的逆转。

这些都是令人深思的发现，尤其对于家长而言。也许成年人会在完全没有意
识到的情况下影响儿童的饮食偏好。

但这一切是怎么发生的呢？成年人给儿童传递的有关吃某种食物有益的无意
识信息到底是什么呢？有一种可能性是，和包括人类在内的很多物种所表现出来
的接纳和拒绝反应有关，这些反应都是与生俱来的。而且，出生仅 36 个小时
的婴儿就能模仿成人的面部表情。也许喂养年幼孩子的成人会有意无意地根据
他们自己对所喂食物的偏好，做出接纳或拒绝的表情，然后孩子模仿了这种表
情并相应地摄入更多或更少的食物。这就可以解释为什么人们喂养孩子时经常
说"张大嘴巴，啊……"，同时会张开他们自己的嘴巴并把一匙食物送进婴儿
的嘴里。

埃斯卡洛纳的研究并不是一个严格控制的实验室实验，因此她的研究结果和
相关解释并不是很有说服力。多年以来，很少有精心设计和严格控制的实验对此
进行探究并给出一个确定的结论，即一个人吃东西时的面部表情是否可以影响另
一个人对这种食物的偏好。然而，目前有研究表明，一个儿童或成年人表现出的
厌恶表情能够降低同伴对那种特定食物的偏好。

伯奇做了几个有趣的实验以表明社会情境可以从不同的方面影响儿童的饮食
偏好。举个例子，她发现如果一个成年人反复给孩子一种零食，比如无糖菠萝罐

头或者腰果，同时态度非常友好，那么孩子对这种食物的偏好将会增加。

在另外一个由英国威尔士班戈大学的心理学家珍妮特·格林哈尔希（Janette Greenhalgh）及其同事实施的有趣的实验中，让一些儿童（被称为目标儿童）分别接触一种新奇食物（比如蓝色的面包），同时有四名年龄稍大一些的儿童（被称为同盟儿童①，他们根据实验者的指示行动）在场。在一些情况下，同盟儿童会宣称新奇食物的味道很棒并且把它吃掉；在另一些情况下，同盟儿童宣称新奇食物难以下咽然后碰都不碰。实验发现，目标儿童在前一种情况下会吃较多的新奇食物，而在后一种情况下则吃得较少。

实验室研究还发现，如果年幼的儿童看到成年人先尝试了一些新的东西，他们会更愿意去尝试（和前面那则米奇广告里的情况很类似）。同样的思路，一名大学生会吃一种新的而不是熟悉的食物的可能性，取决于这名大学生看到的别人是怎么做的。比如，如果看到另外一个人在土豆片和木薯片之间选择了木薯片，那么这个人更有可能选择木薯片。

以人类作为研究对象的这些实验说明，我们会通过一些有意思的方式相互影响彼此的饮食偏好。以大鼠为对象的实验则对这些影响进行了更为深入细致的探究。迄今为止，进行此类实验最有成效的是心理学家贝内特·G. 加莱夫（Bennett G. Galef）。他做了大量设计巧妙的实验，目的是确定大鼠饮食偏好的社会传播过程机制。我们不知道这些机制在多大程度上适用于人类，但是加莱夫的研究无疑提出了一些有趣的可能性。

举个例子，加莱夫指出，幼鼠能够学会选择成年大鼠偏爱的食物。而且，他确认了这种偏好传播的三种方式：喂食地点的气味或味道线索，比如粪便中可能包含的线索，可以吸引幼崽到该地点；成年大鼠出现在喂食地点，也会吸引幼崽到该地点；以及某种特定的气味或味道线索，比如母鼠偏爱的食物会在它的乳汁中体现出来，这将增加它所养育的幼崽对该食物的偏好。

显然，饮食偏好至少可以通过以上三种方式由成年大鼠传递给幼崽。这也意味着，如果大鼠幼崽没有通过以上任何一种方式学会恰当的饮食偏好，那么它们还可以通过另外的方式学习。大鼠幼崽通过复杂多样的社会传递机制来学习饮食偏好，这样做显然比它们自己试错要更加安全。

---

① 译注：同盟儿童也就是配合实验进行的同谋者。

加莱夫和他的同事还发现，长期持续的饮食偏好也可以在成年大鼠之间传播。"观察者"大鼠对食物 A 的偏好，会因为与之前吃过食物 A 的"演示者"大鼠的互动而增加。

在其他物种中，年幼的动物会根据同物种的年长动物吃什么而学会吃什么。举个例子，野生长尾猴幼崽会表现出和它们的母猴一致的偏好，更喜欢粉色无苦味的食物，而不是蓝色有苦味的食物，尽管这两种食物它们之前都没有遇到过。相反，如果一只大鼠在吃了某种食物之后接触生病了的大鼠，那么它就会习得味觉厌恶。

显然，大鼠和其他生物物种，包括人类在内，可以通过大量的不同机制从同类成员那里学习到对饮食的偏好和对饮食的厌恶。

吃东西也要入乡随俗

关于一个人如何影响另一个人的饮食偏好，你已经了解了很多。根据这些内容，你应当知道一种文化对某些食物的态度也会影响人们的饮食偏好。毕竟，文化主要是由一群人在实践过程中持有的观点组成的。我们的文化似乎会通过很多方式影响我们的饮食偏好。

比方说广告，这个是我们的文化中无处不在的一个组成部分。从 2 岁开始，儿童平均每年在电视上看超过 4 000 个食品广告。对 13～17 岁的青少年来说，这个数值增加到了平均每年超过 6 000 个，然而这些广告里的大部分食品是低营养的，如果人们确实深受广告的影响，就会严重危害他们的健康。

父母都有这样的经验：孩子们会央求我们给他们买那些在电视广告上看到的完全无营养的食品。我儿子感兴趣的是那些以糖分为主的令人讨厌的燕麦片。因此，以下研究结果就不足为奇了：研究确实表明，当儿童和年轻人接触低营养食品（比如苏打水）的商业广告和其他宣传形式的食品广告时，他们说更喜欢这些食品并且更有可能摄入它们。不仅仅是外显形式的广告可能会影响我们的饮食偏好，儿童电视节目，甚至是公共电视频道的节目，都在更多地介绍不健康食品而不是健康食品。这些都意味着我们看到的商业广告和电视节目很可能在鼓励我们偏爱那些低营养的食品。

我们的文化影响我们饮食偏好的另外一种方式是影响我们认为哪些类型的食物可以吃，诸如哪种食物应该加盐或加糖（究竟为什么我们不可以在冰激凌上面撒盐或在煎蛋上撒糖呢?)，为什么某些食物应该处于特定的温度（热的苏打水只有在胃部不适的时候才可以喝），一天中的特定时间该吃什么东西（我们不会在早餐的时候吃青豆或在晚餐的时候吃丹麦青纹干酪），我们是否应该吃昆虫，以及吃哪些食物是符合伦理或道德的。人们通过他们所在的文化对具有某些特征的食物产生偏好。文化通过本章前面所描述的各种饮食偏好机制来施加这些影响，比如对食物的熟悉程度和通过观察进行学习。

我们的文化同样在不断地尝试告诉我们吃什么比较健康，目前有关摄入不同种类的食物对健康有好处的主题在媒体上颇受欢迎。这一信息似乎确实能够对我们的饮食偏好产生影响，至少在一些情况下会发挥作用。例如，研究者埃丽卡·范·荷本（Erica van Herpen）和汉斯·C. M. 范·特瑞普（Hans C. M. van Trijp）发现，在食品包装袋正面放上色彩鲜明的标志和巨大的标记表明食物是健康的，会比在食品包装袋上加营养标签更能增加人们对那种食物的选择。但是这是否意味着对食物的偏好实际上是受到包装袋的影响呢? 我知道，很多人一旦开始接受不管你吃什么都能显著降低胆固醇的药物治疗，就会立即开始食用大量的高脂肪牛肉和其他高胆固醇的食物。有关食物的可方便获得性和营养的信息可能是影响一种食物被食用数量的主要因素，而不是这种食物被喜欢的程度；对食物的喜好可能更多地受到前面所讨论的各种因素的影响。

如何实现健康餐盘计划

美国农业部建议我们的餐盘中有一半的食物应该由水果和蔬菜组成，但是很多美国人都没能做到。总体而言，儿童和成年人分别摄入了大约 80% 和 60% 的水果推荐摄入量，40% 和 60% 的蔬菜推荐摄入量，以及 0.5% 和 40% 的绿叶蔬菜及豆类推荐摄入量。事实上，甚至还有一个专业术语来描述我们很多人对蔬菜的恐惧：蔬菜恐惧症（lachanophobia）。为了提高我们对水果和蔬菜的摄入量，在过去的数十年里有大量的实验引入了本章之前所描述的一些饮食偏好调整原则。比如，有很多实验表明，仅仅让儿童有更多接触水果或蔬菜的机会就可以增加他们对水果和蔬菜的偏好；或者将儿童和成年人摄入的蔬菜与他们高度偏好的食物进行配对，比如和蔗糖配对；或者通过成年人和儿童之间积极的互动，如讨论某种蔬菜。

让我们来看一个具体的例子。这可能是伯奇最为著名的一个实验，她安排了一些 3～5 岁的儿童（称为目标儿童）和另一些同样年龄段的儿童一起吃午餐。在实验过程中他们一直都是以 4～5 人为小组一起吃饭（一名目标儿童和 3～4 名其他儿童）。每个小组由成年人提供配餐服务。成年人让每一桌的孩子们在两种蔬菜中做出选择，其中一种蔬菜只有目标儿童喜欢，另一种蔬菜则只有另外三位儿童喜欢。在这个实验的四天里每一桌都会提供这两种蔬菜中的一种。第一天由目标儿童先选，但是在第二、三和四天，由其他儿童先选。结果发现，目标儿童不仅在实验的后几天增加了对不喜欢蔬菜的选择次数，而且对这些蔬菜的偏好程度也提高了。对于年龄更小的儿童这种影响会更加明显。

综上所述，如果想让一个孩子多吃一些蔬菜和水果，可以尝试以下几条建议：

- 让孩子在非常放松和愉快的环境中接触各类目标食物。
- 确保房间里的其他人有滋有味地谈论或享用目标食物。
- 确保孩子接触不到那些虽然他们很喜欢但不那么健康的食物。
- 至少在一开始把目标食物和孩子喜欢的风味混合到一起，或者将它们放到很美味的调味汁里。
- 当孩子接触或吃了目标食物时，表扬孩子并且奖励孩子小红花或者给孩子其他非食物的奖赏。
- 多次重复这一过程。
- 不要把孩子喜欢的食物作为吃目标食物的条件。
- 尽可能减少孩子接触不健康食物的广告及其他媒体宣传，同时尽可能增加孩子接触健康食物的广告和媒体宣传。
- 即使孩子对食物种类的偏好没有发生改变也不要太失望。因为孩子品尝食物时获得的感受也许和你感受到的有很大的差别——孩子获得的实际上可能是糟糕至极的感受。

不同类型的饮食厌恶的区分：你能忍受到什么程度？

到目前为止，你了解了哪些原因会导致人们喜欢或者不喜欢某种食物。许多关于饮食厌恶的信息可以用心理学家保罗·罗津和艾普利·E. 法伦（April E. Fallon）的分类方式来归纳，即根据人们的表现将饮食厌恶分成四种不同的类型（见表 6.1）：

表 6.1   饮食厌恶在人群中的分类

厌恶的食物类型	描述	实例	可能的来源
讨厌型	尝到就反胃	热牛奶	令人讨厌的味道、气味或口感；食用后可能会引起胃肠道疾病
危险型	会伤害身体	毒蘑菇	食用后可能会引起非胃肠道疾病
不宜型	不宜被当成食物	树皮	基因基础上产生的味觉厌恶，或与食物接触的直接经验，或从其他人那里获得的信息，表明这种食物不能食用或被消化
恶心型	即使没尝到或只是摄入微量该食物也觉得反胃；只要沾染了令人恶心食物的东西都会变得令人恶心（即发生了污染）	尿液	直接或间接地与认为这种食物恶心的其他人接触，或接触另外一种令人恶心的食物，或与另外一种令人恶心的食物相似

　　食物之所以被拒绝食用是因为它们令人讨厌、危险、不宜食用或令人恶心。这些厌恶类型中有一些似乎涉及与其他人的接触，另外一些则仅仅和与食物本身接触的经验有关。在接下来的部分我会详细描述每一种类型，看看你是否能把我对吃海鲜的厌恶归到某一类（或者你也可以选择自己最感兴趣的饮食厌恶）。

　　讨厌型食物是指当这种食物的味道被另外一种味道掩盖或者人们在吃完之后才发现自己吃了什么，大多数人都不介意吃的食物。讨厌型食物中有一个例子是热牛奶，有很多人不怎么喜欢牛奶过于浓烈的味道。从味觉厌恶学习的角度来看，如果某种食物的味道伴随着胃肠道疾病（大部分情况是恶心呕吐），那么通常会导致对这种食物的厌恶。对某种食物味道在基因层面的反应（如，苦的食物）也会导致对这种食物的厌恶。

　　如果食用某种食物会伴随某种类型的疾病，比如呼吸困难，就像通常出现在过敏反应中的那样，就会引起另一种类型的饮食厌恶，我们称为危险型。危险型的食物是指吃了之后会导致身体伤害的食物。对于危险型的饮食厌恶，要是有神奇药片可以避免生病，那么有人会很乐意再次尝试。危险型食物中有一个例子是毒蘑菇。人们会因为直接接触食物的经验或者因为从其他人那里听说过相关信息，而把某种食物归为危险型。

　　不宜型食物是指那些不被认为是食物的东西，比如树皮（在我看来，生菜之类的食物和草也没什么两样）。一种食物被认为不宜食用的根据可以是大家对这种食物味道的普遍反应，或者食用这种食物的直接经验（你有没有试过嚼树皮?），又或者其他人提供的信息。

恶心型食物指的是不管其味道如何、数量多少，绝大多数人都不希望让它们进入肚子里的东西。具体的例子有尿液和粪便。恶心被描述为一种有助于保持和强调人与其他动物区别的情绪反应。人们之所以觉得某些食物恶心，在很大程度上是由于直接或间接地了解了其他人对这些食物的反应。随着儿童年龄的增长和习得了更多成年人在接触那些他们认为恶心的潜在食物时的反应，比方说某些文化中人们对昆虫的态度，儿童自己也会越来越倾向于把这些潜在的食物当作令人作呕的食物来对待。食物也有可能因为和一些令人恶心的东西在一起，或者在外形上和令人恶心的东西类似而被归为恶心型。举两个例子，曾经有蟑螂漂浮在里面的奶昔是令人恶心的，狗屎形状的软糖也是令人恶心的。这符合经典的学习理论，即我们倾向于把成对出现或彼此相似的事件或周围环境进行关联。

现在请你来猜一猜我对海鲜的厌恶应该被归为哪一种类型。如果你猜的是"恶心型"，那就恭喜你答对了！我既无法忍受触碰海鲜的念头，也无法容忍在我吃的食物里有哪怕一丁点儿的海鲜。有一次，我去马萨诸塞州科德角的马萨葡萄园岛拜访一位朋友，朋友招待我吃龙虾大餐，我别无选择只能试着吃吃看，好不容易吃下了一小块。那天晚上，我躺在床上，嘴里一直有龙虾的味道，非常可怕。最后，我起床跑到卫生间，往嘴里挤了一大堆牙膏才觉得好一些。保罗·罗津——饮食厌恶领域的全球知名专家，一直非常努力地想找到我厌恶海鲜的原因。他对于我把海鲜归为恶心型食物这一点感觉很不解，因为他原本觉得这应该归为讨厌型。

罗津不知道我小时候是在什么样的饮食环境下成长的，关于这一点，我也是最近才知道的。几年前，我母亲发现了当年儿科医生写给她的一系列指导建议，教她如何喂养九个半月大的我："提供烤或烘焙后的鳕鱼、比目鱼、左口鱼。小心地切好，去掉鱼刺。可以试试金枪鱼和三文鱼。"我问我母亲她是否还记得自己有没有做过这些。"哦，我很确定我没这么干，"她说，"我无法忍受烹调鱼类时的气味。"我进一步询问我母亲，她说在那段时间，她自己只吃龙虾和大虾，家里压根就没有金枪鱼。在我小的时候，母亲只在家里蒸过虾，从来没有在家里煮过鱼。她说大虾的气味和煮鱼的味道不一样，大虾的气味不会让她不舒服。相反，我仍然能够清楚地记得孩提时期她蒸大虾时的气味，并且觉得相当可怕，因而我不得不把房间搬到三层的阁楼边上。

由此看来，和我的情况类似，我母亲对鱼类和海鲜的气味非常敏感。同样，我父亲也不喜欢这些气味。因此，我有可能从父母那里遗传了对鱼类气味敏感的基因。除此之外，我父母从来没有让我在小时候接触任何鱼类的味道，于是鱼没有成为一种我熟悉并偏爱的食物。另外，有可能我还看到了母亲在尝到或闻到鱼类时的厌恶反应，从而觉得鱼类很恶心。

小结

在掌握了本章与前面章节有关饮食偏好和饮食厌恶起源的科学知识之后，我们现在可以试着回答前一章开头提到的饮食偏好和饮食厌恶问题。有些问题，比如随着年龄增长对牛奶偏好的减少，以及对高糖和高盐食品的强烈偏爱，可能主要是受基因的影响。大多数人在 3 岁以后基本上就会变得很难消化牛奶，而且人们对甜味和咸味食物有基因上的偏好。但是，一种动物（包括人类）对食用甜味食物、咸味食物和牛奶的偏好还会受到经验的调节。

由于吃了热狗之后生病而习得的对热狗的厌恶可能主要受到经验的影响。动物将吃东西和随后的恶心反应联系在一起，会导致对这种食物摄入量的减少。

最后，儿童（我也一样）对吃蔬菜的厌恶可能受到一系列因素的影响。有些人（比如我）可能发现一些蔬菜的味道很苦，是因为基因层面上对某些化学物质的味觉敏感性。此外，蔬菜本身盐和糖（这两者都是我们天生偏爱的物质）的含量就比较低，并且脂肪（因为它的卡路里密度比较高所以我们也偏爱）的含量也低。最后，正如伯奇的研究所展示的，儿童可以通过观察其他儿童吃蔬菜而学会对特定蔬菜的偏好。如果一个人没有看到其他人吃蔬菜，或者看到其他人虽然吃了蔬菜但明显表现出不喜欢（我经常看到我父亲吃饭的时候先吃蔬菜，而且知道他会按照偏好从低到高的顺序把他盘子里的东西吃完），那么他就不太会建立起对吃蔬菜的偏好。

因此，改变对热狗的厌恶可能要比改变对甜食的偏好更容易一些。研究结果告诉我们，如果我们要改变对热狗的厌恶，也许可以在热狗里添加熟悉的、美味的酱汁，或是在愉悦的环境下享受热狗，以及和明显喜欢热狗的人一起吃。通过这样的方式来改变对食物的偏好，渐渐地，就可以把酱汁去掉了。

我们的食物偏好和厌恶是如何产生又是如何变化的，其实在很大程度上反映了我们的进化成果。我们不仅通过进化获得了对特定味道的偏好或厌恶，而且进化出了在特定情况下喜欢特定食物，在特定情况下讨厌特定食物。所有的一切都能够极大地帮助我们更好地在原始社会环境中存活下去（那时候卡路里和盐分都非常匮乏，并且需要我们识别高营养和无毒的食物来源）。过去那样的世界已不复存在，但是我们对高盐、高糖、高卡路里食物的偏好，以及我们对与疾病相关联的食物的厌恶还继续存在着。我们人类过去的这一"宝贵遗产"会导致严重的问题。

现在你已经看完了这一章和前面的章节，你可以试着解释为什么不同人对不同的食物会有不同的感受。此外，你可能会理解美国（其他国家慢慢也面临这一问题）对麦当劳这样的垃圾食品的迷恋问题。大部分垃圾食品是高盐、高脂肪、高糖和/或高卡路里的，并且它们非常相似。最后，你可能也不会对《时代周刊》近期刊登的有关死刑犯对最后一餐饭选择的内容感到惊讶："泰德·邦迪（Ted Bundy）：连环杀手；处以电刑；佛罗里达州斯塔克。最后一餐：牛排、鸡蛋、煎土豆饼、咖啡。加里·马克·吉尔摩（Gary Mark Gilmore）：谋杀犯；1977年1月24日被行刑队枪决；犹他州的山上。最后一餐：汉堡、鸡蛋、土豆、咖啡、威士忌。佩里·史密斯和理查德·希科克（Perry Smith and Richard Hickock）：谋杀犯；1965年4月14日被处以绞刑；堪萨斯州兰辛。最后一餐：虾、炸薯条、香蒜面包、冰激凌、草莓和鲜奶油。"

7 要这个还是那个？

选择我们的饮食

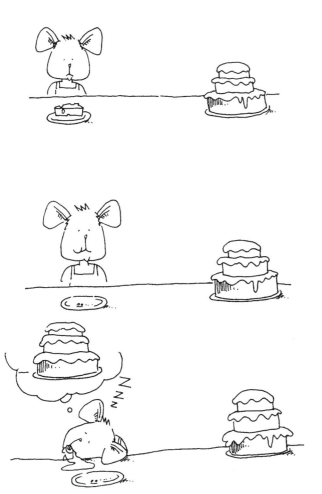

现在是周六的一大早，你正在床上躺着，却发现家里没有吃的了。你不得不去超市补点货。当天下午你还得去看望年迈的父母，然后送你十几岁的孩子去参加足球训练，所以你得缩短去超市购物的时间。虽然现在爬起来去买吃的会缩短你在床上躺着的美妙时光，但是高品质的食物会在周六早上10点前就销售一空。如果你现在就起床还可以买到更多高品质的食物，于是你决定现在出门去超市。另外，昨天晚上你因为玩"宾果（Bingo）游戏"①，差不多花光了身上所有的现金，最后只剩下40美元。而且你已经把信用卡刷爆了，你能买的食物数量非常有限，必须得把每一块钱都花在刀刃上。你的孩子要回家吃饭，侄子侄女们在足球训练结束后也要来，那时候他们显然已经饥肠辘辘了，因此这些食物需要足够做晚餐才行。40美元可能没办法给所有的人提供充足的食物，但足以确保你的孩子和他的堂兄弟姐妹不会在明早之前饿死。

所以你立即开车去超市并快步在购物通道中穿梭。你、你的孩子以及他的堂兄弟姐妹能吃各种各样的东西，因此选

---

① 译注：一种赌博游戏。

择买什么就变成了一个比较复杂的问题。而且你不能只买你和你孩子最喜欢吃的（鱼子酱和龙虾），因为40美元压根买不了多少。你也不能只买吃的或只买喝的，只有吃的而没有喝的，或者只有喝的而没有吃的都不行，虽然这听起来很无聊，却是实际的问题，你必须得在两者之间找到合适的比例。除了这些问题之外，你要记得苏打水在哪个购物通道，这样你就不用浪费你宝贵的时间来寻找它。当你在寻找苏打水的时候，你突然觉得也许你应该把这40美元都花在你想吃的食物上。毕竟你才是这40美元的主人，而不是你的孩子或他的堂兄弟姐妹。而且目前40美元也买不了多少东西。但是你又想到了你有多爱这些孩子，于是你决定给每个人都买点吃的。

今天早上还有一些其他顾客在买东西。突然，广播里开始播报：购物通道B和F正在做促销活动。在购物通道B，促销员在用一款新型的华夫饼烤模熟练地烤制迷你华夫饼干，但每个华夫饼需要大概5分钟时间出炉。在购物通道F，另一位促销员在用一种新的饼干制作法式餐前点心，平均每分钟一个。因为你起床的时候家里没有吃的了，所以你没有吃早餐，而且你很喜欢迷你华夫饼干和法式餐前点心，这两个促销活动听起来都棒极了。但是你的时间很有限，你会选择去哪个促销活动呢？要是你还有时间去拿一些其他的免费食物，你会去你原本打算去的那个促销活动，还是会选择一个不一样的？也许你去购物通道F的次数是去购物通道B的次数的五倍，因为制作法式餐前点心的速度是制作迷你华夫饼干速度的五倍。也许你应该计算去购物通道F和购物通道B的时间，并计算下一批迷你华夫饼干和法式餐前点心出炉的时间，按照如何获得最多食物的方式来参加这两个促销活动。

所有的这一切是不是听起来相当复杂？也许当你去超市购物的时候，你并不是有意识地在处理所有的这些问题。但是，不管你是不是意识到了这些，心理学家们认为这些因素都会影响你是选择吃这一种食物还是另一种食物，而且这一过程和我们的祖先在丛林或大草原寻觅食物时非常类似。

你实际选择了吃什么或喝什么是饮食心理学研究的终极目标。到目前为止，这本书介绍了大量有关我们如何区分不同食物以及什么因素导致我们喜欢或讨厌某种食物的内容。但是所有这一切都无法为你提供足够的信息来预测，是否有人会在特定的时间里摄入特定的食物或饮料。你还需要知道其他一些可用的信息：这个人有多饿，这个人的周围环境如何，以及和其他东西相比摄入特定食物或饮料需要做出多少努力、耗费多少时间和金钱。这一章将会告诉你这些因素以及它们如何影响我们的饮食行为。

生存必备技能

什么可以帮助我们理解人类和其他动物究竟是如何以及为什么选择某种食物呢？你已经了解到我们饮食行为的进化方式，至少从表面上看，是为了让我们更好地生存。比如我们天生对甜味食物和咸味食物的偏好。也许探究食物选择、人类生存和进化三者之间的关系可以让我们对影响动物（包括人类）选择不同食物的因素有深入的理解。

我们推断动物选择食物和水源的方式是为了帮助它们存活，这一点毫不奇怪。想想生活在荒郊野外的动物们所面临的主要饮食问题：它们必须找到并摄入足够的食物和水分来满足能量需求，以及繁衍后代。并且无论身处怎样的环境，动物都必须这么做。在动物世界里，始终保持稳定的食物供给是不太可能的事情。斗转星移，世界万物都在发生变化，因此对于动物而言，它们的最佳食物选择也在发生变化。

动物身处的环境并不是一成不变的，因此，依据经验去推断它们该吃什么喝什么的选择模式未必可靠。相反，我们预计进化会使动物形成各种各样的策略，动物通过运用这些策略来做出它们的选择。随着时间的推移，这些策略能最大限度地帮助动物生存。因此这一章最重要的问题是哪些选择策略能够为人类的生存提供最大的帮助，以及人类和其他动物是否会遵循这些最佳策略。

食物选择策略的进化是多层面、连续的。不仅选择策略本身会进化，这些选择策略所需要的认知能力也会进化，比如记忆力。下面就有一个例子。

有两种猴子，金狮面绢猴（golden lion tamarins）和维德河绒猴（Wied's marmosets），它们在实验室里完成记忆任务时的表现存在差异。当它们在完成5分钟时长的记忆任务时，绒猴比绢猴的表现好，但是当考察它们24小时或48小时的记忆保持时间时，绢猴比绒猴的表现好。原来，绒猴获取大量食物的方式是用牙齿从树上挖树胶，而绢猴却不是这样。树胶会迅速被树木吸收回去，有时这个过程不到一个小时。因此绒猴把它们搜索食物的区域限定在几棵树的小范围内，这样能在一天内多次往返。为了不把时间浪费在一棵没有太多树胶的树上，绒猴需要清楚地记得在几分钟或几小时之内它们去过了哪些地方。与之相对，绢猴则很少吃树胶，它们吃小动物（主要是昆虫）和植物的某些组成部分，比如成熟的果子。这些食物广泛地分布在广阔的区域。为了找到良好的食物来源，绢猴需要对较长的距离和时间保持良好的记忆力。简而言之，这些猴子的认知能力和它们的食物选择已经通过进化很好地适应了它们各自的生存环境。

现在让我们看看食物选择策略和认知能力这两者是如何在人类身上共同发展的。一些科学家认为人类出色的认知能力实际上要归功于与食物有关的进化。科学家凯瑟琳·米尔顿（Katharine Milton）推测，人类在进化的过程中，被挤压在一个狭小的饮食空间，因为食肉动物和食草动物同时也在进化，这就增加了特定食物的竞争。为了存活下来，杂食的人类不得不让自己变得擅长在不同的时间和地点寻找所有不同的食物来源。他们需要有出色的记忆力和快速的学习能力，这些为人类进化出一个巨大的大脑做出了贡献。实际上，根据米尔顿的说法："总体而言，我想说的是收集到的证据无可争辩地显示了灵长类动物的进化史在很大程度上是饮食角度的进化。"米尔顿相信除了人类的认知能力以外，还有一些身体机能的进化，比如我们灵活操纵工具的双手，可以满足我们食物选择的需求。要是没有这双手，我们不可能获取和食用所有类型的食物。

在我们结束对进化和食物选择主题的讨论之前，还有一个与食物选择相关的特殊方面需要引起我们的关注：食物分享。如果进化的结果是让个体通过选择食物最大限度地保障生存，那么为什么有人会分享食物呢？尤其是在食物匮乏的年代，这样的行为只会让你存活的可能性变得更小而不是更大。然而，有一些文献记载了除人类以外，其他物种也存在分享食物的行为。举个例子，当一只小乌鸦发现了一个良好的食物来源，比如一只死了的麋鹿，它会马上离开去寻找其他小乌鸦，带领它们一起来享用。另外一个例子，吸血蝙蝠会反刍它们吸到的血液，分一些给共同栖息的伙伴。对于小乌鸦和蝙蝠个体而言，可能有很好的理由解释它们为什么分享食物。在小乌鸦的例子里，乌鸦必须定期有规律地摄食才能存活，一只小乌鸦仅靠它自己是无法在老乌鸦的领地中接近尸体的。通过召集更多其他小乌鸦分享食物，最初发现食物的小乌鸦才能确保自己的口粮。在蝙蝠的例子里，连续两个晚上出去觅食但未吸血成功的蝙蝠会死掉。栖息在一起的蝙蝠往往有一些血缘关系。这就意味着当蝙蝠分享食物的时候它们能确保这些血亲们，也就是它们基因的其他携带者可以存活下来。因此蝙蝠群体中的食物分享保证了分享者的基因在未来得以复制，这一因素同样会影响我们对自己的孩子和其他亲属的喂养行为。

选择行为的模型

一些科学家曾经试图说明在不同食物间做选择时动物所采取的策略——实际上，这些细节也许可以准确预测动物选择一种食物而非另一种食物所付出的时间或精力。这些科学家相信，如果你完全了解一种动物的历史和目前的生活环境，并且你很清楚地知道什么选择最有利于该动物生存，那么你将能够非常准确地预测它们的选择。这样的预测可能是非常有用的，它能帮助我们找到方法来调整不良的饮食行为。但是科学家们对于动物最有可能在食物选择中采取的策略持有不同的意见。他们基于这些策略构建了精细的数学模型，然后测试动物的实际食物选择行为是否符合这些模型。在这里，我们介绍两个最受欢迎的动物食物选择行为模型：匹配法则（the matching law）和最佳觅食理论（optimal foraging theory）。我们将分别讨论这两个模型的优点和缺点，然后看看它们各自有什么作用。在本章的开头我们就已经对这两个模型有了初步的了解，当时我向你描述了在超市购物过程中，你在两个免费食物来源中做出选择时可能采取的两种策略：一种是拿法式餐前点心这一食物来源的次数是拿迷你华夫饼干的五倍（匹配法则），另一种则是计算哪一个来源能让你用最少的能量换取最大的能量（最佳觅食理论）。

匹配法则

匹配法则假设动物遵循一个简单的原则，即最大化它们获得的食物总量。如果你更倾向于数学表达方式，那么你或许可以通过一系列方程式来学习匹配法则的大量内容。但是，考虑到本书的一些读者可能不是特别迷恋方程式，因而我准备不依靠任何错综复杂的数学公式来阐述这一法则。让我们回到食品超市里提供的免费食物，看看匹配法则是如何在其中得以运用的。

你面临的问题是：当你不得不去超市购买食物的时候，你应该如何在迷你华夫饼干和法式餐前点心之间做出选择，分配你有限的时间？什么样的策略可以让你获取最多的免费食物？当你第一次听到这两则促销活动广告时，你应该选择法式餐前点心的促销活动，因为那边提供食物的频率更高。但是，即使你得花至少 5

分钟才能到迷你华夫饼干的促销点，你也应该去那里，因为很有可能一个华夫饼干已经出炉了。如果你接着花了 1 分钟左右的时间在华夫饼干促销点取做好的华夫饼干，那么取到华夫饼干后你应该返回法式餐前点心的促销点，因为另外一个出炉的法式餐前点心很有可能已经在等你了。依此类推。

匹配法则最早由哈佛大学心理学家理查德·赫恩斯坦（Richard Herrnstein）提出，他认为在通常情况下，包括人类在内的动物会按照可获取食物的比例来分配它们选择的比例。它们会将食物选择的比例与这些食物的比例进行"匹配"。因此，根据匹配法则，你选择在法式餐前点心促销点逗留的时间是在迷你华夫饼干促销点逗留时间的 5 倍，因为法式餐前点心的完成频率是迷你华夫饼干完成频率的 5 倍。

科学家们在很多不同的物种中检验了匹配法则，包括牛、人、鸽子和大鼠。这些实验使用了很多不同种类的食物，包括干草、零食、谷粒和实验室大鼠饲料。结果显示，总体而言，所有这些物种的行为都很好地验证了匹配法则。匹配法则甚至很好地描述了野生鸽群的食物选择行为：野生鸽群所选择的两种食物来源总数与每种食物来源所能提供食物的频率相匹配。能够准确预测某人行为的心理学原理寥寥无几。我自己的大部分研究也会通过各种方式运用匹配法则。

最佳觅食理论

觅食（forage）的意思是"到处游荡或漫步去寻找食物或其他供给"。因此，最佳觅食理论，也称为食物最优化或最大化，指的是关于寻找食物或其他供给最佳方式的一系列理论。如果你不得不在大自然中觅食，并且食物匮乏，那么很有可能你会试着让自己消耗尽可能少的卡路里并去寻找尽可能多的食物。这样的策略是最有可能让你存活的。果不其然，最佳觅食理论的其中一个观点就认为进化塑造了我们这样的行为模式，遵循这一策略的动物最有可能成功繁衍后代。

和匹配法则类似，最佳觅食理论通常也采用极其复杂的数学方程式来表达。再一次声明，尽管我个人喜欢这样的方程，但是我并不打算在这里呈现它们。方程式对于你理解最佳觅食理论的基本概念来说并不是必需的。最佳觅食理论用能量来计算任何事情，能量包括在觅食过程中耗费的能量以及在活动和新陈代谢过程中消耗的能量。这从本质上把最佳觅食过程类比为挣钱和花钱。摄入食物可以被看作收入，而为了获取食物而耗费的能量则被看作成本。因此你可能会猜想，很多科学家会把最佳觅食研究与经济学理论框架进行比较。

采用经济学框架来理解饮食选择行为在许多方面非常有帮助。一方面它可以帮助科学家理解不同饮食组合的消耗情况。举个例子，想象一下比较典型的一餐饭，动物既吃东西又喝水。如果你想分别计算出动物消耗了多少食物和多少水就会非常麻烦，因为两者相互影响。

在第3章里，你知道了绝大多数的动物会根据食物和水的特定比例来摄入食物和水。因此，在没有水的情况下，单纯的食物对又饿又渴的动物而言毫无价值。这就是为什么当你去超市购物时，你不太可能只买食品或只买饮料。匹配法则无法描述和预测这样的状况。但是，最佳觅食理论的经济学框架可以帮助我们理解这样的情况，因为经济学包含了这一类型的概念，也就是某些项目的价值取决于其他项目存在与否。

在最佳觅食理论的经济学框架之下，研究人员考虑了金钱、时间的具体作用，以及它们对人们做出食物选择的影响。影响这一选择的最大因素可能和金钱有关。举个例子，在贫穷或者经济不景气的时候，你是否更有可能购买那些除了高卡路里以外几乎没什么营养的垃圾食品？垃圾食品是否能让你在每一块钱上获得的卡路里更多？尽管研究人员的见解并不完全一致，但他们的大部分观点似乎倾向于对这些问题给予肯定的回答。未来食物选择领域的研究无疑需要考虑一些额外的有关成本的变量，这些变量现在会影响到人们的食物选择，比如食物是否产自本地以及每种食物的碳足迹（carbon footprint）[①]。

这里有一个有趣的例子是关于食物的成本如何强烈影响大学生的觅食行为的。卡内基·梅隆大学有一名学生编写了一个计算机程序来识别校园里免费食物的来源。他通过订阅几千个校园邮件并且过滤他收到的邮件，将那些包含食物的词语抽取出来。应用这一程序，他能够连续5个月享用免费食物，后来他把这个程序进一步推广到其他大学。

但是，所有的这些计算，甚至包括计算机程序都无法总是产生最佳的行为结果。动物（以及计算机程序）的物理和认知能力都存在局限。所有动物的觅食行为都至少会在一定程度上受到限制。其中一个例子就是，如果你在超市里想不起来苏打水在哪个购物通道，你就没办法选择那条步骤最少和消耗能量最少的路径

---

① 译注：碳足迹又称碳排放量，是指产品从取得原料、制造、配送运输，到使用及最终废弃等阶段，直接与间接产生的二氧化碳排放量。

获取苏打水。

让我们来列举几个应用最佳觅食理论的具体例子。你可能听说过微观经济学和宏观经济学，这两个领域的研究涉及的内容是将经济学原理分别应用于个体和群体。这两类经济学都在最佳觅食过程中得到了应用。

说到觅食行为和微观取向相结合的例子，让我们来看看生物学家格雷厄姆·H. 派克（Graham H. Pyke）最早做的一些实验。如果你喜欢观察鸟类，你可能已经在思考：为什么鸟类在捕食的时候，有一些鸟会在空中盘旋（hover），而另一些则栖息在树上（perch）？派克选用了均是以花蜜为食物的两种鸟来探究这个问题：盘旋的蜂鸟（hummingbirds）和栖息的食蜜鸟（honeyeaters）。他进行了三种类型的研究。第一种类型的研究是在自然条件下观察鸟类的行为，尽可能多地测量鸟类所处环境的相关方面，比如，他测量了鸟类从一朵花飞到另一朵花的距离，它们在每一朵花上停留的时间，以及鸟类的体重。派克在一个鸟类饲养场进行了第二种类型的研究，他制造了装着糖水针头的人工"花朵"，从而可以准确控制食物的数量和供食间隔。在第三种类型的研究里，派克在电脑中输入了鸟类实际觅食行为的信息以及关于鸟类是如何觅食的某些假设。综合这三种类型研究的结果，发现这两种鸟——盘旋的蜂鸟和栖息的食蜜鸟的实际觅食行为，以及在花朵之间飞行的模式和在每一朵花上面花费的时间，大体上是最佳的。比如说，盘旋让一只鸟更快地移动并更容易在花朵之间穿行，但是盘旋比栖息耗费更多的能量。因此，盘旋的方式更适合体型小的鸟类，因为它们盘旋所需的能量较少，比如蜂鸟，而不适合体型较大的鸟类，因为它们盘旋所需的能量较多，比如食蜜鸟。（参见趣味事实♯7）

趣味事实♯7

最佳觅食理论和微观取向可以让你从一个全新的视角来看待你最喜欢的窝在沙发看电视的状态（couch potato）。考虑一下当动物需要耗费能量去获取食物时，会给它的行为带来什么影响。心理学家苏珊娜·H. 米切尔（Suzanne H. Mitchell）和雅思佩尔·布雷纳（Jasper Brener）发现，当按压杠杆来获取食物的大鼠发现这是唯一获取食物的方式时，它们会更努力地按压杠杆。但是，当它们更努力按压杠杆来获取食物时，大鼠会在其他活动中减少能量的消耗，这样就不会增加它们的总体能量消耗。与此类似，喜欢整天窝在沙发里看电视的人，包括我们每一个人在内，会时不时利用各种机会消耗尽可能少的能量。（电视遥控器就这样大受欢迎了！）当我们从食物非常有限的环境中进化而来时，这是一种适应性的行为，但是现在人们把这样的行为打上了"懒惰"的标签。现在你会发现，用"懒惰"这个词来描述这种行为可能并不准确。

现在让我们来看宏观取向的几个例子——运用经济学原理来描述一群动物包括人类的食物选择行为。如果你也像很多科学家那样相信群体行为和个体行为均遵从经济学原理，那么使用宏观取向就是有意义的。经常采用宏观视角的另外一个原因是群体数据通常是唯一可获得的数据。

你是否还记得在看甜味偏好那一部分内容时提到的，当糖类制品价格下降而且获得它们的可能性提高时，糖类制品的消费量就增加了？这就是如何用经济学和宏观取向视角解释甜味食物和饮料的一个例子。随着国家工业化的发展，糖类消费量的增加是一个普遍模式。

宏观取向也广泛应用于针对不同文化的人类学研究中。举个例子，它可以用来解释群居的人类如何一起觅食，以及他们分享食物的程度。再举一个更加具体的例子，巴拉圭的阿切人（Ache）和委内瑞拉的希维人（Hiwi）会合作从一个特定的来源获取食物，但是这种情况只发生于那种食物提供给他们的能量大于他们觅食消耗的能量时。还有另外一个例子：从昆虫身上获取卡路里和蛋白质只消耗较低的能量，这可能可以解释为什么昆虫会作为一种食物来源在全球范围内流行。

拿起蛋糕吃掉：自我控制与冲动

现在让我们来考虑影响饮食选择的最重要的因素之一——自我控制，即选择更大或更好的延迟满足食物而不是更小或更差的即刻满足食物，以及它的对立面——冲动。匹配法则和最佳觅食理论会如何解释和预测这些选择行为呢？

首先，让我们再多花一些时间来了解一下这里提到的自我控制和冲动是什么意思。20世纪最著名的心理学家之一 B. F. 斯金纳（B. F. Skinner），为了说明和食物有关的自我控制给出了下面的例子：看菜单的时候，不问什么东西吃起来味道好，而是问吃什么可以从现在开始一个小时以后感觉好。

现在来看看下面的例子：

假设有一位母亲在一个周二的晚上告诉她的孩子，如果他在晚餐的时候吃完所有的蔬菜，他就可以获得三块曲奇饼干作为甜点。

于是孩子就吃完了他的蔬菜，但是母亲发现饼干盒里只剩一块饼干了（父亲偷偷地把饼干盒里的饼干吃掉了，只留下一块是因为他认为这样的话就不会有人注意到他做了什么）。母亲认为对孩子信守承诺很重要，并且她因为没有马上拿出曲奇饼干而感到很抱歉，于是她告诉孩子他有两个选择：要么他可以在一小时后获得一块饼干；要么他可以等到第二天，也就是周三，到时候她会去超市购物，给他三块饼干作为第二天晚餐后的甜点。这两个选择他只能选择一个。

如果这个孩子选择了周二晚饭后获得一块饼干，这就是一个冲动的例子；如果他选择了周三晚上的三块饼干，这就是一个自我控制的例子。为了得到最多的曲奇饼干，这个孩子应该自我控制。但是，我们都知道，不管是成年人还是儿童，很多人在这样的情境中都会有冲动的表现。

根据匹配法则预测，在这样的情境中会发生什么？匹配法则表明，某种食物的数量越多，你就越应该选择它；某种食物越延迟出现，你就越不应该选择它。延迟降低了食物的价值——延迟越久，食物价值下降得越多。在上面的例子里，一个选择提供的饼干数是另一个选择的三倍，但是延迟的时间长达 24 小时。因此，选择三块延迟时间更久的饼干的总体价值要小于选择一块延迟时间较短的饼干的总体价值，于是匹配法则预测儿童将会冲动地选择一块饼干。在实验室里，人类包括其他动物在选择不同延迟程度的食物时通常会很冲动。

最佳觅食理论会如何解释人们怎样从只在未来某些时间点出现的事件中做出选择的行为呢？如何看待自我控制和冲动？首先让我们想想当你在等待食物的时候会发生什么，比如在食品超市里等待免费提供的迷你华夫饼干。在等待的时间段，你可能会被打断并完全失去获得迷你华夫饼干的机会，你可能会遇到以下几种甚至更多种情况：一种情况是，你接到一个电话说你的孩子正打算用洗衣液来清洗家里的狗；另一种情况是，你突发心脏病而倒地不起；也有可能华夫饼烤模被几个贪吃的孩子打开，他们吃掉了所有烤了一半的华夫饼；甚至还有可能华夫饼烤模出了故障，导致所有的华夫饼都烤焦了。这个例子说明，等待食物可能是一个极具风险的提议——由于各种原因，你最终可能会得到食物，但也有可能得不到食物。

正如心理学家埃德蒙·凡蒂诺（Edmund Fantino）所言："未来飘忽不定，先把甜点吃了再说。"

大多数物种，包括人类在内，都是在食物分散和不稳定的环境中进化而来的。

在这样的环境中，吃掉任何立刻可得的食物毫无疑问能够给动物带来生存优势，尤其是在动物饥饿的时候。在大自然中，如果你饿了，而且当时没有很多稳定可靠的食物来源，你能做的显然是吃掉当前能用你的双手（爪子或鸟喙）获得的任何东西，要不然就要冒着没有足够能量去寻找更好的食物的风险，甚至是死亡的风险。因此，具体而言，如果一个动物为了生存需要立即获得一些食物，根据最佳觅食理论的预测，它的最佳选择可能是选择相对较小、即刻满足的食物（冲动），而不是更大、延迟满足的食物（自我控制）。优先选择即刻满足的食物不仅仅局限于危险丛林和热带草原的环境中，在戏剧《安妮》中有一部分台词也表达了这样的意思：

> 沃巴克斯：在我看来，新的这笔交易，计划性很差，组织很差，执行得也很差。你对你的项目思考得不够彻底，富兰克林（Franklin），你没有考虑过它们从长远来看会对经济造成什么样的影响。
>
> 富兰克林·D. 罗斯福：人们吃东西从不考虑长远。

另一方面，你可能会想，在一个充满食物的环境中，动物会不会更可能表现出冒险的食物寻求行为（food-seeking behavior）。这正是人类学家伊恩·吉尔比（Ian Gilbey）和理查德·兰厄姆（Richard Wrangham）研究的现象。这些研究人员证明，乌干达的黑猩猩在蔬果丰富的环境中，更有可能从事偶尔才成功的猎杀疣猴的活动。

不管你是用匹配法则还是用最佳觅食理论的视角来看待自我控制，理解这类行为背后的生理基础对于预测和修正行为来说都非常有帮助。科学家们还没有精确地了解自我控制和冲动的生理基础，但我们已经有了一些头绪。举个例子，神经递质血清素（serotonin）[①] 在其中发挥了作用。在一个实验中，让一部分大鼠大脑各个部分包括下丘脑的血清素水平下降。和其他没有接受这个处理的大鼠相比，经过处理的大鼠等待延迟满足的食物的可能性更低。从临床实践来看，一直以来我们都能观察到那些大脑皮层前额叶区域损坏的患者更有可能表现出冲动的行为。同样，大脑的腹内侧前额叶皮层区域对于人们对不同数量和延迟程度食物的选择具有至关重要的作用。因此，我们似乎对于对自我控制产生重要作用的大脑的解剖和化学成分有了一些了解。

---

① 译注：serotonin 又叫 5-羟色胺，是一种重要的生物胺。

你可能会自言自语："嗯，所有的这些信息都很不错，而且都能很好地解释自我控制，但是它能帮助我们增强自我控制吗？"匹配法则和最佳觅食理论对自我控制和冲动的分析实际上提供了一些能够增强自我控制的方法。很多这样的自我控制技术被应用于饮食障碍的治疗，具体的内容你将会在第 10 章和第 11 章里看到。现在，让我们先大致了解一下基础研究实验室里展示的一些技术，并且你可以开始思考这些技术可能会如何在临床案例中应用，以增加或减少对食物或酒精的摄入。

增强自我控制的一个方法是，在任何食物可以被得到之前尽可能早地要求自己做选择。在之前描述的那个饼干选择的例子里，如果把选择改为孩子可以在第二天晚上获得一块饼干或在第三天晚上获得三块饼干，他就更有可能选择三块饼干的选项，而不是原来那个在一小时后获得一块饼干或第二天晚上获得三块饼干两者中做出选择的选项。在修改后的选择情境中，三块饼干的价值因为延迟而大打折扣，但一块饼干的价值也会因为延迟而打折扣，这样的话，对孩子来说，三块饼干的价值就要高于一块饼干的价值了。

但是，随着时间的推进会发生什么呢？慢慢地，随着时间的流逝，如果允许改主意，孩子会把他的选择重新变回一块饼干，他会反转他的偏好。这种情况之所以会发生，是因为随着时间的流逝，选择又变成了最开始那个延迟 1 小时后获得一块饼干和延迟 24 小时后获得三块饼干的情形了。因此，为了确保自我控制的维持，孩子之前的选择必须是不可改变的，也就是说不能给孩子任何可以改变选择的机会。举个例子，一旦孩子做出了选择，他就可以让母亲写一个巨大的告示贴在冰箱上宣告这个选择并且其他任何人（父亲、保姆和祖父母等人）都不可能让他改变这个主意。当人们做了一些事情来避免他们从自我控制变成冲动时，这个行为就被称为"预先承诺设置"（precommitment device）。预先承诺设置可能是用来增强自我控制的所有方法中最管用的一种，我总是在生活中使用它。比如，要是我在上班的时候带了前一天晚上给自己准备的午餐，我就不得不在午餐时间把我带的那份含有酸奶、脆饼和水果的午餐吃掉，而不是吃放在手边的那份让人垂涎欲滴的巧克力蛋糕。

通过描述孩子的选择可能会如何发生改变，我们也提供了增强自我控制的另一个方法。假设一开始给孩子的选择是第二天晚上一块饼干和第二天晚上三块饼干，那么孩子选择的肯定是三块饼干。进一步假设，这个选择是不可改变的，而且孩子得到并吃掉了三块饼干。现在假设让这个孩子每周都做一次同样的二选一选择，就这样一直持续 26 年，而且在随后的每一次选择中，一块饼干选项的延迟时间都会缩短 30 秒。最后，在 26 年以后，孩子面临的选择就变成了现在立刻就有一块饼干，或者是第二天晚上才有三块饼干。在经历了这样的程序之后，其中小强化物的延迟慢慢地消退了，相较于没有经历过这一程序的对象而言，无论是鸽子还是行为冲动的儿童都明显地表现出了更多的自我控制。

在延迟的时间段里发生了什么同样会影响自我控制。你可能会注意到，自己如果处于饥饿状态并且关注东西有多么美味时，是很难做到等待的。但是如果你处于饥饿状态并且用一些吸引人的跟食物无关的任务来分散自己的注意力，那么等待美味食物就变得容易多了。哥伦比亚大学心理学家沃尔特·米歇尔（Walter Mischel）及其同事，在以儿童为研究对象的实验中收集到的大量证据表明，思考食物的诱人品质（motivating quality），比如曲奇饼干的味道有多么好，会让保持自我控制更加困难。但是，如果思考食物的其他特征，比如曲奇饼干圆圆的外形和上面的小颗粒，会让保持自我控制更加容易。这些思考方式可以分别被称为热思维（hot thoughts）和冷思维（cool thoughts）。在延迟时间段里玩游戏或者睡觉，两者都可能减少热思维，增强自我控制。在食物的延迟期采取同样的分散注意力的行为也可以帮助鸽子保持自我控制。心理学者对延迟期出现的提醒信号对自我控制的影响也进行了研究。如用不同颜色的信号灯来指示是否出现了自我控制的或是冲动的行为选择（这样就有了一个"提醒"，鸽子可以知道它们做了什么选择以及它们在等待什么食物），如果在延迟期间给鸽子呈现彩灯信号，它们就会表现出更多的自我控制行为。

关于热思维和冷思维的影响，可能有一个单纯的生理学解释，即提醒和注意力分散行为。回想一下第 2 章里提到的我们生活环境中有一些和食物有关的线索会增加胰岛素的分泌从而增加饥饿感的内容。考虑到增加的饥饿感能够增加人们的冲动性，也许热思维和冷思维与能否引起胰岛素分泌的事件是等效的。当你看到前面放着一份美味的巧克力蛋糕时，就会分泌胰岛素，尽管刚刚吃完午饭并且正在节食，你也无法抵挡吃几口蛋糕的诱惑。还有一些研究证据似乎也支持这一假设，即胰岛素的分泌与自我控制以及热思维和冷思维紧密相关。比如，不管是节食者还是鸽子，如果在实验室里无法经常看到食物，就能对食物表现出较好的自我控制。

关于视觉线索在自我控制中的作用以及如何控制这些线索，B. F. 斯金纳在他 1948 年撰写的那部犀利、有预见性和引人入胜的小说《瓦尔登湖第二》（*Walden Two*）中，显然有所暗示。这部小说描述了基于心理学原理建立的一个乌托邦社区：

"我们以'退到我身后吧，撒旦'这个原则作为一个例子，"弗雷泽（Frazier）继续说，"这是通过改变环境进行自我控制的特殊例子。我认为这属于 A3 子类。我们给每一位儿童发了蘸过糖粉的棒棒糖，他们只要舔一下就会被发现。我们告诉他们，只要棒棒糖没有被舔过，那么他们过一会儿就可以吃自己的这根棒棒糖。因为这些儿童只有三岁或四岁，所以这是一件相当困难的事……"

"三岁或四岁！"卡斯尔（Castle）大叫起来。

"我们所有的伦理训练直到六岁才结束，"弗雷泽平静地说，"面对诱惑时移开视线这样一个简单的原则在四岁以前就可以获得。但是在这么小的年龄能够忍住不去舔棒棒糖却并不容易。现在，如果处在一个类似的情境里，卡斯尔先生，你会怎么做呢？"

"以最快的速度把棒棒糖从眼前拿开。"

"正是如此。我发现你已经训练有素了，或者说你发现了你自己的原则。我们一有机会就会满足自己最初的冲动，但在这个例子里我们有更重要的目标，并且我们会忍不住给予口头上的帮助。首先，孩子们在盯着棒棒糖看的时候被要求检查他们自己的行为。这就帮助他们意识到了自我控制的需要。当棒棒糖被藏起来的时候，我们让儿童去注意是否有快乐的感觉或者紧张感是否有减少。接着安排了一个强有力的分散注意力的任务，即一个有趣的游戏。继而提醒儿童关于棒棒糖的事情并鼓励他们检查自己的行为。刚才那个分散注意力任务的效用显而易见。那么，我还需要继续说吗？当这个实验在一天后或随后的时间里重复的时候，这些儿童纷纷跑开并把棒棒糖藏到了抽屉里，正如卡斯尔先生会做的那样。这是我们的培训卓有成效的一个有效指示。"

成年人也会应用这样的自我控制技术，正如亚历山大·麦考尔·史密斯（Alexander McCall Smith）的"第一女子侦探所"系列作品（No. 1 Ladies Detective Agency series）中的《蓝鞋子与幸福》（*Blue Shoes and Happiness*）里所描述的：

当其他人都津津有味地品尝着她为他们准备的布丁（中间加了一勺红色果酱的香蕉奶油）时，她就像被固定在座位上一样，坐在一旁看着他们享用美食。

"你确定不想来一点奶油吗，兰马翠（Mma Ramotswe）？" J. L. B. 马坦寇尼（J. L. B. Matekoni）问道。

"不了。"她说。接着又说："是的。嗯，我确定我不想吃。意思是不要。"

J. L. B. 马坦寇尼笑了笑。"味道非常好！"他说。

"这就是我们怎样被诱惑的，"兰马翠心想，"但是至少我们还有一些人是很强大的。"

她闭上了她的眼睛，心想如果把眼睛闭上，变强大会更容易一些，尽管这个效应持续的时间非常有限。一个人是没办法闭着眼睛到处瞎走的，尤其是如果这个人还是个侦探的话。

为了避免你误认为自我控制的训练仅限于虚构的小说，我们再来看看下面这个例子：

在一次和菲利普（Philippe）那些法国的大学朋友一起吃年夜饭的时候……其他孩子都已经聚在一起并且彼此之间保持了恰当的距离。他们的眼睛都盯着饼干看，但是没有人敢碰它们。接着，一个法国朋友暗示了孩子们的这种自我控制是如何学习到的。从 3 岁开始，所有的孩子在幼儿园里（学前班）在中午甜点时间必须要好好坐着并把手放到他们的膝盖上。只有在老师允许之后他们才可以开始吃，要是有人忍受不了诱惑，他的点心就会立刻被拿走。

胰岛素分泌和自我控制有关的假设还得到了其他证据的支持。不管实验室里的实验对象是人还是鸽子，相较于每做一个选择就直接给予食物奖励的情况，在他/它们做很多选择才能获得可以换取食物的代币这种情况下，自我控制会表现得更好。我们可以很容易地推测，给予可见的、即时的食物奖励要比给予非可见的、非即时的、多次选择后才能获得的奖励更容易产生冲动行为。因为动物在做出每个选择之后，如果食物都是可见并可获得的，那么它体内会释放更多的胰岛素，从而变得更饥饿，由此产生更多的冲动行为。

在相关的研究中，心理学家罗伊·鲍迈斯特（Roy Baumeister）将自我控制看成是一种会发生衰减的有限资源，给人们饮用甜味的饮料（可以提供能量）能够增强自我控制。然而,一些研究者发现仅仅是甜的味道就可以增强自我控制,无论血糖是否升高,但是这些发现有时候并不是那么容易被复制。因此,进一步的研究需要更准确地确认自我控制是否会像有限的资源那样发挥作用,如何发挥作用以及是否和血糖水平有关。

最后,研究发现时间流逝本身就能影响自我控制。举个例子,如果你在等待三块饼干的时候睡着了,你会觉得时间过得非常快,那么三块饼干的价值几乎不会因为时间延迟而打折扣。因此,任何能够让时间看起来过得快一些的事情应该都能增强自我控制。做一些有趣的事情、吃一些特定的药、设置一定的提醒措施,以及睡觉,可能都会让时间看起来过得更快从而增强自我控制。我第一次去欧洲的前一天下午非常兴奋,觉得自己等不及要出发去机场。我老公当时带我去看了电影《教父》,于是去机场的那段等待时间就在影院里飞逝而过。与之相反,处于饥饿的状态、盯着食物看、吃另外一些特定的药或者做一些可能不那么有趣的事情都会让时间过得不那么快,从而降低了自我控制。匹配法则可以用各种数学公式来表达甚至预测,动物由于受到这些因素影响而在对时间敏感性上存在差异。

你的想法是什么?

你现在已经知道了通过改变环境的不同方面来改变食物选择中的自我控制和冲动的一些方法。举个例子,如果把食物藏起来,那么人们更有可能表现出自我控制并且不会马上把食物吃掉。

研究人员还研究了通过调整环境来改变食物选择的很多其他方法。所有这些干预的目标不是去改变一个人是否喜欢某种特定的食物,而是去改变这个人最终是否选择这种食物。理查德·H. 泰勒(Richard H. Thaler)教授和卡斯·R. 桑斯坦(Cass R. Sunstein)教授在他们的绝佳著作《助推:改善跟健康、财富和幸福相关的决策》(*Nudge:Improving Decisions about Health,Wealth,and Happiness*)里描述了很多这种类型的干预。

这类干预的具体例子包括在摆放食物的自助食堂或自动贩卖机上公开张贴食物的营养信息,对某些特定食物提高价格或者增加税点,以及考虑是否要提供某种食物。

赫伯特·L. 梅色曼(Herbert L. Meiselman)和他的同事以大学生为研究对

象，通过两个巧妙的实验证明了自助食堂里食物呈现方式的调整效应。这些科学家在供应各种食物的学校自助食堂里操纵了获取糖果和薯条的不同难度。在每个实验的第一部分，大量的糖果（实验1）或薯条（实验2）会分别被放置在学生付餐费的四个主要位置上。在每个实验的第二部分，糖果或者薯条被挪到新的位置，只出现在离学生通常付餐费位置有点距离的一个地方，学生在这个地方购买东西且需要另外排队去付款。食堂的收银员只有在学生询问的时候才告诉他们放置糖果和薯条的新位置。实验者发现，当糖果或薯条的获取难度加大时，学生购买它们的可能性明显减少了。在糖果或薯条获取难度加大的情况下，学生会购买类似水果或甜点之类的其他食品而不是糖果，或购买其他淀粉类食物而不是薯条。显然我们可以通过一些努力——获取特定食物所需要花费的力气——来影响人们选择哪种食物。试想一下，要是把那些装满垃圾食品的自动贩卖机全都挪到地下室而不是放在大厅里，那么美国的办公室工作人员的饮食行为会受到怎样的影响？

简单地消除某个食物选项的策略曾经在纽约市掀起过轩然大波，当时的市长迈克尔·布隆伯格（Michael Bloomberg）试图禁止某些公司出售大容量的苏打水。有很多人和组织支持这项动议，同时也有很多反对的声音。在《纽约时报》（*New York Times*）和其他媒体上有关于这个争议的反复报道。2012年6月18日，《纽约客》（*The New Yorker*）上甚至刊登了一幅欧文·史密斯（Owen Smith）的画作，名为《苏打水的黑暗命运》（"Soda Noir"）。这幅画描绘了一个男人和一个女人躲在阴暗的城市角落拿着大瓶的苏打水，脸上显露出极度恐惧的神情。苏打水禁令（由于法律上的质疑而最终没有实施）是布隆伯格市长最后一个与公共健康有关的举措。

反对苏打水禁令动议的人表示，人们应该自由地做出自己的选择——给他们提供信息是可以的，但是改变某种食物的获取通道，甚至更加极端地不再把它们作为食物选择，是一种过度的专断和控制。支持苏打水禁令动议的人指出，食品生产商和经销商花费了大量的时间和金钱来展示他们的食品并提供与这些食品有关的其他线索，从而最大限度地鼓励人们购买和消费这些食品。那么，为什么可以允许食品生产商和经销商竭尽所能地根据他们的利益来影响我们的选择，哪怕这些做法会导致我们形成不健康的饮食习惯，却阻止其他人或组织采取类似的方式来倡导健康的饮食习惯呢？你可能会猜测我究竟会站在这个争议的哪一方。正如我在这本书的前面部分所说的，我们的身体所适应的环境和现在我们所居住的不健康环境大相径庭，现在的环境是我们自己创建出来的。因此，我认为我们一步一步地改变我们自己创建的不健康的环境来保护我们的健康是完全恰当的。

小结

你已经看了很多例子，了解了学习选择行为如何能够帮助我们理解我们为什么会购买特定的食品和饮料。具体来说，你知道了选择行为的两个非常具体的模型——匹配法则和最佳觅食理论，以及它们是如何描述和预测选择行为的。匹配法则认为动物在不同食物中做选择时，依靠一个（相对而言）简单的经验原则，经验原则有时候碰巧会最大化食物或水分的摄入量，但并不总是如此。与之相对的，最佳觅食理论认为动物根据它们环境的不同方面做出选择，在动物的能力范围内评估能量的输出和输入，从而决定哪个选择能够使食物或水分摄入最大化。因此最佳觅食理论的重点在于能量输入输出和存活。但是，在有些情况下，匹配法则和最佳觅食理论会做出同样的预测。举个例子，两者都预测当你去食品超市听到免费广告时，你去法式餐前点心的展位的次数是去迷你华夫饼干展位次数的五倍。两者都认为动物会采用启发式的方法来做出好的选择。而且，两者都可以帮助我们理解环境中特定的改变如何能够影响食物选择。

虽然很多科学家进行了一些测试，想看看匹配法则和最佳觅食理论哪一个能够更好地描述动物的食物选择行为，但重要的是要意识到可能并没有一个唯一正确的食物选择行为模型。比如，两个模型对于我们了解自我控制均做出了贡献。这一点很有帮助，因为自我控制的研究对于我们了解和调整所有类型的饮食行为，包括饮食障碍，都具有极其重要的作用。你在后面的章节里会了解到与此有关的更多内容。

8 吃什么就成为什么

衣食足而后知荣辱。

——法国谚语

恺撒：

愿我身边胖子多，

油光满面真快活。

看卡修斯瘦奸相，

狡诈危险赶快躲。

——威廉·莎士比亚（1599/1936）

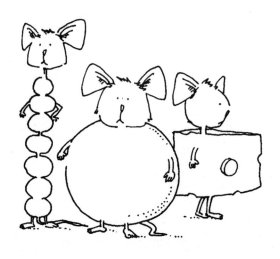

到目前为止我们花了很多时间在这本书里探讨哪些因素
会影响我们的饮食行为。现在我们要反方向来思考一下，我
们吃什么喝什么会怎样影响我们的行为？在极端的情况下，
如果一个人在很长一段时间内不吃不喝，那么他所有的行为
都会停止并且这个人会死掉。但是在吃了一些食物或喝了一
些饮料的情况下会如何呢？在这样的情况下，我们食用了某
些东西与否对一个人行为的特定方面会产生影响吗？会产生
怎样的影响？显然，无论是法国人还是莎士比亚，都表达了
这样一个观点，即吃得好会让一个人更容易相处。诸如此类
的观点是否正确呢？

　　我们身体的每一个部分都来源于我们或我们母亲所摄入
的某种营养。和其他哺乳动物获取营养物质的方式一样，营
养物质可能通过我们的脐带或嘴巴到达我们的身体。如果我
们身体的每一个部分都是由消耗的营养物质组成的，而且如
果我们的行为完全是我们身体的一个功能（相对于某个或某
些非身体的实体），那么我们的所作所为肯定受到我们饮食行
为的影响。正如广为流传的作品《爱丽丝梦游仙境》里的爱
丽丝所表达的："每当我吃了什么或喝了什么的时候，我知道

肯定会发生一些有意思的事情……"

在这一章里我们将会看到两种基本情况：第一种情况是动物正常摄入的食物中缺少了某些物质导致它行为异常，而另一种情况是动物正常摄入的食物中出现了某种物质导致它做出某种特定的行为。后者有一个例子就是酒精，在本章我们不会展开，因为这个主题我们会在第 11 章里详细谈。

我敢肯定你听说过或者看到过这样的观点：因为这个药片或饮料是"纯天然的"，所以通过吃这些药片或喝这些饮料来治疗某些疾病或心理问题是很好的。这样的信念来自我们认为我们的饮食可以影响我们的行为，食物或饮料可以作为药物来使用。可以预防疾病或增进健康的食品或饮料被称为"功能性食物"。功能性食物在很多文化中已经被使用了上千年。举个例子，在中国有一个传统的观念，即认为绿茶煮鸭蛋可以用来治疗糖尿病。功能性食物已成为美国食品工业中迅速增长的部分。但是很多人似乎没有意识到的是，某些食物是"天然的"，并不意味着它们对你有好处。实际上，虽然我们的自然环境中有很多食物可以缓解疾病的症状，但我们周围的环境中也包含了大量会导致异常行为的毒药和毒素。

因为有太多宣传炒作和大众流行心理学介绍了天然物质对我们行为的影响，所以在这一章里我会花一些时间试图让你了解科学家们是如何探究这些影响的，以及这些影响是否真的存在。这并不是一个简单的过程。我希望等你看完这一章的时候，你可以对被你放进嘴里的食物如何影响你的行为有一个全新的认识，同时你可以对如何评价从别人那里听来的那些效果有更好的心理准备。

垃圾进，垃圾出：营养物质缺乏的影响

有一些营养元素缺乏的状况几乎会影响到每一个人，而另外一些营养元素缺乏的状况则只会对一部分人的行为造成影响。这两种情况我们都会进行讨论。

影响每个人

我们可以看到，对某些营养物质的剥夺可以通过很多不同的方式来影响行为——剥夺全部的营养物质与只剥夺一种营养物质、短时间的剥夺与长时间的剥夺、孕期的营养物质剥夺与儿童早期或以后营养物质的剥夺。让我们从早期的营养不良开始，这通常在孩子出生之前或出生之后不久发生。婴儿期和儿童早期的营养不良会阻碍儿童的认知发展并伴随着大脑发育异常。但是，如果营养补充开始得早的话，则可以在一定程度上消除这些影响。

有一些科学家相信儿童营养不良与后续的认知发展损害之间并不是一个简单的关系。他们认为儿童的营养状况与儿童生活环境的其他方面相互影响，这种交互作用会损害认知发展。充足的营养本身还不足以让儿童在智力上发展得很好，因为儿童既需要足够的营养又需要刺激智力发展的环境。

塔夫茨（Tufts）大学的营养学家埃内斯托·波利特（Ernesto Pollitt）及其同事在危地马拉一个村庄里的贫困儿童身上考察了这样的交互作用。从1969年开始，连续8年给两个村庄的儿童提供一种高热量、高蛋白的营养补充剂（Atole），而给另外两个村庄的儿童提供一种热量相对较低、不含蛋白质的甜味饮料（Fresco）。20多年之后，波利特发现那些接受了营养补充剂（Atole）的儿童（现在已成年）在大多数认知测试中的表现优于那些接受了甜味饮料（Fresco）的儿童。波利特还发现，这两类儿童之间的差异极大地增加了这些儿童所获得的教育数量的差别。看起来似乎是，营养补充剂（Atole）所提供的更好的营养能够让孩子们充分利用他们的教育机会。营养不良可能会降低儿童的能量水平、减少他们的好奇心，或弱化他们对周围环境变化的反应，所有的这些影响都会抑制他们的学习能力。

现在让我们来看看老年人的营养不良。由于很多原因，上了年纪的人相对来说比青年人更容易营养不良。其中一个原因你已经在第4章里了解到，即老年人的味觉和嗅觉能力衰退，结果会造成他们不好好吃东西。营养不良会损害记忆力，同时还会引起其他心理问题。因此对于老年人而言，补充营养是极其重要的。

一顿饭摄入与否也会影响儿童以及成年人的认知能力。平常晚上的时间匆匆而过，第二天早上不吃早餐，会导致儿童和成年人在记忆测验里的表现都变差。但是，在其中一项实验中，心理学家安德鲁·史密斯（Andrew Smith）及其同事发现，女性在摄入符合她们热量需求的午餐和摄入少40%的午餐两种情况下，完成需要集中注意力的任务时，其出现错误的数量没有差异。换句话说，吃一点儿和正常进食相比，女性在认知能力上没有区别。相反，如果女性的午餐摄入量比她们所需要的热量多40%，那么她们在需要集中注意力完成的任务中明显会出现更多差错。因此，如果你想在下午好好工作，那么你需要吃得少一些并且应该远离那些大分量的商务午餐。

更加有意思的是，饥饿的大学生——无论是男生还是女生——与不饥饿的大学生相比，会更多地表达对社会福利观念的支持。但是，饥饿的学生在分享他们自己的资源方面并不比不饥饿的学生慷慨。因此，看起来饥饿的学生增加对社会福利观念的支持也许（很有可能是无意识的）是为了提升学生自己成为别人慷慨行为受益者的概率。

现在让我们考虑一下长时间剥夺儿童或成年人某种特定营养物质的后果。这种情况会影响人们的行为吗？在很多情况下，答案是肯定的。你已经从第5章里了解到，剥夺某种营养物质，比如盐，会自动增加对那种物质的偏好，而不需要任何过去经验。但是剥夺某种营养物质对其他行为有怎样的影响呢？研究表明，缺乏叶酸、铁元素和维生素B12的儿童在认知任务上的表现会变差。幸运的是，在很多这样的案例里，为儿童提供足量的之前所缺乏的营养，可以消除认知缺陷。在成年人群中，有一个例子是关于吃极低胆固醇食物的后果的，这一饮食习惯显然会使人们倾向于产生自杀或暴力行为，这是一个令人担忧的问题，因为有很多人痴迷于低胆固醇饮食。这难道就是本章开头提到的恺撒大帝在谈到卡修斯时思考的问题吗？我一直都知道低胆固醇饮食会让我感觉有些暴躁，但是我从来没想过这也许会严重到让我自杀或杀人！

影响一部分人

一些研究人员认为，由于各种原因，尽管有些人平常的饮食摄入被认为是正常的，但身体依然会缺乏某一种或几种营养素。研究人员推测这种缺陷会导致人们行为不正常，而这种不正常的行为可以通过消除这种缺陷得到治疗或避免。诺贝尔奖获得者莱纳斯·鲍林（Linus Pauling）将这种取向称为分子行为精神病学（orthomolecular psychiatry）。

这种缺陷的其中一个例子大家熟知已久，即一种被称为韦尼克-科尔萨科夫综合征（Wernicke-Korsakoffsyndrome）的不可逆记忆障碍。患了这种疾病的人在回忆最近发生的事件上存在困难。这种综合征由两个因素引起。一个因素是我们身体中通常参与葡萄糖消化的一种特定化学物质的活动出现了基因异常。另一个因素是食物摄入中缺乏维生素。当这两种因素都出现时，就形成了这种综合征。该综合征经常会出现在酗酒的人群中，因为他们通常会营养不良，但是也会出现在不饮酒的人群中——如果他们有遗传异常和硫胺素缺乏的状况的话。

我在 17 岁的时候，就亲眼见识了韦尼克-科尔萨科夫综合征的症状。那时我正在费城一家精神病院里担任护士的助手，这是我就读高中的一个高年级项目。我刚到这家医院上班没几天，有一天一名护士让我带一位中年女性患者散步。这位患者长得很漂亮而且衣着考究。医院的院子很美，天气也很好。我不太认得路，不知该怎么走，患者一再告诉我她也是新来的，所以也不知道该走哪条路。我们走到了一处温室花房，患者说她很高兴，医院里竟有花房。我们经过了一棵很古老的树，树根弯弯曲曲，患者说看着像蛇一样。我们一路上聊得非常愉快，我一直在想她为什么会住进医院里——难道和她认为树根看起来像蛇有关系？当我们返回病房的时候，我查看了一下她的病历。她已经在医院住了好几周并且去过花房无数次。她是一位被诊断为韦尼克-科尔萨科夫综合征的酗酒者。她无法记起自己曾经去过院子并到过花房。我还了解到，即便她停止喝酒，她的记忆力也无法恢复了。

鲍林认为，分子行为精神病学要比韦尼克-科尔萨科夫综合征之类的障碍宽泛得多。根据鲍林的看法，很多人都患有营养素缺乏的疾病，这可以通过改变他们的饮食来治疗。举个例子，他认为精神分裂症患者患有维生素 C 缺乏症，通过给予超大剂量的维生素 C 可以成功治疗精神分裂症。但是，该想法尚未获得可靠的科学研究结果的支持，也并没有进一步研究的证据证明大剂量的维生素 C 可以帮助治疗或预防其他疾病。

一些研究人员声称，如果人体内的某些神经递质如血清素的数量不足，则会导致心理异常。研究人员反复证明，人类或其他动物体内的低水平血清素与高水平的冲动行为（包括侵犯和自杀行为）紧密相关。实际上，体内低水平的胆固醇会降低血清素的水平，这就是为什么像你刚才所了解到的，胆固醇水平低和人们的暴力行为有关。另外一些研究人员认为血清素水平低会导致有些人抑郁。那么这和你吃什么有怎样的关系呢？氨基酸是蛋白质的基本成分，也是神经递质的重要成分。你通过摄入蛋白质为你的身体提供氨基酸。行为受神经递质水平的影响，而神经递质水平受氨基酸水平的影响，氨基酸水平则受到你每天吃的东西的影响。

如果上述这些都是正确的话，那么给那些冲动、暴力和抑郁的人提升体内的血清素水平，应该会减少他们的问题行为。我们已经做了这样的尝试，即采用药物治疗和饮食调整相结合的方法来减少其问题行为。关于后者的效果虽然有更多猜测的成分，但猜测对我们而言也有意义。我们知道，从理论上来说，操纵人们的食物摄入量，应该可以影响血清素的水平。身体里的血清素来自它的前体色氨酸，即一种氨基酸。事实证明，血液中色氨酸浓度的增加可以通过食用高碳水化合物的餐点来获得。注意我并没有说你可以通过食用高蛋白的餐点来提高血液中的色氨酸浓度。如果你对这一部分很关注，你应该会问："为什么会这样呢？毕竟色氨酸是蛋白质的一个构成部分，而不是碳水化合物的构成部分。"下面让我来解释一下。

虽然蛋白质中含有大量的其他氨基酸，但其实色氨酸的含量很少。当某种动物，比方说你，在吃了高蛋白的一餐之后，色氨酸和其他氨基酸就进入了你的血液中。它们在血液里以竞争的方式进入你的大脑。同时，你的血液中还有胰岛素，因为你可能还吃了一些碳水化合物，身体会释放胰岛素来消化碳水化合物。胰岛素把这些氨基酸（但不包括色氨酸）中的一些输送给用于控制骨头的肌肉。但血液中仍然留下了足够多的其他氨基酸，它们与色氨酸竞争进入大脑，于是进入大脑的其他氨基酸的数量要远多于色氨酸。（见图 8.1）如果你吃了高碳水化合物的食物，你身体中的色氨酸、其他氨基酸和胰岛素的数量是这样的：除了色氨酸之外，只有很少的其他氨基酸会进入大脑，这样才能有更多的色氨酸进入大脑。这应该会随之提高大脑中血清素的水平。我之所以说应该，是因为通常实验不会直接测量大脑中血清素的水平，至少以人为研究对象的实验不会这么做，因此研究人员通常无法确定他们所做的事情对大脑产生的具体影响。

让我们以发生在人身上的这些现象来举一个例子。荷兰科学家 C. R. 马库斯（C. R. Markus）、G. 潘惠森（G. Panhuysen）、A. 杜伊顿（A. Tuiten）及其同事们做了一个实验来观察那些对压力敏感和不敏感的人。研究人员特别感兴趣的是，如果让那些容易感受到压力的人在完成一个高压任务之前吃一顿富含碳水化合物的饭，那么他们是否更不容易产生抑郁情绪。这些研究人员假设压力易感型的人们大脑中的血清素水平比较低，因此食用大量碳水化合物会提升他们大脑中的血清素水平，从而让他们更少表现出压力反应。

在实验中，除了测量实验参与者的情绪水平，研究人员还测量了实验参与者的压力水平（比如，通过测量脉搏来测量压力水平）以及血液中色氨酸和其他氨基酸的水平。要求实验参与者完成的压力任务包括做心算——在没有笔、计算器或计算机辅助的情况下做算术。此外，在做心算期间有很嘈杂的声音，而且让实验参与者认为他们一再算错了答案。（这对我来说相当有压力！）实验参与者在吃

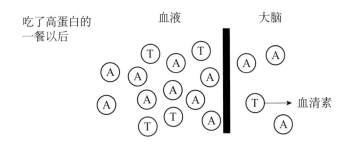

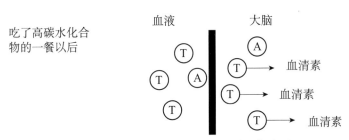

图 8.1 色氨酸进入大脑从而影响行为的概念图

注：血液中的色氨酸（T）和其他氨基酸（A）相互竞争随血液进入大脑。在吃了高蛋白的一餐以后，很多氨基酸进入血管，这些氨基酸中极少一部分是色氨酸。于是，因为竞争作用，相对来说极少的色氨酸进入了大脑，因此色氨酸无法影响行为。但是，在吃了高碳水化合物的一餐以后，有少量的氨基酸进入血管。此外，胰岛素被释放。胰岛素将大部分氨基酸（不包括色氨酸）输送到控制骨骼的肌肉。因为几乎没有什么竞争，所以相对来说大量的色氨酸会进入大脑。在大脑中色氨酸会提高血清素水平，从而可能影响行为。

来源：H. R. Lieberman, S. Corkin, B. J. Spring, J. H. Growdon, and R. J. Wurtman. Mood, Performance, and Pain Sensitivity: Changes Induced by Food Constituents. Journal of Psychiatric Research, 1982/1983 (17): 135 - 145.

了富含碳水化合物的食物和富含蛋白质的食物之后，均在这个任务上接受了测试。食物的卡路里数量和脂肪数量保持一致。这样一来，就有两类实验参与者（压力易感型和非压力易感型）和两类食物（富含碳水化合物和富含蛋白质），其他因素都保持一致。结果发现，只有那些压力易感型的实验参与者在吃了富含碳水化合物的食物之后去完成任务，会出现更少的压力反应，包括未增加抑郁情绪。而且，实验参与者在吃了富含碳水化合物的食物之后，他们血液中色氨酸和其他氨基酸的比例要显著高于他们吃富含蛋白质的食物之后的这一比例。这些结果表明，如果你有压力倾向的话，那么你多吃一些碳水化合物可能会感觉更好，这种效果可能是由于你大脑中的血清素增加了。

"［蘑菇］一方面会让你长得更高，而另一方面会让你变得更矮"①

对于那些没有明显的营养不良或神经递质功能缺陷的人来说，情况又会如何呢？这些人吃的东西也会影响他们的行为吗？已经有很多明确的证据表明，至少在一些情况下，确实会有影响。

影响每个人

大量的实验表明，只是简单地吃一顿饭就能影响你的活动水平、情绪、任务表现以及对时间流逝速度的感受。吃一顿饭能否增加或减少以上的行为及感受，取决于你在一天之中的哪个时间点吃这顿饭，以及这顿饭里包含了什么食物。

举个例子，你可能还记得，高碳水化合物的食物会增加色氨酸，因而也可以增加血清素，让你感到更疲劳，改变你的心情，并且可以让时间过得似乎更加缓慢一点。享用一顿健康的早餐，可以在整个上午让你的认知功能保持良好的状态，不管你是儿童还是成年人。

现在还有大量比较一致的证据表明高脂肪的饮食会损害记忆力和影响学习过程。甚至是接触与高脂肪饮食相关的象征符号，比如快餐连锁店的标识，也会损害记忆和自我控制能力。

再举一个更加具体的例子，在心理学家邦尼·斯普林（Bonnie Spring）和她的同事们进行的一个实验中，女性实验参与者报告在吃完高碳水化合物的一餐饭之后会感到疲劳，但这种情况不会出现在仅包含高蛋白或同时包含碳水化合物和蛋白质的一餐饭之后。而且，斯普林和她的同事们发现吃了高碳水化合物一餐之后产生的疲劳和血糖水平没有关系；疲劳的产生与血液中色氨酸水平的升高相一致。这个现象很有趣，因为血清素在睡眠调节中发挥着重要作用，并且很多研究均表明，色氨酸直接作用于成年人和新生儿的睡眠改善。斯普林和她的同事们还发现，

---

① 译注：来自《注释版爱丽丝》一书中的一句话，意思是任何事情都有两面性。

人们摄入了高碳水化合物的食物之后，在完成需要持续投入专注力的任务中表现得比摄入高蛋白食物之后更差。

所有这些都告诉我，如果我有睡眠的困扰，我的晚餐最好只吃碳水化合物。如果我想保持清醒状态，最好能吃一些蛋白质，而不是吃曲奇饼或脆饼干这样的零食，甚至是蔬菜和水果（所有这些主要都是由碳水化合物组成的）。但是我读到的这些文献对我儿子的生活造成的影响可能要远大于对我自己的生活的影响。当他还是个青少年的时候，他向我描述了他在学校吃的午饭，他总是得听我念叨："蛋白质在哪里呢？"（他最喜欢的午饭是不含肉的番茄意大利面搭配果汁，这是几乎不含蛋白质的一顿饭。）从我儿子 2 岁上学前班开始，直到他离开家上大学，每一顿早餐我都想着法子让他吃点蛋白质——无论是以牛奶泡麦片的形式，还是以酸奶或者奶酪的形式（所有这些还包含了我同样坚持让他摄入的钙）。要是所有的这些都没有，或者他死活不肯吃，我甚至会耍些手段给他吃他最喜欢的打包食品——芝麻鸡外卖。只要能在上午上课前往他胃里塞进去一些蛋白质，那么不管吃什么都行。

但是，如果蛋白质让你更加清醒，碳水化合物让你更加疲劳，那么为什么每个人都在讨论糖分导致兴奋的情况呢？尤其是在儿童群体中这个作用更明显。糖分是 100% 的碳水化合物，但是儿童吃了大量的糖果之后会变得异常兴奋，是这样吗？这是全美的父母和老师们最为重视的信念之一了：当孩子们表现得野蛮疯狂的时候，不是他们本身或他们如何被对待的问题，而是他们吃下去的糖分在作怪。然而经过反复多次的严谨实验检验，都没有发现糖分对儿童行为产生显著影响。

举个例子，儿科医生马克·L. 沃尔赖奇（Mark L. Wolraich）及其同事发表了一篇针对之前已发表的有关吃糖对儿童行为影响的 16 篇研究报告的分析报告。一个研究需要满足以下几个特征才能进入被分析的研究小组。第一，必须给儿童一定分量的可供测量的糖。第二，必须比较给糖和给人造甜味剂这两种情况的效果。第三，必须确保任何行为改变都是由糖的实际效果引起的，而非源自人们以为糖应该有的效果。参加实验的儿童、他们的父母，以及监测孩子行为的研究人员都不知道什么时候给的是糖（而不是人造甜味剂）。当把甜味物质给一个儿童，并对这个儿童的行为进行测量之后，符合入组资格的研究才会让实验参与者知道给孩子的是糖还是人造甜味剂。对所有符合这些标准的研究进行分析的结果表明，不管测量孩子哪方面的行为，包括活动水平或是学习成效，儿童的行为都没有因为糖而产生明显的改变。研究者承认，也许确实有一些儿童的行为在一定程度上会受到糖的影响，但是，毫无疑问的是，至少大部分儿童的行为并没有受到糖的影响。因此，如果你的孩子们在万圣节的时候表现得很疯狂，可能是因为节日气氛让他们变得兴奋，而不是因为他们吃的糖果。

除了摄取蛋白质和糖分之外，食用食品和饮料也会影响你的行为。在精心设计的实验室研究中发现，绿茶中的一种黄酮类物质能够降低自我报告的压力水平，并伴随着脑部活动的一系列变化。仅仅是喝水就可以改善儿童和成年人的记忆和其他类型的认知活动。同样，只是轻微的水分剥夺就会损害认知能力。

食物的气味本身也能够影响你的行为表现。举个例子，闻一闻甜甜的焦糖味可以提升你对疼痛的忍耐度。另外一个例子，佳丽牌（Glade）芬芳苹果味的空气清新剂可以显著提升高压字词任务中的成绩。看了最后这个实验，我开始认真地考虑要在我办公室工作人员周围（对他们来说我无疑是压力来源）喷洒空气清新剂。但是我担心工作人员看到我喷洒空气清新剂会非常惊讶，他们吃惊的状态说不定会抵消掉空气清新剂的积极效果！

影响一些人

一些科学家认为，有些人的身体对正常食物中的某些营养物质会比较敏感，这样的人吃了这些特定的物质，可能会表现出异常行为。这些关于食物过敏的研究是所谓临床生态学（clinical ecology）的一部分。

由食物过敏导致心理症状的一个典型的例子就是患有苯丙酮尿症（PKU，phenylketonuria）的儿童。出生在美国的每 20 000 个儿童中大约就有 1 个患有这种疾病。这些儿童先天就缺少一种基因，该基因在苯丙氨酸的氨基酸代谢中发挥重要作用。于是苯丙氨酸就在体内积聚，造成非常严重的永久性的智力障碍。幸运的是，现在出生在美国的新生儿会进行 PKU 检测。如果患有 PKU 的新生儿在出生后马上只摄入低苯丙氨酸的食物，通常这个孩子就能正常发展。但是，这种饮食治疗可能要一直持续下去。实际上，持续的治疗对于怀孕的 PKU 女性患者来说是尤为重要的。如果治疗在怀孕期间没有持续，那么出生的婴儿可能 IQ 低、体重轻，大脑和心脏出现异常。

目前，更为精细的食物过敏实验则比较缺乏。有一项研究是由科学家大卫·S. 金（David S. King）实施的。他检验了实验参与者对那些他们可能比较敏感的食物的反应。首先他询问实验参与者他们平常食用各种东西的频率，他们有多么渴望吃它们，以及吃了之后有什么样的感觉。在这些报告的基础上，他为自己的研究挑选了他认为实验参与者们最有可能会过敏的物质：小麦、牛肉、牛奶、蔗糖和烟草的提取物。金把这些提取物放到实验参与者的舌头下面，并对比他们在放了安慰剂（蒸馏水）之后的反应。他采用了许多防范措施来确保实验参与者做出的反应只是基于实际物质的功能，而不受他们以为舌头下面是什么东西这个想法的影响。举个例子，他不告诉实验参与者他正在使用哪种提取物，甚至有时候用的就是安慰剂。相较于接受安慰剂，实验参与者在接受了提取物之后所报告的内容明显出现了更多认知情感的症状（比如抑郁和烦躁）。但是，在接受提取物之后，他们报告的内容中并没有出现更多躯体症状（比如鼻塞或皮肤发红）。因此，金的研究结果看起来支持了这样的假设，即有一些食物在有些人身上能引起心理反应。但是，这些反应到底能真实反映多少人的特征，这一点尚未弄清楚。而且，重要的是要记住，金所使用的实验材料是食物提取物，而不是天然的食物，所以他的研究结果可能无法应用在自然的饮食环境中。

引狼入室：食物中非营养物质的影响

我们经常吃的和喝的东西里包含了一些不提供任何营养的物质。这些物质包括人工色素、香精和防腐剂，以及在我们不经意间混入的污染物和毒素。（参见趣味事实♯8）考虑到这些物质对我们行为的影响，它们也是我们的关注对象。我将会讨论三个例子：咖啡因、铅和食品添加剂。有些人认为这些物质导致了儿童的多动症。

趣味事实♯8

历史上充斥着各种各样的例子，这些例子是关于食物中存在的非营养物质对重大历史事件的影响的。让我们来看两个例子。其一，一些研究人员认为有一种叫麦角中毒（ergotism）的食物中毒类型和1692年的塞勒姆女巫审判案有关。麦角中毒的症状包括暂时性的耳聋、失明、被拧掐或皮肤下面有蚂蚁爬行的感觉，以及抽搐。麦角中毒是由麦角菌引起的，这是一种生长在谷物里，尤其是黑麦里的真菌。很有可能在1692年的塞勒姆有大量的黑麦被麦角污染，而且，也许并非巧合的是，那些被蛊惑的女巫审判案的主诉，其症状与麦角中毒几乎一模一样。

历史上还有另外一个这样的例子。如果你是凡·高的粉丝，你应该知道他的很多画作都受到了他所沉溺的一种淡绿色苦艾酒的影响。苦艾酒在 19 世纪末 20 世纪初的法国非常流行，而且被一种叫侧柏酮的毒素污染。侧柏酮会引起幻觉、精神障碍，最终产生不可逆的脑损伤。一些人认为凡·高对苦艾酒的沉迷导致了他的精神错乱和自杀。凡·高是如此迷恋苦艾酒，以至于在 1887 年他甚至画了一幅静物画，命名为《苦艾酒与水瓶》（*A Glass of Absinthe and a Carafe*）。

咖啡因

有一种能够强烈影响行为并且很多美国人经常消费的非营养物质是咖啡因。咖啡因存在于巧克力、很多软饮料、咖啡风味的酸奶，当然还有茶和咖啡里面。（见表 8.1）在经常摄入咖啡因的美国成年人群体中，平均每天的咖啡因消耗量相当于大约三杯普通咖啡（280 毫克）。但是需要注意的是，这些人中有一些人从来不摄入任何咖啡因，而另外一些人通常消耗的咖啡因数量要远大于 280 毫克。另外还需要记住的是，现在有很多美国人，包括儿童，是以软饮料的形式来摄入咖啡因的。事实上，"能量"软饮料红牛的市场营销，有一部分就是因为它的高咖啡因含量——8 盎司一罐，所包含的咖啡因差不多和一杯咖啡相当。

表 8.1   一些食品和饮料中的咖啡因含量

食品/饮料	咖啡因含量
星巴克咖啡，12 盎司	190 毫克
现煮咖啡，6 盎司	100 毫克
红牛能量饮料，8.4 盎司	80 毫克
百事激浪饮料，12 盎司	56 毫克
达能咖啡酸奶，8 盎司	45 毫克
茶，6 盎司	40 毫克
好时巧克力棒	20 毫克

来源：American Psychiatric Association. Diagnostic and Statistical Manual of Mental Disorders. 4th ed. Washington，DC：APA，1994；E. O'Connor. A Sip into Dangerous Territory. Monitor on Psychology，2001（6）：60 - 62；energydrink-us. redbull. com/content/caffeine.

你可以清楚地意识到，当你喝了一杯咖啡，摄入了中等剂量的咖啡因时，你会有神志清醒和充满能量的感觉，能够调动更多的注意力、产生积极情绪。很多人发现这些效果令人愉快，因此他们愿意花费精力获取咖啡因。举个例子，心理学家苏珊娜·H. 米歇尔（Suzanne H. Mitchell）及其同事在实验室里发现，有喝咖啡习惯的人，不管是否被剥夺咖啡因，都会不停地把鼠标移到一个特定的位置点击来获得兑换咖啡的点数。在另外一个实验里，科学家妮古拉·J. 理查森（Nicola J. Richardson）及其同事比较了午餐后经常消费和不消费含咖啡因饮料的两类人群，发现只有那些喝了放有咖啡因胶囊的新口味果汁的人对那些新果汁表现出了更多的兴趣，而喝了里面放安慰剂胶囊的新口味果汁的人却没有变化。这样的发现可以帮助我们理解为什么决定停止摄入咖啡因的一些人还是会喝低咖啡因的黑咖啡这样的苦味饮料。他们将之前咖啡因的积极效果和咖啡的味道联系起来，从而对黑咖啡的味道产生了长久的偏好。

关于咖啡因是否会对健康产生不利的影响还存在一些争议。但是在高剂量的情况下它确实会。举个例子，高剂量的咖啡因会引起惊恐发作和心悸，以及加重胃溃疡和扰乱睡眠。咖啡因还会提高代谢率，从而有更多的热量被燃烧，要是你很关心体重问题，这听起来像是一件好事。但是，这种可能的好处也许会被由咖啡因引起的血糖水平下降所抵消，反而增加了饥饿感。此外，还有一些人哪怕只喝一杯咖啡也会产生一种被称为咖啡因中毒的紊乱，具体表现为"心神不宁……紧张不安……失眠……多尿［排尿过多］……胃肠道功能紊乱……肌肉抽搐……思维与语言散漫……［和］心律失常。"

铅

铅是一种毒素，在整个人类历史的发展进程中，经常出现在我们吃的和喝的东西里，它的影响已经被广泛地研究过。有很多证据表明摄入铅会导致行为问题。在一项实验中，一组大鼠在断奶后就被喂食含铅的液体，而另一组大鼠被喂食的液体里则不含铅。成年后的所有大鼠，在饥饿的时候都要完成一个任务：按压一定数量的杠杆从而获得一颗食物小球。此外，如果一只大鼠在获得食物小球后等待一段特定的时间再开始重新按压杠杆，那只大鼠就会获得额外的食物小球。结果发现，暴露在铅环境下的大鼠会更快地按压杠杆，并且在获得食物小球后不太可能等待。于是，虽然它们依然会获得很多食物小球，但是它们最后在每颗食物小球上按压杠杆的次数要多很多。这些结果似乎说明铅暴露会增加无效和冲动的行为。

我们还知道大剂量的含铅膳食会阻碍儿童的学习过程，甚至导致智力障碍。除此之外，有迹象表明，身体里含有大量铅的儿童可能更容易出现注意力缺失和攻击性——这一倾向也可以被描述为冲动行为。

铅中毒在很长的一段历史时期都影响着我们的行为。因为铅的味道是甜的，从古罗马帝国时期一直到18世纪，人们把各种含铅的物质添加到红酒里以保持其风味或者增加甜味。在18世纪，用来漂白假发的粉末里就含有铅。可以想象一下有多少铅沾到了人们的手上和他们的食物里！另一个关于铅过去如何进入食物供给的例子可以追溯到1845年由134名成员组成的富兰克林探险队。这支探险队从英国出发驶往北极，任务是绘制西北通道的航海地图。在整个探险的过程中，探险队的很多成员开始变得行为怪异，而且在完成任务之前所有的人都死了。对他们的尸体进行检查后发现，他们的死因是探险队的食物供给中含有铅。所有的尸体都含有大量的铅，用来装探险队食物的罐头可能是由含大量铅的材料制成的。

我们现在已经知道了足够多的信息，不会用铅来制作食物罐头了，也知道不往红酒里添加铅，并且我们再也不会戴用粉末漂白过的假发了。实际上，有关铅中毒危害的知识让美国几十年以来一直明令禁止在房屋涂料和汽油里添加铅。因此，严重铅中毒的案例数量正在明显下降。公共卫生官员对儿童群体中甚至是非常低水平的铅的消极影响变得更加敏感，并在2012年将可允许的血铅标准减半①。成年人群体的可允许血铅标准也越来越受关注，有些人由于工作环境的原因特别容易遭受铅暴露，他们的可允许血铅标准也需要调低。我们和铅之间的不健康接触尚未终止，需要不断保持警惕来避免。

食品添加剂

很多人声称食品添加剂会导致一些人的心理异常，在这个问题上研究得最彻底以及最受争议的是注意缺陷/多动障碍（ADHD）。这种障碍的特征是"持续的注意力不集中和/或影响功能或发展的多动-冲动，表现为注意力不集中和/或多动、冲动"。注意力不集中的例子包括"在学习、工作或其他活动过程中犯粗心的错误，或者不按照指示做事"；多动-冲动的例子包括"经常说得太多，或者经常打断或打扰别人"。你可能会想："但我也会这样啊！"先别忙着发愁，要知道，我

---

① 降低到 $0.5mg/l$。

们所有人，尤其是儿童，或多或少都会出现诸如此类的行为。要被诊断为 ADHD，这个人必须在不同情境中都产生大量的这类行为，而且这些行为必须明显地妨碍了这个人过好自己的生活。我们还需要记住的是，没有一个描述可以概括所有被诊断为 ADHD 的人的特征。它有很多不同的亚型，而且即使在同一个亚型里同一种症状也不会在所有人身上出现。

我们已经在多动症儿童身上尝试了各种类型的治疗方法。被称为安非他命（amphetamines）的兴奋剂已被使用了很多年。虽然安非他命似乎会加速成年人的行动，但它们好像可以减缓儿童的行动，包括多动症儿童。不管是对成年人还是对儿童，安非他命都能够增加他们在认知任务中的注意力。在认知任务中保持注意力对于儿童来说尤其困难，而且因为活跃水平和注意力是不相容的，所以多动症的孩子在服用了安非他命后会表现得比较不活跃。各种行为策略也被应用在治疗中。举个例子，有一种方法是教 ADHD 的男孩子只有举手之后才能在小组里发言。总体来说，尝试各种各样的治疗方法对于这种有许多亚型的障碍来说是最有效的策略。

现在我们应该回到 ADHD 之所以被写到这本书里的原因——有些情况可能是由于吃了某些东西造成的。一些研究表明，摄入多氯联二苯（PCBs）毒素会造成多动和注意力缺陷。然而，有更多的讨论认为 ADHD 有可能是由对食品添加剂过敏引起的。大约在 40 年以前，内科医生本·F. 范戈尔德（Ben F. Feingold）提出，一些儿童之所以过度活跃是因为他们对食物中某些物质的反应呈激化趋势。这些物质包括人造香精、人造色素、防腐剂 BHT 和 BHA，以及水杨酸盐类——这是一种存在于杏仁、苹果和西红柿等食物中的天然物质。范戈尔德推论，如果把所有的这些物质从摄入的食物中去除，那么过度活跃的行为应该会大幅度下降。于是就诞生了专门为多动症儿童提供的"范戈尔德膳食"。

在接下来的几年里，科学家们做了很多实验，实验对象既包括人类也包括其他动物，目的在于揭示以上这些物质是否与 ADHD 的症状有关。虽然科学家们不认为这些物质能导致 ADHD，但他们似乎确实也同意对于少数有 ADHD 症状的儿童来说，从其饮食中去除这些物质可以帮助他们缓解症状。但是，就父母而言，他们很难确定从他们孩子的饮食中去掉这些物质能够产生积极作用。总的来讲，随着时间的流逝，有一些孩子在没有任何具体治疗的情况下，状况也可能会有所改善。基于这些原因，采用类似范戈尔德膳食法的治疗方法并没有达成共识。而且，需要注意的是，采用类似范戈尔德膳食法的治疗方法必然是有代价的。如果这种膳食法对治疗 ADHD 没什么效果，结果就是金钱的损失、努力的浪费、情感的失望，以及失去了其他更加有效的治疗的机会。另一方面，保证 ADHD 儿童的膳食中有充足的锌、铁和脂肪酸，可以是其他 ADHD 治疗方法的重要辅助手段。

黏黏的口香糖

我们来聊聊口香糖，即平常放在嘴里嚼的那种口香糖。对于我们很多人来说，我们对口香糖的最初印象是人行道上、课桌下面和餐厅桌子下面的令人讨厌的东西。但是，在过去的十年里，已发表了数量惊人的实证研究，它们探讨了咀嚼口香糖对我们行为的影响。仅仅在《食欲》（*Appetite*）杂志上，这一时期就发表了有关咀嚼口香糖行为的 20 多篇论文。这一领域的研究关注了咀嚼口香糖可能会如何影响食欲、注意力、记忆和情绪。该研究领域的一部分内容包括咀嚼口香糖是否对行为有切实肯定的影响、口香糖是否必须是甜的或者是否必须含有卡路里才能确保这些影响产生，以及已经发现的或未发现的影响是否取决于在咀嚼了口香糖之后，这个人认为将会发生什么的想法。

你可以回想起，在第 2 章尤其是趣味事实♯2 里我们提到，咀嚼口香糖（无糖的或普通的）会降低食欲。口香糖咀嚼的总体研究结果也发现，咀嚼口香糖对认知和情绪有积极作用。原因有可能在于咀嚼口香糖的人在做咀嚼动作的时候能提升唤醒水平（这个机制也许就类似于简单的喝水动作可以提升认知能力）。毋庸置疑，未来的研究将会更多地关注咀嚼口香糖之所以产生积极影响的可能的生理机制。

虽然目前有各种各样的实验表明，咀嚼口香糖确实有一些作用，比如可以提高注意力，但研究结果并不一致。这就引发了科学家们讨论，研究结果缺乏一致性的可能原因是什么。然而诸多的积极研究结果足以让不嚼口香糖的人重新考虑我们的咀嚼习惯。我从小就被长辈告知，像牛一样咀嚼的行为会成为我行为习惯的一部分，至少当我一个人的时候我会这么做。

引人深思的食物：小结

在过去的几十年里，科学家们在食物消费对我们行为的影响这一领域已经有了一些重大的发现。虽然我们吃的和喝的东西可能没办法在很大程度上影响儿童的多动状况，但是可能会影响我们有多困、我们学习的状况、我们抑郁的程度，以及我们是否感觉皮肤底下有蚂蚁在爬。从某种程度上说，你确实是由你吃的或喝的食物组成的。未来无疑将带来更多的思考和研究，检验类似如下由伽利略（Galileo）提出并由贝托尔特·布莱希特（Bertolt Brecht）翻译的观点，伽利略是一位有献身精神的科学家，他相信充足的食物和水分供应对他从事自己的研究而言至关重要。

　　税收人员就在我家门口，这让我怎么工作？我那可怜的女儿，如果没有嫁妆的话，就甭想找到丈夫，她可不太灵光。而且我想买一些书——各种各样的书。为什么不买呢？但我怎么才能填饱肚子呢？我要是吃得不好的话，是没办法好好思考的。如果只有一顿美餐和一瓶好酒才能激发我绝妙的灵感，那我该怎么办呢？他们给我的报酬都不如在屠宰店干活的小伙子的多。要是我能够有五年时间什么都不干只做研究就好了！来吧，我再带你看看其他东西。

"饥饿是最有说服力的语言"
厌食症与暴食症

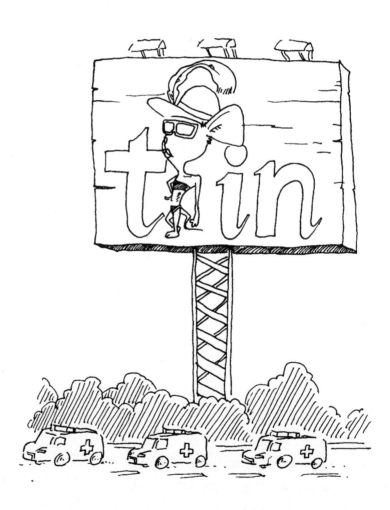

在一个舒适的夏日夜晚,你正在一家户外咖啡馆喝咖啡,看到另一张桌子旁坐着一个年轻的女孩和另外两个人。你打量着女孩的脸,她有很突出的颧骨和尖利的下巴。她抬起了手臂拿她的那杯水。你看到那手臂几乎就是一根棍子包裹着一层皮肤,她的手臂看起来就像是覆盖着肉色表皮的骷髅。服务员给女孩和她的同伴们端上来了一盘食物。女孩拿起叉子在盘子里摆弄着食物,偶尔把一小叉子的食物放到嘴里嚼一会儿然后咽下去。当服务员来收盘子的时候,大部分食物还留在盘子里。

这一章和下一章将讨论我们摄入不适量食物的情况——要么吃太少要么吃太多。本章重点关注的是像刚才描述的那个年轻女孩那样吃得太少的例子。这样的行为被形容为"厌食症"(*anorexia*),字面上的意思是"食欲缺乏"。但是,这个定义可能会在一定程度上误导大家,因为正如你所了解的,患有厌食症的人有时候会有明显的食欲,但是他们就是不肯去吃。这一章的内容非常严肃,包括讨论威胁生命的进食障碍。我希望这些信息能够帮助你理解和应对这些极其复杂的病症。

当你在本章开头看到那个年轻女孩的相关内容的时候，你可能会立刻认为她的厌食是一种神经性厌食症，这种进食障碍将会在本章后续内容中进行讨论。但是，这个年轻女孩的厌食实际上可能是由很多不同因素导致的。有时候厌食是由感染引起的，一些消化道疾病会减弱味觉和嗅觉，阿尔茨海默病和艾滋病（AIDS）也是如此。有一些药物，比如安非他命，也会降低进食量。此外，厌食和情绪也有关系，但是其中的关系比较复杂。举个例子，如果一个人并没有在节食但是这个人抑郁了，他就会吃得比平时少。相反，如果一个人本身是节食者然后抑郁了，那么他吃得会比平常多。（更多关于情绪和食欲的信息请参见本书第10章。）本章将详细讨论厌食症中的一种类型，该厌食症已经有大量的研究结果，这种类型的厌食症就是癌症厌食以及神经性厌食。因为厌食症可能也会发生在一部分神经性暴食症（bulimia nervosa）患者身上，表现为间歇性过度进食的进食障碍，所以本章也会介绍一些暴食症的内容（但是，不包括食物限制期的暴食症，这个会在下一章涉及）。

为了改善健康状况而自愿选择不吃东西的情况是怎么样的呢？你可能在报纸和杂志上都看到过有研究报道表明严格限制卡路里对健康有很多好处。用大鼠和猴子做的实验发现，如果这些动物能在很多年里长期摄入营养均衡但热量相当于平时正常饮食热量的70%的膳食，那么它们可能会活得更久且更不容易生病。而且，限制卡路里的膳食似乎能够改善老年人的记忆力。研究已经开始阐明形成这些影响的一些生理机制。有一个组织叫作热量限制协会（Caloric Restriction Society），其使命是"致力于理解和推动限制卡路里的膳食"。

但是，在你大幅削减未来10年、20年或30年的卡路里之前，还有一些注意事项。首先，你要意识到，有可能必须坚持好多年低热量膳食，其对健康的积极效果才会显现。你能够做到吗？大鼠和猴子别无选择，但是你可能得不断地和诱惑作斗争。而且，在那么低卡路里摄入量的情况下同时保持膳食平衡是一件非常困难的事情，需要你投入大量的时间和精力。此外，研究表明，波动的体重会带来消极的健康后果。因此不断尝试——不断失败——反复地严格限制卡路里摄入要比从来不限制卡路里摄入的情况更糟糕。也许最让人担忧的是，国家老龄化研究所（National Institute of Aging）在最近的研究报告中指出，并没有发现限制卡路里摄入的猴子在寿命上有所延长，并且造成这些不一致结果的原因并不明确。考虑到所有的这些原因，目前人们应该极其谨慎地看待为了延长生命而打算进行的任何长期的卡路里限制行为。

当我们解决厌食症和过量饮食问题（将会在下一章讨论）的时候，找到一个测量体重增加、减少和身体脂肪百分比的方法变得尤为重要。多年来，许多方法陆续被提出来，它们都是流行一时但很快销声匿迹。目前最受欢迎的方法是身体质量指数（Body Mass Index），又称 BMI 指数。你的 BMI 指数等于你的体重（以千克为单位）除以身高（以米为单位）的平方。较高的 BMI 指数意味着一个人在给定的身高水平上有较大的体重。换句话说，如果两个人是同等身高，体重更重的那位将会有更大的 BMI 值。举个例子，如果一个人的身高为 5 英尺 4 英寸（1.63 米），体重为 124 磅（56 千克），那么 BMI 值是 21。网上有在线计算器可以帮你很容易地计算出自己的身体质量指数。然而，需要记住的是两个人可以有完全相同的 BMI，但是，脂肪和肌肉的百分比完全不同，因为 BMI 是一种粗略（但是方便而且有用）估计一个人是体重不足还是超重的指数。

已经有大量的研究探讨什么样的体重是健康或不健康的。研究人员做了很多研究来确认是否存在这样的现象，即假定其他条件都一样，人们处于某些体重的情况下会比其他情况下更容易生病。确实，在其他条件相同的情况下，过瘦（BMI 低于 18.5）和过胖（BMI 大于或等于 30.0）似乎都会减少寿命。而就那些体重超重（BMI 为 25.0～29.9）的人来说，并没有得到一致的结果。就本章的内容而言，重要的是要知道过度消瘦除了会引起营养不良之外，还会抑制免疫系统。贫血（由于缺乏铁元素）和骨质疏松（由于缺乏钙和维生素 D）是两种和身体过瘦紧密相关的营养不良问题。

癌症厌食症

我们有太多人目睹了那些极其憔悴并且吃得很少的癌症病人。大约有 50％的癌症病人体重会大幅度减轻，这个过程称为消瘦，而由癌症导致的死亡中有 10％～25％实际上是因为消瘦。对于伴随癌症而来的厌食症和体重减轻的可能解释包括癌症患者在味觉敏感性、饮食偏好、身体所存储脂肪的分解以及新陈代谢等方面的诸多变化。这些变化来自癌症治疗手段或癌症本身。

理解和治疗某些癌症厌食症的一个非常有帮助的方向是应用味觉厌恶学习领

域的研究结果，这部分内容我们在第 6 章里已介绍过。心理学家伊琳·L. 伯恩斯坦（Ilene L. Bernstein）和玛丽·M. 韦伯斯特（Mary M. Webster）做了一系列富有想象力和充满挑战的实验，发现给接受化疗前的儿童和成年人品尝一种新口味的冰激凌，结果化疗所产生的不舒服感觉会和冰激凌的味道匹配，形成味觉厌恶。

了解到味觉厌恶可以在化疗过程中形成，这有助于临床医生找到将这种厌恶的负面影响最小化的方法，比如，采用"替罪羊技术"（scapegoat technique）。这种技术被用来预防患者对他们平常吃的食物产生厌恶。举个例子，在化疗之前给一个患者吃一种有强烈味道的糖果，那么他/她就形成了对这种糖果的味觉厌恶，而不会对化疗前吃的最后一种食物产生厌恶。

有将近一半的癌症患者报告在预期要化疗时会感到恶心，甚至有呕吐反应。这种情况之所以发生，显然是因为过去化疗引起的恶心感反复和患者周围的环境产生关联。学习理论为这类预期性恶心和呕吐反应提供了有帮助的治疗建议。其中一种治疗方法是对患者实施系统暴露：在他们完全放松的时候，逐渐让他们接近引起他们问题的目标物体或者周围的环境。在癌症化疗引起恶心的例子里，一边教患者做放松训练，一边让他们想象诱发恶心反应的环境。这个技术有助于减少患者在化疗前的恶心反应。因此，它应该也有助于降低导致癌症厌食症的习得的味觉厌恶。

"知足常乐"：神经性厌食症

哈泽尔（Hazel）是一位风华正茂的少女，喜欢引人注目，并且常常表现轻浮，喜欢和异性打情骂俏。她听到她的父亲说："难道她现在就进入青春期了吗？"这句话在她看来似乎是父亲在表达对她的反感和排斥。这种焦虑是有背景的，根据家里的说法，她还有一个比她大不少的同父异母的姐姐，她姐姐曾经被父亲认为是自己最喜爱的模范孩子，但是后来也让他失望之极。哈泽尔想通过学业和体育上的卓越表现来获得父亲的爱和认可，于是她越来越严格地控制自己的饮食摄入。对她来说，这件事意味着"头脑控制身体"，并且她几乎完全按照字面意思来实践这句话。对此她是这么表达的："当你非常不开心并且不知道该如何获得任何东西的时候，对自己的身体有控制力就成了一项最重要的成就。"你把身体变成了你自己的帝国,你就是拥有至高无上权力的专制君主。

萨拉(Sarah)是一对有些肥胖的年龄很大的父母的独生女。从婴儿时期开始,萨拉就像吹气球一样越来越胖,到 16 岁的时候她的体重已达到 154磅。她已经习惯在学校被大家叫作"胖子"或"大块头",并且在不得不换衣服参加活动的时候,总是感到很尴尬。她是一名敏捷的女骑士,在竞赛中也获得过一些成绩。当她意识到增加的体重已经成为她骑马的一个障碍之后,她偶尔的节食尝试就变得特别重要了。她在父母的鼓励下节食减肥并致力于甩掉 30 磅体重。然而,她不到三个月就减掉了超过这个数字的体重,但她仍然继续避免摄入容易变胖的食物。又过了三个月,她的体重已经低于 98 磅并且不可避免地患上了神经性厌食症。

格拉斯(Grace)是三个姐妹里年龄最小的,她的两个姐姐都是在 11 岁的时候来月经的。年龄最接近她的姐姐体重比较重,一直被大家批评没有意志力节食减肥。格拉斯在接近 11 岁生日的时候体重大约是 110 磅。她的个头比她大部分的同学都高而且不知道其他人还有谁来了月经。当她注意到第一次出现的血渍时,她很慌张,知道那是来月经的先兆,她发现自己没办法处理随之而来的麻烦,害怕被取笑或者在衣服上沾上气味或污渍。她希望能够把这一事件推迟到 14 岁或 15 岁。在学校播放了一部有关性发育的影片之后,她想为此做一些什么的念头更加强烈了。于是,她在六周内减重 27 磅,进入青春期的迹象消失了。她直到两年之后才来月经。

这些实例是种类繁多的神经性厌食症里的一部分,神经性厌食症是美国乃至世界各地众所周知的一种毁灭性的进食障碍。美国精神病学会(The American Psychiatric Association)对神经性厌食症的诊断标准包括:"严格限制身体所需的能量摄入,导致明显处于较轻体重……对增重或变胖有强烈的恐惧……(以及)对体重波动或体型变化极为关注。"厌食症患者的 BMI 指数通常低于 18.5,而且他们倾向于认为他们的身体比实际上更大更重。此外,很多患有神经性厌食症的女性由于过于消瘦而闭经。

美国精神病学会正式确认了神经性厌食症的两种亚型:限制性亚型(the restricting subtype)和暴饮暴食/清除亚型(binge-eating/purging subtype)。前者指

"主要通过节食、禁食和/或过度运动来达到减轻体重的目的"，后者指的是"一个人陷入反复发作的暴饮暴食或清理肠胃的状态（比如，自我催吐或者滥用泻药、利尿剂或灌肠）"。注意第二种亚型指的是一个人有时会表现出暴食和清肠行为，但有时也会表现出厌食行为。如果一个人的进食障碍主要表现为暴食和清肠，那么就会被诊断为患了神经性暴食症，本章的后面部分将对这种障碍进行更加详细的讨论。

神经性厌食是一种在年轻女性群体中较为常见的心理障碍，大约有90％的厌食症患者是女性。这种障碍通常发病于青春期或成年早期。在任何一年中，200名年轻女性中就有1名表现出神经性厌食症的特点。这是一种非常危险的障碍，表现出神经性厌食症特点的女性在10年时间里有大约5％会因此而死亡或者自杀。还有一些厌食症患者直至进入老年阶段仍然太瘦或者异常关心自己的体重。神经性厌食症在食物过剩的工业化国家更普遍，目前除了欧洲之外，像日本之类的国家对此也有了相关报道。

虽然神经性厌食症的一个显著特点是饮食摄入的缺乏，而且"厌食"的字面意思是没有胃口，但实际上厌食症患者是完全沉迷于食物和食物摄入的。他们会小心翼翼地计算他们可以摄入多少以及已经摄入了多少卡路里。他们会不断地想起食物、渴望食物，说一些类似这样的话："我当然吃早餐，我吃掉的是我和食物的告别。""我甚至不愿意舔邮票——一个永远不知道卡路里为何物的人。"

我上大学的时候，和一个同学关系很好，我怀疑她是一名厌食症患者。她吃得非常少，非常瘦，但总是说自己太胖了。她知道我对心理学和饮食行为很感兴趣，并且她也知道我怀疑她是厌食症患者。但是，她告诉我，她不可能是厌食症患者，因为她满脑子都是食物。同样也是这个女人，错误地相信每个人在生命中的头两年里拥有比其他任何时候更多的脂肪细胞。因此，当她有了第一个孩子的时候，她严格限制孩子的饮食。她骄傲地告诉我，比其他孩子更瘦这一点有助于她的孩子更早地站立和走路。她还告诉我，当一些朋友到她家里做客的时候，有些人会惊讶地喊道："那个小宝宝怎么了？为什么那么瘦？"但是客人们的评论并不会给我这位朋友造成困扰。不幸的是，她对自己孩子的做法并不是特例。最著名的肥胖症研究者之一心理学家凯利·D. 布劳内尔（Kelly D. Brownell）提到了很多这样的案例，有一些出生在富裕家庭的婴儿没有得到良好的成长和发育，因为他们的父母限制了他们的食物，为的是防止他们超重。

除了摄入异常少量的食物以外，研究还发现厌食症患者一般吃特定几种食物多于其他食物。例如，厌食症患者比非厌食症患者对于高脂肪食物的偏好程度更低。此外，半素食主义者（不吃红肉，但是偶尔会吃鱼类和禽类）会表现出类似饮食障碍的症状。因此，素食主义的女性应该仔细审查自己是否存在进食障碍的迹象。那些过分关注自己体重的女性，即患有进食障碍的人，更容易成为半素食主义者，并坚信这将有助于她们减轻体重。

厌食症患者饮食行为的其他方面也不同寻常。比如，厌食症患者对食物分量的估计值比非厌食症患者的更大，而且厌食症患者在吃完食物之后，不管是对食物的偏好还是对自己饥饿程度的估计，都会异常迅速地减弱。此外，限制食物的那类厌食症患者（相较于那些不定期地暴饮暴食和清理肠胃的厌食症患者）在吃东西的时候需要更长的时间，他们把更多的时间浪费在不停地翻动盘子里的食物这样的行为上。

根源

几十年以来，科学家们一直在研究，有时候甚至会在非常小的细节上对患有神经性厌食症以及有可能发展成神经性厌食症的人群进行探究，就是为了找出究竟是什么导致了这种心理障碍。如果知道引起神经性厌食症的原因，那么就有可能预防这种障碍或者为治疗这种障碍提供思路。目前就这一障碍已经提出了大量的不同类型的解释，并且这些解释已经为一些研究结果所证实。神经性厌食症可能不是由单一因素引起的，这就解释了为什么厌食症患者所表现出来的特征并不是完全相同的。

导致神经性厌食症的主要原因之一可能恰恰是我们身处其中的文化。你是否曾听过这样一句话："你永远不可能嫌自己太富或者太瘦"？大量的研究证明，自20世纪60年代流行起来的时尚形象是导致神经性厌食症和其他进食障碍高发的重要因素。这种推崇瘦的文化在美国社会各种不同群体中流行的程度比以前我们所认为的更高。只要看看20世纪50年代、20世纪80年代和21世纪头十年三个时间段的"完美"身材代表就可以知道了：玛丽莲·梦露、杰米·李·柯蒂斯和凯拉·奈特莉。（参见图9.1a，9.1b和9.1c）对比过去和现在的时尚杂志也会发现同样的问题。

橘子甜不甜，只有脑知道

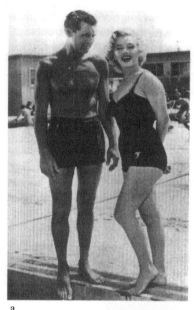

a

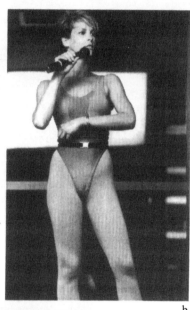

b

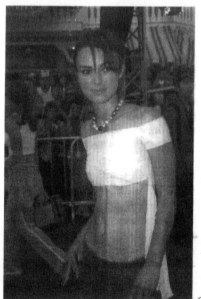

c

图 9.1 不同时段"完美"身材代表

注：a. 20 世纪 50 年代的"完美"身材代表：玛丽莲·梦露（和加里·格兰特的合影）。b. 20 世纪 80 年代的"完美"身材代表：杰米·李·柯蒂斯（Jamie Lee Curtis）。c. 现在的"完美"身材代表：凯拉·奈特莉（Keira Knightley）。

来源：Featureflash/shutterstock. com.

150

60 年前的时尚女性比现在的时尚女性体重更重。我们会发现推崇瘦的文化证据在我们周围随处可见。尽管几十年来我们一直在强烈呼吁时尚产业应该转变其理想女性的身体形象，但是超级瘦的身材依然是职业模特的入门条件，有时甚至会造成致命的后果。

我们的文化并非一直以来都要求女性必须如此之瘦。历史学家琼·雅各布斯·布伦伯格（Joan Jacobs Brumberg）写了一本非常精彩的著作，叫《身体计划：美国女孩私密史》（*The Body Project：An Intimate History of American Girls*），里面提到，直到 20 世纪 20 年代，女孩子们才开始积极地尝试减轻她们的体重。在此之前，人们通过帮助别人和展示自我控制力来提升自己。但是，20 世纪早期发明了热量的卡路里计算，这一发现除了赋予女性更大的自由之外，也使得女性更加关注她们自己的身材。

我的母亲似乎是布伦伯格所描绘的最早期的那批节食者之一。1935 年，那时候我母亲才 13 岁，她和另外一个女孩以及两个男孩在一起玩。男孩们邀请了另外那个女孩跳舞，却告诉我母亲他们不会邀请她因为她太胖。我见过母亲在那个年纪的照片，她并不胖——也许有一点丰满，但绝对不胖。然而，我母亲立刻决定要减肥。她有一个模糊的概念，认为有些食物会让人发胖，于是她就会避免吃这些食物，她记得有时候就只吃生菜。同时她也会做运动。因为家里没有体重秤，于是她就花掉她仅有的零花钱到药店去称体重。在接下来的几年里，她减掉了 20 磅，同时长高了 6 英寸，变成了她自己所形容的瘦竹竿。从我很小的时候开始，她就自豪地一遍又一遍地和我说这个故事。

以瘦为美的理想身材以及为了打造这种理想身材而采用的方法，在过去的几十年里通过互联网以令人无法想象的方式风靡全球。例如，有专门致力于"支持厌食"（pro-ana）（宣传神经性厌食症）和"支持暴食"（pro-mia）（宣传暴食症）的网站。这些网站上提供各种各样关于节食和清理肠胃的信息和方法。这些网站的出现实在是让人忧心忡忡，因为它们促进了非常危险的饮食障碍的发展。

考虑到当前这种以瘦为美的文化，很多女性会以一种夸大的视角来看待她们身体的胖瘦程度，这是自然而然会发生的事。这种错误的知觉，是造成神经性厌食症的可能原因之一，同时也是其主要特征之一。（参见趣味事实♯9）相较于小男孩和年轻男性，更多的小女孩和年轻女性会对她们的体型感到不满意。此外，患有进食障碍的女性不仅会对她们的体型判断不准确，而且倾向于认为其他女性的身材比她们自己的更瘦，这是表现出进食障碍的一种可能的激发因素。

趣味事实#9

　　我们往往认为，如果合适的人群也就是说那些体重超重的人是节食的主要群体，那就没什么问题。不幸的是，至少在年轻的女性群体中，情况并非如此。心理学家卡洛琳·戴维斯（Caroline Davis）和她同事有了一个令人不安的发现，他们探究了年轻的女性本科生的身体特征、节食行为以及体重不满意度三者之间的关系。研究结果发现，预测女性本科生是否节食或是否对她自己的体重不满意的最佳指标是她是否有一个较大的骨架。与此相反，知道一位女性的 BMI 指数或体脂肪比例并不能有效预测这位女性是否节食或者是否对她的体重不满意。换句话说，这些结果表明，年轻女性对自己的身体不满意和想要节食，并不是因为她们胖，而是因为她们无法改变的一些事情：她们的骨架大小。这些结果令人不安，因为它们表明，即便节食成功，这些年轻女性依然会对她们的身材不满意。此外，鉴于她们是在未超重的情况下节食的，因而她们不会从节食中获得任何对健康的有益之处，只会承担可能的健康风险。

　　女性和男性在身体不满意度上的差异主要体现在心理学家艾普利·E. 法伦和保罗·罗津里程碑式的研究上。这项研究共招募了 475 名男性和女性本科生作为实验参与者。给所有的实验参与者展示一系列从非常瘦到非常胖的男性和女性身材的图形，让他们从中挑选出四种：（1）和他们目前的体型最接近的身材图形；（2）他们最想要达到的理想身材图形；（3）他们认为可能对异性最有吸引力的身材图形；（4）他们觉得最吸引他们的异性身材图形。男性实验参与者选择了相似性很高的一组身材图片来代表他们理想的身材、他们目前的身材，以及他们认为最吸引女性的身材；但是，女性实验参与者在选择代表她们目前身材的图片时会选择比实际更胖的身材图片，而无论是在选择她们的理想身材还是在选择她们觉得对男性最有吸引力的身材图片时，她们都会选择更瘦的那些图片。此外，男性判断对女性最有吸引力的男性身材要比女性实际偏爱的更胖，而女性判断对男性最有吸引力的女性身材则比男性实际偏爱的更瘦。（见图 9.2）

　　综上所述，该研究结果表明，大部分的女性和大部分男性不一样，女性往往对她们当前的身材不满意，从而导致她们节食和变成厌食症患者。

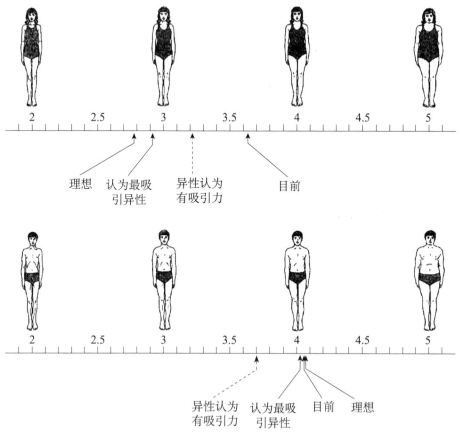

图 9.2　对身材图片的评价平均数

注：由女性实验参与者（上方）和男性实验参与者（下方）对目前的身材、理想身材，以及最吸引异性身材的评价平均数；由男性实验参与者评价他们认为最有吸引力的女性身材（上方，标记为对他人有吸引力）的评价平均数以及下方相对应的女性实验参与者的评价平均数。

来源：A. E. Fallon and P. Rozin. Sex Differences in Perceptions of Desirable Body Shape. Journal of Abnormal Psychology，1985（94）：102 - 105.

　　身型满意度的差异似乎也和人们如何花费他们的时间有关。举个例子，像长跑、舞蹈和体操之类的运动员——对这些运动员而言，瘦的体型有利于提高比赛成绩，因此对他们来说外形尤其重要，也因此他们要比非运动员更容易患上饮食障碍。全美大学生运动协会（The National Collegiate Athletic Association，NCAA）专门在其网站上开设了一个饮食障碍主题的版块，包括一个关于"女性运动员三大困扰"的讨论，其中包含了"饮食障碍、月经失调和骨矿物质含量不足，这些均会导致骨质疏松"。

一些特定的场合，比如即将到来的假期或者婚礼，同样会激发不恰当的饮食限制，有些女性甚至会故意买尺寸过小的结婚礼服，来给自己增加额外的节食动力。

从好的方面来看，有一些迹象表明，由于女性在体育运动中的参与度越来越高，现在可能有了一个新的女性理想体型。直到几年前，只有两种这样的理想体型——女性自身想要呈现的体型（非常瘦）和男性想要她们呈现的体型（有更多的曲线）。但是，女性群体的崇尚运动之风可能创造了第三种流行选择：一种光滑、有肌肉线条的体型——在健身杂志上能看到的那种女性身材，类似于图 9.1b 中杰米·李·柯蒂斯的体型。不幸的是，即便是运动员型的理想身材也可能会被理解得太过极端。美国精神病学会的《精神疾病诊断与统计手册》（Diagnostic and Statistical Manual of Mental Disorders，DSM）最新版（第 5 版）现在包含了一个条目，名为"肌肉成瘾症：一个人完全沉溺于他或她身体的肌肉太小或不够的想法中"。有这种障碍的人会产生胆固醇滥用和强迫性健身等不健康的行为。似乎每一种情况都有与之相应的某种障碍习惯。

科学家们一直致力于对各种家庭进行研究，为的是弄清楚两件事，即哪种类型的儿童有可能会在后续的成长过程中患上饮食障碍，以及什么样的早期经验可能会和后来饮食障碍的发展有所关联。这一领域的研究让我们了解到，比如，对自己的饮食有所限制的母亲同样会限制她们孩子的饮食，年仅 5 岁的儿童就会出现抑制性饮食、隐匿性饮食和过度饮食导致的呕吐。在一项覆盖 431 名儿童的大样本研究中，7～11 岁年龄组的儿童有 23％（大部分是女孩）回答他们有过节食的经验或者正在节食。9～10 岁年龄组的儿童，尤其是女孩，会明显受到他们父母（尤其是母亲）对他们体重评价的影响；而且，女孩的同伴们也会显著影响女孩节食的可能性。因此，看起来异常饮食行为的发生阶段可能远远早于青春期，母亲和同伴都可以影响这些行为的发展。

我清楚地记得，我 12 岁的时候，正在儿科医生的办公室里进行一年一次的例行体检，我母亲突然开始和儿科医生谈起她很担心我的体重。她在家里的时候对我也说过类似的话。她告诉儿科医生，她担心我的体型最终会变成像我超重的父亲那样。从我那时候拍的照片看，我是一个不瘦也不小的女孩（我 11 岁的时候鞋子尺码是 8.5 码），但我绝对不肥胖，甚至连圆润都算不上。尽管我的时尚意识会让我想要变得更瘦一些，但推动我减肥的最大动力来自我的母亲，只不过，跟那个年纪的其他女孩不太一样的是，我并没有把母亲说的话太当回事。现在我回想起来，这也许是一件好事。要不然，我的大骨架再加上一位喜欢控制自己体重和我的体重的母亲，我最终可能会患上饮食障碍。

造成神经性厌食症的一些其他解释将关注点放在女孩与其周围环境的相互影响上。举个例子，厌食症患者会将厌食症作为获取他人关注的手段，作为彰显个性的尝试，作为拒绝性成熟的方式（除了不来月经之外，体重严重不足的女孩也不会出现胸部发育和其他第二性征），以及作为对付过度要求的父母的办法。

让我们来看看和神经性厌食症有关的更多基于生理学的可能解释或者成因。首先，我们知道厌食症患者通常会做大量的运动，他们认为这有助于消耗掉他们吃东西之后产生的热量。但是，厌食症患者这种频繁锻炼的倾向有可能是低体重产生的后果而不是原因。厌食症患者经常出现的多动行为，同样可以在实验室或自然条件下在被剥夺食物的人和其他动物身上观察到。与食物剥夺相关联的活动水平的增加可能有助于动物在自然界生存。在没什么食物可吃的时候，活跃的你要比不活跃的你更容易找到吃的。因此，厌食症患者表现出来的多动行为之所以出现是因为厌食症患者的体重轻，而并非能造成体重轻。

科学家们对神经性厌食症中发现的生理异常也有过类似的讨论。这些异常究竟是引起障碍的原因还是障碍产生的后果呢？这些生理异常包括月经和生长发育紊乱，除此之外还有激素水平低、甲状腺活性低、胰岛素水平低、血压低以及神经递质血清素的增加。同时，胃也会排空得越来越慢，这就是为什么厌食症患者那么容易就感觉到饱了。通常，当一名厌食症患者的体重增加时，所有的这些生理异常都会消失。所有这些都支持了这些异常是神经性厌食症带来的后果而不是其原因这一观点。但是，有一些异常，比如血清素活动的增加，一旦通过节食行为而启动，就有可能产生可导致神经性厌食症持续的生理后果。

行为科学家露丝·H. 施特里格尔-穆尔（Ruth H. Striegel-Moore）和辛西娅·M. 布利克（Cynthia M. Bulik）在一篇有关哪些因素会导致进食障碍的重要综述文章里推论，不管是环境因素，比如瘦的文化，还是生物因素，包括基因贡献，都是预测神经性厌食症发展的因素。进一步来看，这两类因素的调查研究在

155

很大程度上是各自独立推进的，要想在理解和治疗神经性厌食症上取得重大进展则需要对这两种研究取向进行整合。正如我们之前在这本书里讨论过的，环境因素和生物因素相互交织、密不可分，采用一种承认两者交互作用的取向将会更有成效。

一直在改善：治疗方法

由于神经性厌食症是如此危险的一种功能失调障碍，因此我们找到对此有效的治疗方法是至关重要的。神经性厌食症的治疗可以划分为两大类：一类治疗设置是立刻增加体重，另外一类治疗设置是维持那些增加的体重。立刻增加体重的治疗设置很重要。首先，有些患者可能会有死于饥饿的危险。在这种情况下，即使有时候没有征得患者的同意也必须立刻进行增加体重的治疗，这将有助于确保患者存活。其次，正如你所了解到的，饥饿产生的一些生理影响可能会延长神经性厌食症的病程，因此，在体重没有增加之前，对神经性厌食症的治疗可能没有办法取得任何实质性的进展。

帮助厌食症患者立刻增加体重的治疗方法包括喂养治疗（nurturance）、行为治疗和药物治疗。喂养治疗指的是试图增加患者营养的一种或更多的治疗手段。喂养治疗的一个简单例子是高热量膳食结合减少患者热量消耗的卧床静养。如果患者不愿意接受这种喂养形式，可能会采取强制喂食方式——食物会通过一根管子导入喉咙或通过打针静脉注射营养素。和其他方法不同的是，强制喂食只能在医院里进行。喂养治疗在帮助患者立刻增加体重方面做得相当成功。在行为治疗中，厌食症患者只有在吃东西之后才能参加那些自己喜欢的活动。行为治疗是基于实验室里建立的学习原则。尽管可能不如喂养治疗那么有效，但行为治疗在帮助患者增加初始体重上面还是相当成功的。在药物治疗中，任何一种有助于增加进食量的药物都可能会应用于厌食症患者。基于厌食症患者的血清素水平会升高这一研究证据，生理学家尝试采用影响血清素水平的药物来治疗神经性厌食症。但是，到目前为止，没有哪一种药物在治疗神经性厌食症上有一致并且显著的改善效果。

用来保持体重增长，或者至少避免更多体重流失的各种治疗方法包括个体、团体和家庭的心理治疗，以及心理自助团体治疗。这些治疗方法都致力于在一段较长的时间里维持患者的健康状况。在个体心理治疗中，患者和治疗师以一对一的方式进行治疗干预。在团体心理治疗中，患者团体和治疗师一起来讨论他们的问题。在家庭心理治疗中，治疗师把家庭作为一个整体来干预，而不只是针对厌食症患者开展工作。在每一种类型的心理治疗中，一名治疗师可能会采用多种不同治疗风格中的某一种，比如行为治疗。心理治疗在时程上也各不相同，每一种心理治疗类型的时程短则几周，长则数年。

常用于治疗神经性厌食症的一种心理治疗方法是认知行为疗法（Cognitive Behavior Therapy）。认知行为疗法和行为疗法相类似的地方在于两者都基于实验室里建立的学习原则。然而，认知行为疗法的治疗师并不关注修正患者的进食行为，而是关注调整患者主观报告的想法和脑海里出现的图像。举个例子，治疗师可能和患者一起修正她对自己身材胖瘦程度的主观知觉，帮助厌食症患者认识到自己太瘦，而不是太胖。不幸的是，目前还没有很多对照研究来检验认知行为疗法在治疗神经性厌食症上的有效性，而且它的治疗效力尚不清楚。

家庭心理治疗在治疗神经性厌食症上已经应用了很多年。有一种特殊类型的家庭心理治疗——莫兹利模型（Maudsley model），在治疗青少年厌食症患者上富有成效。这个方法的干预对象除了厌食症患者之外，还包括厌食症患者的家庭，而且该疗法从一开始由父母完全控制厌食症患者的饮食转换为由厌食症患者独立进食，这种转换取决于厌食症患者是否表现出了健康的饮食行为。

然而，很多厌食症患者是非常难以治疗的。这一事实促使著名的精神病学家和进食障碍研究者 B. 蒂莫西·沃尔什（B. Timothy Walsh）在某篇论文里写下了这样一句话："令人印象深刻的是，一系列的干预措施都对这种最古老的进食障碍束手无策，并且它的死亡率毫无疑问要高于其他任何精神疾病。"然而他依然心存希望，在同一篇论文里写道："基于遗传因素分析、脑成像技术和行为障碍详细分析的全新尝试，有希望显著增加我们对这类疾病的理解。"

在这部分内容的收尾部分我想讨论一下心理自助团体（self-help groups）。这些团体提供了很多功能，包括帮助厌食症患者找到治疗师、相关信息、社会支持，以及其他类型的援助。心理自助团体之所以受欢迎是因为它们比较便宜，而且它们能够提供一些通常不容易通过传统的精神卫生服务机构获得的服务。自从有了互联网，心理自助团体就变得特别容易找到。网络心理自助团体的一大优势是参加者可以在任何地方任何时间使用，参加者不受限于任何预设的会面地点或时间。需要有研究来验证网络或其他形式的心理自助团体究竟可以在多大程度上帮助治疗神经性厌食症。

"是或不是?"：神经性暴食症

你肯定还听说过另外一种进食障碍：神经性暴食症。美国精神病学会对神经性暴食症的特征描述包括："暴饮暴食（并且）……为了防止体重增加而反复出现不适当的补偿行为，比如自我催吐；滥用泻药、利尿剂或其他药物；禁食；或过度运动……（而且）暴饮暴食和不适当的补偿行为同时出现，平均至少每周一次，连续三个月。"正如你所看到的，暴食症的定义和前面一部分有关神经性厌食症的暴饮暴食/清理肠胃亚型的定义有部分重叠。和厌食症患者相似，暴食症患者也倾向于过分关注他们的体型，并且大约90％的暴食症患者是女性。然而，和厌食症患者不同的是，暴食症患者的 BMI 指数通常在正常和超重的范围之间。

每年大约100名年轻女性中就有1名表现出神经性暴食症的症状特点，这比神经性厌食症的出现频率高一倍。这有可能是因为，当年轻女性生活在一起的时候，比如在大学宿舍里，暴饮暴食—清理肠胃的方式会传播，乍一看这似乎是用来处理大学里随处可得的诱人食物和想要获得符合流行标准的身体吸引力两者之间矛盾的完美的解决方案。正如一位患者说的："我以为自己已经把这件事搞定了。我无法理解为什么每一个人都不吃东西，然后让自己呕吐。"不幸的是，这种自作聪明的节食策略并没有什么用。采用暴饮暴食—清理肠胃方式的年轻女性在四年后出现超重的可能性要远大于正常饮食的年轻女性。

虽然有时候会遭受诋毁，但暴食症似乎已经成为我们文化中能够被人接受的一部分。当纽约市议会发言人柯魁英（Christine Quinn）在2013年作为候选人竞选市长时，她做了一个关于她如何与暴食症作斗争的公开演讲，这成为《纽约时报》的头版新闻。歌手戴米·洛瓦托（Demi Lovato）指责 Lady Gaga 对暴食症的美化，因为后者在参加2014年得克萨斯奥斯汀音乐节时让一位呕吐艺术家在她全身上下喷洒了绿色和黑色的液体。

暴饮暴食和清理肠胃的行为会产生很多负面的生理效应，持续采取这些行为的暴食症患者面临着很大的健康风险。举个例子，根据所采用的清理肠胃方式的不同，暴食症患者可能存在异常的身体化学物质、液体潴留（fluidretention）和心肌病。

　　显然，察觉神经性暴食症并且让每一个遭受其折磨的人立刻获得专业帮助是极其重要的。不幸的是，由非专业人士来判断一个人是否患了神经性暴食症是非常困难的。因为暴食症患者会隐藏她的暴饮暴食和清理肠胃行为。除此之外，正如你已经了解到的，一名暴食症患者在外形上通常和没有患饮食障碍的人没什么区别。然而，存在呕吐行为的暴食症患者有两种生理变化可以帮助敏锐的观察者发现暴食症：那些暴食症患者通常把手指伸进喉咙里催吐，于是在手背上会有擦伤的痕迹和结痂；由于呕吐物的酸度，大多数催吐多年的暴食症患者上排牙齿后部的牙釉质会受到腐蚀，因此牙医在神经性暴食症的测查中可以发挥关键作用。

　　你可能会有疑问：基于很多暴食症患者会有大量的呕吐行为这个事实，为什么在他们暴饮暴食的时候不会对食物产生味觉厌恶？为什么吃下去的食物和呕吐共同出现后，不会出现对食物的厌恶？与我们的认识相反，暴食症患者对他们疯狂吃喝的食品有无穷无尽的渴望。一个可能的解释是，呕吐是自我诱发的，没有伴随着恶心，这和你在味觉厌恶学习实验里看到的完全不同。另外一个可能的解释是，暴食症患者有时候会说他们已经非常习惯呕吐了，这对他们来说不是令人厌恶的。大鼠实验表明，熟悉的恶心相较于新异的恶心来说，更不容易导致味觉厌恶。

　　另外一个可以在暴食症患者身上发现的非常有意思的生理特征是基础代谢率（metabolic rates）异常。更好地了解暴食症患者的基础代谢率有助于找到更好的方法帮助他们控制体重，而不是靠严格的饮食限制或者把吃下去的东西吐出来。目前已有相关研究报告了暴食症患者有明显更低或者更高的基础代谢率。

　　你将会在下一章了解到，基础代谢率之所以重要是因为它决定了一个人体重增加或减少的难易程度。如果有两个人，一个人的基础代谢率高而另一个人的基础代谢率低，两个人一周吃同样分量的食物，那么基础代谢率低的那个人增加的体重要大于基础代谢率高的那个人。我们不知道为什么暴食症患者有异常的基础代谢率，以及为什么研究人员测量到的一些基础代谢率异常高而另一些异常低。

　　这些基础代谢率的不同有可能来自暴食症患者吃东西数量的差异。当一个人吃得很多的时候，基础代谢率会升高；而当一个人吃得很少的时候，基础代谢率会降低。因此，如果一名暴食症患者最近暴饮暴食了，那么你可以预测她的基础代谢率很高；如果她最近严格限制自己的进食量，那么你可以预测她的基础代谢率很低。需要有实验在暴饮暴食—清理肠胃（binge-purge）和暴饮暴食—限制饮食（binge-restrict）几个循环过程中追踪测定暴食症患者的基础代谢率。

就像研究厌食症那样，科学家们也一直在研究暴食症患者的饮食行为，希望可以找到解释暴食症患者异常饮食行为的依据。和厌食症患者不一样的是，暴食症患者在吃东西的时候，通常不会觉得自己吃东西的愉悦感正在大幅度地降低。实际上，相比于没有进食障碍的人，暴食症患者所表达的吃东西愉悦感的降低会更少，而且当食物出现的时候，他们会分泌更多的唾液。同样，相比于非暴食症患者，暴食症患者如果在一餐饭之前吃了东西，减轻饥饿的程度会更低；而且，暴食症患者要比非暴食症患者更容易在吃完一餐饭之后还想继续吃。我们目前还无法确切知道究竟是什么原因导致了暴食症患者和非暴食症患者在饥饿和饱足上出现的这些差异。有证据表明，遗传因素极大地影响了一个人暴饮暴食的倾向和自我诱导催吐的倾向。但是，正如神经性厌食症的研究，研究人员也注意到，暴食症患者的很多生理异常现象可能是暴饮暴食和清理肠胃行为的后果，而不是它们的原因。

很多针对神经性厌食症提出的可能解释和原因在神经性暴食症的研究中也被提及。暴食症患者所期望的理想体重也远低于正常的健康体重。暴食症患者像厌食症患者那样，对他们自己的体重有着歪曲的认识。此外，暴食症患者也像厌食症患者那样，痴迷于严格控制他们的饮食摄入量。但是，和能够做出成功控制行为的厌食症患者不同的是，暴食症患者通常会失败并摄入大量的食物。一旦暴饮暴食开始，就一发不可收拾。然后，暴食症患者就得努力尝试把食物从肠胃中清理出来。一旦暴饮暴食和清理肠胃行为结束，暴食症患者就会尝试继续限制自己的饮食摄入量，但是又会失败和暴饮暴食。这是一个恶性循环。对暴食症患者来说，这种持续不断地与暴饮暴食及清理肠胃两者作斗争的行为会导致他们对食物的过分关注：吃多少、什么时候吃、在没有其他人的建议时该怎么吃，以及暴饮暴食的时候如何获得足够的食物。因此，有一些研究者认为暴食症是节食的一个不良后果。

由于暴食症会陷入既不能控制他们的限制性饮食又不能控制暴饮暴食的恶性循环，因而暴食症一直以来都被视为一种冲动型的行为问题。暴食症患者会反复陷入这样的行为，这些行为能够给他们提供一些当前的愉悦感，或者至少降低一些不舒服的感觉，但是要以他们长远的健康和快乐为代价。

因此，一些研究人员在考虑，神经性暴食症和其他冲动型障碍比如药物滥用和病态赌博，是否有一些共同的根本的致病原因。支持这一观点的事实依据是，一个患有一种冲动型障碍的人可能会同时患有另外一种冲动型障碍，而且如果一个人的家庭里有患冲动型障碍的成员，那么这个人更容易暴饮暴食。有研究者猜测，所有冲动型障碍的常见病因是神经递质血清素水平的降低。康复的暴食症患者大脑中会呈现出异常的血清素活动。

血清素水平降低会导致或者引起神经性暴食症这一假设，在抑郁症和暴食症的相关研究中获得了进一步的支持。不断有研究发现，尽管一定存在没有抑郁症状的暴食症患者，但总体而言，相较于非暴食症患者，暴食症患者更容易抑郁。而且，陷入抑郁症状似乎与对食物的神经反应增强和暴食症状的增强紧密相关。众所周知，抑郁症往往和低水平的血清素以及对食物的渴求相联系。最后，一些研究者的研究结果表明，暴食症患者的血清素水平也比较低。

这些有关神经性暴食症的特征和可能原因的调查研究，得出了针对神经性暴食症的治疗的各种建议。这些治疗方法在很多方面和应用于神经性厌食症的方法相类似。比如，可以尝试各种不同类型的心理治疗和药物治疗。药物治疗的基础是发现很多暴食症患者存在抑郁和较低的血清素水平。因此，所使用药物的主要功能是改善抑郁症和/或提高血清素水平。现在有证据表明，这样的药物能够有效治疗暴食症相关的抑郁症，但不一定对暴食症的症状本身发挥作用。

神经性暴食症的常规治疗手段是传统的认知行为治疗。这种心理治疗模式似乎是治疗神经性暴食症的最好方法，而且它没有药物治疗的副作用。

然而，即便是同时进行认知行为治疗和药物治疗，许多患者也没有得到改善。此外，认知行为治疗比较昂贵，而且不是每一个患者周围都有合格的治疗师。因此，出现了一些价格相对低廉的治疗暴食症的替代方法。其中一种已经被证明卓有成效的方法是，至少有一些暴食症患者可以使用自助手册同时配合偶尔的治疗。就像之前提到的神经性厌食症，在线支持团体也被证明会有一些帮助，虽然需要研究来进一步证明。

点到为止：小结

本章介绍了厌食症和暴食症。我们在了解这些进食障碍类型时也许会觉得很恐惧，它们看起来是极其常见、难以治疗和相当危险的一组疾病。但是研究者们在了解和治疗所有这些疾病上面已经获得了巨大的进展。当面对进食障碍诊断时，我们已经不再觉得孤立无援。有关进食障碍的可能的生理成因已经有了大量的研究，每天都有更多的研究结果被发现，并且，伴随着严格控制的各种不同形式的心理治疗的有效性研究，毫无疑问，在不远的将来还会出现更有效的治疗手段。我们对进食障碍治疗的未来充满了希望。当然，如果时尚产业和媒体能够对具有吸引力的身材体重标准做一些改变，那么对预防进食障碍而言会有极大的帮助。但是，这样的结果也许不太可能，因为几十年来这种类型的尝试从来没有成功过。

⑩ 大腹便便之战

过度饮食和肥胖

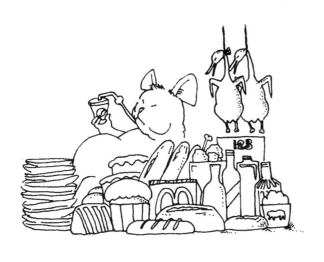

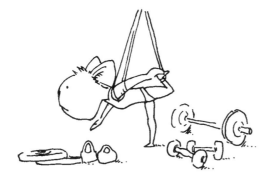

这一章是你们很多人一直在等待的内容：过度饮食和肥胖。又或者你压根就没有等待，而是没有阅读前面的任何一章就直接跳到了这一章——尽管前面的部分为你提供了有助于你理解接下来内容的大量信息！但不管你有没有做好准备，既然已经翻到了这一页，我就会尽我所能向你解释科学家所了解到的由于食物消耗量过大而被认为异常的现象（过度饮食），以及明显超出平均体重的现象（肥胖）。

　　在美国，监控自己的体重俨然已经成为一笔大生意，你的电子设备上安装了很多不同的此类 APP 就可以证明这一点。甚至原第一夫人米歇尔·奥巴马（Michelle Obama）在她的"让我们动起来"（Let's Move）计划里就将预防和减少肥胖作为首先要考虑的问题之一，这项计划是一个提倡体育锻炼和健康饮食的运动。

　　考虑到全社会对预防和治疗肥胖的巨大关注，也包括正在阅读这一章的你，对于这一章要写什么样的内容，我深感自己责任重大。而进一步加深这种感受的是，已发表的有关过度饮食和肥胖的科学文献可谓汗牛充栋，其研究成果数量庞大到几本书都写不完，更别提用一本书的一章来写了。这就意味着我不得不小心谨慎地精心挑选那些将要告诉你的研究。也许更重要的是，我要确保在你看完这一章的时候，已经是一名训练有素的科学消费者，知道一项好的研究有什么特点，以及如何谨慎地解释某项研究的结果。这样，当你将来不可避免地看到那些在本章里没有包含的有关过度饮食和肥胖的研究介绍时，你就能够自己判断那项研究结果表达的意思到底是什么了。

你可能会发现，这一章介绍的关于过度饮食和肥胖的内容是相当令人沮丧的。非常遗憾的是，体重控制问题没有任何简单的解决方案，至少在我们当前这种美食俯拾皆是又唾手可得的社会环境里面，这个问题的解决不容乐观。我们从非常艰苦的环境中进化而来，那个时候食物短缺，而且你必须非常努力才能获得食物。这样的进化史的结果就是，我们的身体会想尽办法来获取和保持大量的卡路里。

然而，尽管有这样的进化史，但是如果你和其他人都能够了解一些相关研究而不是直接忽略它们，那么你们在控制体重方面就会有更大的胜算。未雨绸缪，有备无患！而且，能把这本书看到这里，你已经很了不起了。那么让我们来看看科学家们已经掌握了哪些与过度饮食和肥胖有关的信息。首先，我会介绍一下肥胖人群的一些特征。其次，进一步探讨引起过度饮食和肥胖的相关因素。最后，我会谈一谈如何减少过度饮食和肥胖。

肥胖

目前已有大量关于肥胖人群的研究。为了讨论这一研究，我们首先得定义什么是肥胖。就像我们在第 9 章里提到的，超重通常被界定为 BMI 指数为 25.0～29.9，而肥胖的 BMI 指数为≥30.0。除了 BMI 指数之外，其他方法如双能 X 射线骨密度测量法（dual x-ray absorptiometry），可以直接测定一个人的脂肪含量有多少。但是，BMI 具有计算简单和价格低廉的优势。最近，一些研究人员一直在提倡使用"身体形态指数"（A Body Shape Index，简称 ABSI），它和 BMI 指数很类似，而且同时考虑了腰围，因此把存储的腹部脂肪的粗略估计也计算在内。存储的腹部脂肪在肥胖和健康风险两者之间的关系中尤为重要。当我们自我报告体重时，通常会出现偏差。最近一项研究表明，平均来说，女性大学生在估测她们的体重时会有 8 磅左右的误差。

无论你采用的是什么样的分类方式或者报告体系，超重和肥胖在美国都非常普遍。实际上，研究人员和公共健康政府官员将之称为"肥胖流行病"。超过三分之一（35％）的美国成年人被归类为肥胖。肥胖在某些少数群体中比例尤其高，特别是非西班牙裔黑人（48％）和西班牙裔美国人（43％）。2011—2012年，美国2～19岁的孩子群体中有17％被归类为超重或肥胖。和肥胖流行病的说法一致的现实是，儿童和成年人肥胖比例增长的现象已经蔓延到世界其他国家，甚至一些相对贫困的国家也不例外。

考虑到超重、肥胖与健康风险之间的紧密关系，全球日益增长的肥胖问题非常令人担忧，尽管研究人员现在认为这两者的关系比较复杂。多年以来，肥胖人群一直被认为更容易得癌症、心血管疾病和糖尿病等，并且肥胖可能会抑制认知功能。但是，现在看起来，有一些肥胖人群，尤其是那些BMI指数超过30.0的人比正常体重的人死亡率更低。如何解释这些明显不一致的数据呢？一个可能的答案是，如果肥胖的人参加锻炼，那么可以使肥胖的负面影响部分地失效。另一个答案可能在于腹部存储的脂肪。腹部储存脂肪的肥胖人群可能更容易产生健康问题或者死亡，脂肪存储在身体其他地方的肥胖人群可能可以避免某些疾病的影响。除此之外，不像正常体重的人群那样，肥胖人群可能会更加积极地对待他们的医生叮嘱的问题，比如高血压和高胆固醇问题。未来的研究需要采用ABSI（身体形态指数）这样的测量方法来进一步确认这些解释。

再次强调，这些趋势在儿童群体中也不例外，大约60％的5～10岁的超重儿童至少存在一个由肥胖导致的健康问题，如胰岛素水平增高。我们可以确定的是，至少在美国，超重或肥胖群体规模庞大，BMI指数较高同时脂肪存储在腹部的人群，更容易患上某些疾病。

由于肥胖和各种疾病之间的关系，美国医学协会（the American Medical Association）最近把肥胖视为一种疾病。但是，目前我们尚不清楚这样的标签究竟是有助于肥胖人群更多地参与健康活动，还是会有完全相反的效果。

除了不良的健康后果，超过平均体重的人可能还会受到社会和职业方面的双重歧视，他们可能会被认为智商较低、缺乏自我控制力、饭量比较大。而且，孩子们也许会仅仅因为肥胖而遭受老师比较负面的评价。当然，我们有很多理由避免过重或者减轻体重。为了理解这么做的可能性有多大，我们需要了解过度饮食和肥胖的原因。

脂肪增加的基础

你会发现，有许多不同的原因导致了过度饮食和肥胖。了解这些不同的原因非常重要，因为不同治疗方法发挥作用的关键在于肥胖个案的某个具体原因。一些人的肥胖是由遗传或者生物因素引起的，而另一些则更多地缘于过去经验或当前的周围环境。

不完美的身体：基因和其他身体部位的贡献

几十年前的一个主要议题是：基因是否与一个人的体重超重有关。现在我们已经进入了 21 世纪，没有人还会质疑基因和体重超重之间的关系。现在的问题是，哪个具体的基因或哪些基因会导致一个人超重以及这些基因如何发挥它们的作用。这些领域的研究已经有了巨大的进展。但是，当你在看遗传学和肥胖之间关系的这些资料时，需要记住的是，这些关系可能很清楚，但是基因不可能解释与肥胖有关的一切。在过去的几十年里，肥胖人数急剧增加，然而对于影响基因库的进化或突变来说时间太短。除此之外，被领养的孩子和养父母之间的体重存在显著的相关关系。因此，人们周围的环境，或者说人们和周围环境之间的互动，显然也对肥胖有着重大影响。

现在回到基因的话题。几十年以来我们已经知道，肥胖的父母往往会有肥胖的孩子（obese biological children）。有一对肥胖父母的孩子，其肥胖发生率大约为 70％。然而，父母和孩子共享的不仅仅是一些基因，还包括他们的家庭环境——那些可能提供低脂肪/低糖的食物也可能提供完全相反的食物。因此肥胖的父母有肥胖的亲生孩子的趋势，本身并不能证明基因对肥胖有影响，只是说明它们可能有影响。更有说服力的是双生子的研究。这些研究表明，来自同一个卵子和精子，具有同样基因的同卵双生子的体重，要比来自不同卵子和精子，和其他任何兄弟姐妹一样，各自分享一半基因的异卵双生子的体重更接近。同卵双生子看上去一模一样，而异卵双生子看起来和其他任何兄弟姐妹没什么区别。因此，如果你的外表会影响别人如何对待你（而且确实有良好的科学证据证明这是事实），那么同卵双生子之所以有类似的体重是因为人们对待他们的方式更接近，而不是因为他们有更相似的基因。还有更好的证据，它们来自对领养孩子的研究。这些孩子的体重往往和他们的亲生父母更接近，而不是和他们的养父母更接近。这些结果除了让我们认为基因对一个人是否会变肥胖有很强的影响力之外，很难想到还有其他的解释。双生子的研究也表明，强大的遗传成分影响了一个人最终有多大的胃口。

科学家克劳德·布沙尔（Claude Bouchard）和他的同事在 1990 年发表了一例双生子研究，研究结果出现了有意思的反转。该研究对 12 组同卵男性双生子进行过度喂食。参加实验的所有男性均没有肥胖史，但都有久坐不动的习惯。连续 120 天，这些男性被隔离在一间宿舍的特殊区域并且被 24 小时监视，并被限制了体力活动。在其中 84 天里，每位男性每天都要摄入超过维持目前体重所需 1 000 卡路里的热量。当实验结束的时候，不同男性增加的体重多少有巨大的差异：从 10 磅至 29 磅。平均来看，两位双生子增重的相似度要远远大于两个没有血缘关系的人。双生子之间的相似性不仅体现在体重增加上，还体现在体脂肪增加的数量和体脂肪的分布上。这些结果似乎表明，有明显的遗传成分影响了体重的增加和脂肪增加的位置。可惜的是，描述这个实验的文章并没有说明是如何说服这些人参加这个实验的。参加这个实验看起来似乎是个非常痛苦的过程，我无法想象有什么条件可以说服我。

有大量研究案例探讨了特定基因对肥胖的影响。比如，有很多科学家一直在研究你身体里被称为 JNK 控制酶的基因。当一个人肥胖时，这些酶能够引起一种免疫反应，从而影响某些与肥胖相关的疾病比如 II 型糖尿病的发展（参见第 12 章）。遗传研究还发现了不同类型的基因与严重的早发型肥胖情况相关。还有其他研究表明身体里有一种可以影响体重的蛋白质，叫作围脂滴蛋白（perilipin），而它的水平是由基因决定的。

尽管所有这些耐人寻味的研究均表明基因在肥胖中发挥作用，但至关重要的一点是，要知道这些基因并不是导致肥胖的唯一原因。而实际情况更像是拥有这些基因的人（或大鼠）只有暴露在特定的环境条件下才会变得肥胖。即使你有很多与存储多余的腹部脂肪有关的基因，但要是你所处的周围环境里没什么食物而且你的运动量很大，那么你也没有多余的热量能够储存为脂肪。

下面我们继续讨论有关过度饮食和肥胖的不同生理基础。首先让我们来看看脂肪细胞（adipose cells），这是英文单词"fat cells"更为确切的一种叫法。这些是你身体储存脂肪的细胞。当它们被充满的时候，你的饥饿感降低；当它们没有被充满的时候，你的饥饿感增加。因此，你的脂肪细胞可以调节在第 2 章里提到过的你身体的定点（set point）。本章前面描述的布沙尔的研究，表明遗传因素会影响脂肪细胞的数量和分布，但这项研究只是一系列证据中的一部分而已。除此之外，我们还知道，尽管当你体重增加时脂肪细胞的数量会增加，但脂肪细胞的数量永远不会减少。当你体重减轻时，脂肪细胞会清空，但是它们的数量没有减少。因此，如果你以往曾经有过一段时间超重，那么不管你现在是不是超重，你都会有较多数量的脂肪细胞。除非这么多的脂肪细胞里都填满脂肪，要不然你总是会感到饥饿。换句话说，在过去的人生历程中，只要你有过超重的历史，你就更有可能超重或者更容易感到饥饿。脂肪细胞只增不减，知道了这一点之后，你就更能理解为什么减肥并保持减重效果是如此困难了。

第 2 章里曾经提到过，身体储存脂肪的水平有一些可能的指标，这些指标会和身体里的其他化学物质相互作用，从而影响饮食行为。储存脂肪的指标之一是瘦素（leptin），它是由脂肪细胞制造并在血液里被发现的一种激素，它成为近期很多肥胖研究的焦点。当储存的脂肪很少时，瘦素也比较少；当大量脂肪被储存起来的时候，瘦素也会比较多。有证据表明，因患有遗传性疾病而缺乏瘦素的人会有巨大的胃口然后变得肥胖。研究人员最初期望瘦素在控制体重上的作用可以强大到通过操纵瘦素水平直接治疗肥胖症。但是，现在看起来，和瘦素的作用联系更紧密的生理机制是在脂肪储存下降时阻止体重降低从而对身体起到保护作用，而不是相反。

很多科学家还对其他一些物质在肥胖中发挥的作用进行了探索，这些物质参与了你身体所需食物的摄入、消化和储存。举个例子，在过去的几年里已经有一些关于胃饥饿素（ghrelin）的研究。胃饥饿素是一种在能量供给很低时胃里产生的蛋白质，于是有时候也被称为"饥饿激素"。胃饥饿素增加食欲和脂肪的储存。由于这些原因，研究者们开始研究能够抑制胃饥饿素效力的药物。

一个相对比较新的有关肥胖生理因素的研究领域越来越受到大众和科研界的普遍关注，该领域的研究重点是胃肠道系统中的某些细菌。这些细菌被统称为微生物菌群，一个人的肠道微生物菌群和另一个人的不一样。在 2013 年《自然》（Nature）杂志发表的一项实验研究中，科学家瓦妮莎·里道拉（Vanessa Ridaura）及其同事发现，如果选择一半肥胖而另一半不肥胖的双生子群体，将肥胖的那些人的粪便（微生物菌群）移植到老鼠肠道里，则老鼠的体重会增加。这些发现丰富了认为我们肠道中存在的特定菌群能够影响我们的体重这个日益扩大的研究领域的成果，但是，在我们基于这些成果开发治疗肥胖的方案之前，还需要有更多的研究。

缓慢燃烧还是快速燃烧：能量消耗效应

我们现在来讨论我个人认为在过度饮食和肥胖研究中最吸引人的领域——能量消耗效应。我之所以发现这个领域最吸引人的原因将会在这一章的后面部分提到，到时候我会解释为什么锻炼是为数不多的能够帮助我们成功减少多余体重并保持减肥效果的方法。正如你在本章开头部分所了解到的，美国人口中肥胖人群所占比例相当大，不管是成年人还是儿童。这样的增长只有三个可能的解释：人们摄入的食物越来越多，人们消耗的能量越来越少，或者两者皆有。很多研究者将关注点放在了这个等式中能量消耗这一侧。在美国，我们已经成为这样一群人：习惯了不仅有车，还有电梯、洗碗机、割草机、食品加工机、洗衣机、自动扶梯和自动人行道。而且我们别忘了还有能够控制所有类型设备的遥控器。现在我不用从床上起来就可以升高和降低卧室里的窗帘。工业化和技术已经让我们在日常生活中消耗的能量比过去少得多。（见图10.1）这些变化所产生的影响，有一个令人沉痛的例子，具体可以参考1999年发表的对两类加拿大本地人桑迪湖的奥吉-克里人（the Sandy Lake Oji-Cree）和基瓦丁的因纽特人（the Keewatin Inuit）的研究结果。研究者观察到奥吉-克里人住在全部安装了防冰装置的小房子里，而且很多人有雪地摩托和汽车。尽管他们的食物供给曾经是由野生动物和植物构成的，但在进行研究的时候，他们的主要食物来源是一家公司的商店。基本上，这组成员处于极端的久坐不动的状态之中（extremely sedentary）。与此相反，因纽特人仍然过着活跃的、比较传统的生活，包括食用大量的鱼。因此毫不奇怪，奥吉-克里人的平均BMI指数是29.0，而因纽特人的是25.0。同样，意料之中的是，研究人员发现奥吉-克里人患心脏病和肥胖症的比例要明显高于因纽特人。

在我们讨论消瘦和肥胖人群的能量消耗的一些实验，以及不同的情境如何影响能量消耗的内容之前，了解一点有关我们消耗哪些类型的能量的知识将会很有帮助。你的总能量消耗由以下三方面组成：（a）你的基础代谢率，比如像呼吸和循环这样的基本代谢功能消耗的能量；（b）你的身体因为走路和烦躁不安之类的随意和非随意的身体活动消耗的额外能量；（c）你的身体因为食物消耗而使用的

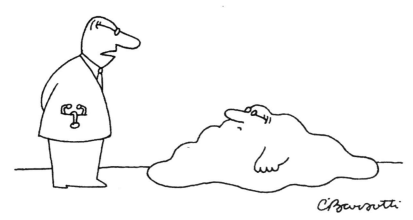

图 10.1 "说实话——你的运动量是多少?"

来源：Charles Barsotti. The New Yorker，2006 - 03 - 27. 由 Conde Nast 授权使用。

额外能量。这三种能量消耗有任何一种处于低数值都会提高你增加体重和肥胖的可能性。

我们从基础代谢率开始谈起。即使是那些体重完全相同的人，也会有不同的基础代谢率，对此你应该不会感到惊讶。我们都知道有一类人可以吃很多东西，但其体重却不会增加，也有完全相反的情况。这是由很多不同原因造成的。比如，脂肪支持的基础代谢率要低于肌肉或骨骼。因此，如果两个人的体重相同但是其中一个人的体脂比例要高于另一个人，那么你可以预期体脂比例高的那个人的基础代谢率较低。造成基础代谢率低的一个隐匿因素是进食量的减少。当食物摄入较少时，基础代谢率会降低，而且这一变低的基础代谢率会持续好几个月直到食物摄入的水平恢复正常。这就是为什么当你节食减肥时，一开始的时候体重下降要容易得多，以及为什么当你停止节食的时候，减掉的体重很容易就回来了。基础代谢率这样的变化在人们的食物供给不稳定和经常短缺的时候是具有适应意义的，降低代谢率作为食物匮乏的结果有助于防止饥饿。但是，现如今的美国，较少摄入食物是因为人们想要减肥。

不过，你也不要绝望，我们有办法提高基础代谢率。事实证明，运动除了会消耗能量外，在特定情况下，还能够提高基础代谢率。更为重要的是，提高基础代谢率的效应甚至可以在运动停止之后持续长达几个小时，比如一场激烈的足球比赛或是在动感单车上高强度地运动 45 分钟都可以达到此类效果。但是，目前我们还无法清楚地了解什么类型的运动或是持续多久的运动能带来基础代谢率在一定数量或时长上的增加。此外，运动对体重影响的程度存在个体差异。布沙尔用双生子做了一个运动研究，和他之前用双生子做的过度喂食实验相类似，同样这对参加实验的人来说也非常具有挑战性。共有 7 对同卵男性双生子参与本次研究。每位男性在长达 93 天的时间里每天锻炼两次，每天大约消耗 1 000 卡路里。这相当于每天慢跑两次，每次 45 分钟。在这 93 天里，所有男性摄入食物的营养和卡路里数保持一致。所有参与者的平均减重数是 11 磅。但是，平均而言，双生子中两位男性的减重数要比毫无血缘关系的两位男性的减重数具有更显著的相关性。令人很感兴趣的一点是，实验中减掉的体重显然来自脂肪的消耗，而非骨骼或肌肉等的损耗。

考虑到运动对基础代谢率的影响时，人们通常担心的一个问题是运动越多可能会让你吃得越多，于是就抵消了运动产生的任何消耗卡路里的效应。针对这个问题的研究结果是错综复杂的，有些研究发现高强度运动之后会摄入更多的食物，而另一些研究则发现并没有什么变化。研究结果似乎表明，运动会暂时减少饥饿感，但从长远来看，人们在运动之后会吃得更多，从而抵消了运动燃烧的热量。

有关运动和肥胖最有争议的研究领域是肥胖和看电视之间的正相关关系。这些关系最开始的一些假设在成人和儿童群体中都得到了一定的支持：人们会吃更多的在电视上做广告的食物；即便没有任何食物广告，当人们一边看电视一边吃东西的时候，也会吃得更多；看电视的时候，人们消耗的能量更少。此外，这些研究结果同样可以扩展到久坐不动玩视频游戏和玩电脑上。所有这些结果都表明，久坐不动看电视、玩游戏和玩电脑可能是美国肥胖问题的罪魁祸首。因此，最近的研究一直在探索特定的干预手段，比如在视频游戏里加入一个身体运动的成分，从而帮助抵消孩子一边玩游戏一边吃东西时摄入的额外热量（答案是肯定的，但是不幸的是，这还不足以完全抵消额外热量的影响）。

近期，能量消耗的另外一个颇受关注的方面是我们的睡眠数量和肥胖之间的关系。乍一看，你可能会认为，睡眠较少的人也许是肥胖可能性较小的人。毕竟，这样的人不会成天窝在沙发里看电视，相比于其他人有更多的时间处于活动的状态。但是事实恰恰相反——睡眠较少或睡眠剥夺的人，无论成年人还是儿童，都更容易增加体重。对这一看起来好像违反直觉的发现的解释是，人们因为睡眠不足而增加的食欲会超过他们的能量消耗。我记得在高中和大学时会熬夜到后半夜（是的，甚至有时候我第二天有课也这样），并以此为正当理由订比萨当夜宵或者跑到当地的餐馆吃一些鸡蛋、烤面包和培根。所以说,规律的睡眠有助于控制体重。

现在到了总能量消耗的第三个组成部分:你的身体在摄入食物之后所消耗的额外能量。摄入高碳水化合物一餐之后所消耗的能量要大于高脂肪的一餐,但显然不管食物的味道是好是坏,消耗的热量都是相似的。如果食物消耗量比平常大,那么所消耗的能量也更大。类似于食物剥夺之后的基础代谢率下降,这种食物消耗量增加之后的能量消耗增加有助于动物保持一个恒定的体重。但是,如果大鼠通过不断获取高脂肪膳食而增加体重,它们脂肪细胞的数量就会增加,最后增加的能量效应将消失,会达到一个新的定点。

科学家詹姆斯·A. 莱文(James A. Levine)、诺曼·L. 埃伯哈特(Norman L. Eberhardt)和迈克尔·D. 詹森(Michael D. Jensen)延续了克劳德·布沙尔的研究,检验了非肥胖型的 16 名男性和女性自愿实验参与者在接受额外的食物喂养后的能量使用情况。每一名实验参与者连续八周每天都摄入超过他们所需能量 1 000 卡路里的额外能量。正如在布沙尔和他的同事所做的研究中发现的那样,每名实验参与者增加的体重数存在巨大差异:从 3 磅到 16 磅不等。平均来看,实验参与者的能量消耗会增加,尽管也有巨大的个体差异,但体重数增加越少的人,能量消耗越多。通过测量和控制能量消耗的每一个不同方面,莱文及其同事们可以确定的是,实验者能量使用的增加可能是由于他们的非随意活动,比如坐立不安和身体姿态的维持。因此,一个人过度进食时增加的体重可能取决于这个人坐立不安的程度。但是,还有几个问题需要回答。首先,为什么某些人过度进食会增加坐立不安的身体活动,而另外一些人则不会,以及哪些人更有可能表现出坐立不安效应(fidgeting effect)?另外,我们知道过度进食产生的坐立不安活动会帮助人们维持特定的体重,但是这种特质难道会有助于人类的生存吗?为什么我们要进化出这种特质?最后,过度进食后随之而来的坐立不安或类似活动的增加是基于怎样的精确机制?对这些问题的解答对于我们控制体重非常有帮助。

谁在计算,吃了什么和怎么吃的?

我们已经讨论了肥胖的影响因素,这些讨论主要聚焦于身体内部发生了什么。但是,人们是如何与他们的环境包括他们环境中的食物相互作用的呢?人们吃什么和怎么吃会如何影响暴饮暴食和肥胖呢?

首先，让我们来看看肥胖者的饮食行为。他们吃东西的方式和其他人有什么不一样吗？针对这一主题，科学家进行了大量的实验，研究结果五花八门。这些结果表明，从很多方面来看，肥胖人群和非肥胖人群在饮食行为上大同小异。但是，最近确认了两者在饮食行为上的一些差异：在8年时间里，快食者（fast eaters）比慢食者（slow eaters）增加了更多的体重；肥胖人群在吃巧克力布丁时速度比非肥胖人群要快，在吃中式自助餐的时候，BMI指数较高的人群会选择相对更大的盘子，并且盘子里剩下的食物也更少。但是要注意，我们不知道究竟是这些饮食行为差异导致了体重增加，还是说这些饮食行为仅仅和那些导致体重增加的其他因素有关。

那么我们能够吃到的食物有多少种？它们对肥胖可能会产生什么作用？首先，想一想在前面的章节中我们所了解到的，我们对高盐高糖、高卡路里和高脂肪食物的偏好。在农业革命和工业化之前，食物很稀缺并且所含的脂肪和能量都很低，我们的饮食偏好有助于我们在那样的环境下更好地存活。我们的食物供给在那时候和现如今截然不同。举个例子，在旧石器时代，人们食用的肉是野生的，脂肪含量大约是4%，而我们今天食用的肉类所含脂肪比例差不多要达到30%。目前在美国，甜的、咸的和高脂肪的食物比比皆是而且价格低廉。这种食物获得的便利性加上我们对此类食物的偏爱导致了我们的过度消费，从而造成肥胖。无论是关于大鼠还是关于人类的实验均表明，当大量的美食随处可得时，就会出现过度进食和肥胖。

除此之外还出现了更多种类的美食，相比于工业化之前，我们现在吃的食物所含膳食纤维的水平较低，这可能会引起我们肥胖。有一些研究者认为，几乎不摄入膳食纤维的结果是分泌更多的胰岛素，从而增加体重（还可以参考第2章关于升糖指数反应的讨论）。

不健康食物随处可得所产生的影响中还存在着一个多样化效应（variety effect）。增加一餐饭里食物的种类也会增加进食量。这种多样化饮食是类似于美国这样的工业化国家的另一个共同特征。虽然日常饮食可以通过减少食物种类来减少食物摄入，但只要日常饮食有大量食物种类可选，那么多数美国人还是会过量摄入。

出现在超市、社区餐厅和学校中的容易获得又丰富多样的食物也会影响肥胖的发展和持续。公共健康专家一直以来都很担忧贫困社区中新鲜的水果和蔬菜以及其他健康食物的相对匮乏，学校食堂和自动贩卖机里很多不健康食物的泛滥，都造成了肥胖流行症，社会经济地位较低的人群首当其冲。

要特别注意我们文化中频繁消费糖类在催生暴饮暴食和肥胖现象中发挥的作用。根据已有的研究假设，任何甜味剂（人工或天然的）都可能导致胰岛素的释放，通过降低血糖水平来增加饥饿感，从而导致所摄入食物储存为脂肪的数量增加。很多实验对这一主题进行了探究，得到了不同的研究结果。在其中一个实验中，在午餐时间给学龄前儿童提供高热量的巧克力牛奶或是纯牛奶，连续16周，每周两次。他们喝巧克力牛奶的数量要比喝纯牛奶的数量多得多，但午餐的摄入却没有变化。因此，喝巧克力牛奶的那几天所摄入的热量要远高于喝纯牛奶的日子摄入的热量。非常美味的食物会让儿童摄入大量热量，而儿童对这些热量的调节可能存在一定困难。在比较人工甜味剂和天然甜味剂的实验中，大量的证据似乎表明，当人工甜味剂或水被天然物质代替时，人们的体重增加会少一些，尽管甜味剂和咖啡因之类的物质之间的相互作用还需要进一步探索。

正如第7章里提到的，由于大量证据证明了甜味食品和饮料以及食物的易获得性对肥胖的重要影响，那时候纽约市的市长迈克尔·布隆伯格试图从2013年开始禁止特定供应商（比如餐厅）出售超过16盎司容量的非人工甜饮料。这一举措引起了巨大的争议，导致仅在《纽约时报》上就有十几篇文章对此进行讨论。提出的禁令被法院阻止了，但是纽约市的很多人仍然孜孜不倦地推动它，以及/或者呼吁对苏打水征税，而且这些努力绝非仅限于纽约市。苏打水消费量的增加一直被视为过去几十年里引发肥胖流行症的罪魁祸首。

其他类似的假设还包括我们食物中脂肪的百分比和过度饮食。有些人声称，相比于脂肪含量低的食物，食用脂肪含量比较高的食物时，我们摄入的总热量更多。为了检验这一假设，实验者偷偷用低脂肪的食物代替高脂肪的食物，然后看实验参与者摄入了多少总热量。这些实验发现，在这样的情况下实验参与者摄入的总热量更少。

与这些研究发现相一致的是，大量实验现已表明降低一种食物的能量密度（当降低其中的脂肪含量时就会产生这个效果），或者增加一种食物的膳食纤维含量，结果都会让我们摄入更少的热量。比如，用蘑菇（富含膳食纤维但热量很少）代替肉类（含有很高的热量但膳食纤维很少），或者在一餐饭里添加谷物膳食纤维，可以增加饱腹感，减少热量的摄入，从而有助于体重控制。（参见趣味事实♯10）

趣味事实 #10

　　有一种食物特别有意思，尽管我们还没完全弄明白是怎么回事，但它确实能够影响我们吃多少东西，这种食物就是汤。不管是儿童还是成年人，只要在一餐饭之前给他们喝汤，他们这餐饭吃得就会比较少。事实上，他们那天摄入的总体热量都会降低。一碗含有很多菜的浓汤（chunky soup）在减少食量的效果上要优于清汤（nonchunky soup）（也许是因为汤里额外的膳食纤维？），虽然番茄清汤似乎同样能相当有效地减少后续吃东西的量。正是因为这个原因，我现在到外面的餐馆吃饭时，汤通常是我点的第一道菜。只要看到菜单上有番茄汤，我就会很开心。

　　在有关吃什么对肥胖有影响这个方面，一个比较热点和活跃的研究领域是盘子大小和分量大小。通过改变你盘子的大小以及/或者上面放的食物的多少，是否能够影响你吃多少，并最终影响你的体重大小？大量的实验似乎表明确实如此。举个例子，康奈尔大学的教授布莱恩·汪辛克及其同事让本科生观看一部喜剧片，同时用随意的方式给他们一袋 400 卡路里的脆饼干或者四袋 100 卡路里的脆饼干。结果发现，拿到四袋 100 卡路里脆饼干的学生比拿到一袋 400 卡路里脆饼干的学生少摄入了 25% 的卡路里。

　　最后一个会导致我们过度饮食的是食物被打上了"健康"的标签。我们倾向于多吃这类食物，因而潜在地抵消了它们可能带来的健康益处。

　　我们已经讨论过在什么样的情况下大多数人会根据可获得食物的数量来决定吃多少。但是，并不是每个人都以同样的方式对周围的食物做出反应，而且并不是每个人在大多数时间里都是以同样的方式来应对。举个例子，当人们饥饿的时候会从超市购买更多高热量的食品。同样，大约有 100 名女性大学生参与的一项实验显示，暴露在一种诱人的食物味道（烤比萨的香味）中，和非节食者相比，节食者更有可能说想吃东西，并且实际上也吃得更多。这些结果表明，相较于非节食者，节食者更容易受外界环境的影响而做出反应。此外，当他们以为他们将要少吃一顿饭的时候，明显会吃得更多，这毫无疑问是因为他们从过去经验了解到，只有这样才能帮他们扛过这错过的一顿饭，类似于这本书前面所提到的预期性饮食（anticipatory eating and drinking）现象。这也许可以解释为什么节食者在打破他们的节食规则后会暴饮暴食。就我来说，有时候会出现这样的情况，当我认为自己的体重飙升而需要采取应对措施的时候，我实际上会吃得更多。也许这就是一个由于考虑到未来的食物剥夺而吃得更多的实例。

一些人会受到他们周围环境中食物信息的强烈影响——他们是外部反应型（externally responsive），而另外一些人则不是这样。外部反应型的人们通常会表现出对食物信息的特定生理反应。比如，他们的胰岛素水平会提高。这反过来会增加他们的饥饿感，并且更有可能使他们把任何吃下去的食物转化为脂肪。换句话说，外部反应型的人们简直可以说是一看到食物就会食指大动。这个事实再加上有些人的先天倾向是在他们身体的某些部位储存脂肪，那么"只要我看一眼巧克力蛋糕，它就长到我的臀部了"这样的说法其实是有些道理的。任何一个体重水平的人群里面都有外部反应型的人存在。有些外部反应型的人会寻找各种方法限制他们的饮食，从而避免自己变得肥胖。不幸的是，我们仍然不知道是什么原因导致一些人成了外部反应型的人，而另外一些人并没有这样，或者外部反应型能在多大程度上进行调整。

压力或刺激的环境会影响每个人的饮食行为。当你走进一个鸡尾酒派对时，你将会发现客人们在吃他们通常不会吃的大量薯片、椒盐脆饼和什锦小吃。随着交谈渐入佳境，他们的手会不停地伸向碗里的花生和饼干。实验室研究可以帮助我们理解这一行为。大鼠实验已经表明，一个轻微的夹尾巴压力会增加其进食行为，直到其体重显著增加。此外，以这一方式承受压力的大鼠要比没有压力的大鼠更加偏爱美味的食物。关于人类也有类似的研究结果。举个例子，心理学家德布拉·泽尔纳及其同事发现，当人们感到有压力时，他们更有可能选择去吃 M&M 巧克力，而不是葡萄。我们甚至会发现，国家橄榄球联赛后紧接着的那个周一，周日输球的球队所在的城市对高脂肪、高热量食物的消耗量会增加，而周日赢球的球队所在城市的消耗量会减少，没有球队参加比赛的城市的消耗量则没有变化。当比赛险胜时，这个效应会特别明显。

其他人是否在场也会影响你吃多少。比如，有证据表明，如果你的朋友是肥胖的，那么你有更大可能也变得肥胖。

除此之外，好几个实验都发现，通常人们和其他人一起吃东西时要比他们单独吃时吃得更多。然而，别人对你吃多少东西的影响比这更为复杂。你是否和一些自称是节食者的人或者看起来像是节食者的人在一起，以及你自己是否就是节食者，都会影响你吃多少和吃什么。举个例子，当较胖的人提供零食时，节食者会吃得更多，而瘦的人提供零食时，非节食者会吃得更多。再举一个例子，心理学家珍妮特·波利维（Janet Polivy）和她的同事研究了一位女性（女模特，我们称她为"简"）的饮食行为是否会影响其他女性的饮食行为（我们称之为实验参与者）。（见图 10.2）简实际上是实验者的同谋，但是实验参与者以为她也是其中的一位参与者。简告诉一半的实验参与者她在节食，而告诉另外一半的实验参与者她没有节食。实验者吩咐简和其他实验参与者一起吃饭直到她们饱了为止。接着简分别和每位实验参与者一起吃饭。在和她告知自己节食或未节食的一半实验参与者在一起时，她吃得非常少；而和另外一半实验参与者在一起时，她吃得很多。这个研究设计于是形成了四组实验参与者。简说明自己在节食的那组实验参与者比简说明自己没有在节食的那组实验参与者普遍吃得更少。此外，所有的实验参与者都有一个倾向：当简吃得多时，她们也吃得更多；当简吃得少时，她们也吃得更少。因此波利维及其同事得出结论，估计你在自己身上也见到过类似的情况，即一群女性在一起的时候，如果其中一位拒绝了甜食，那么其余的每一位都会去做同样的事情。

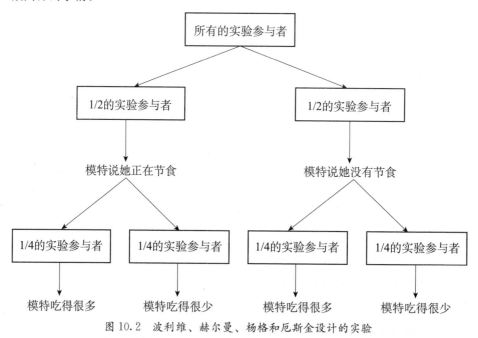

图 10.2　波利维、赫尔曼、杨格和厄斯金设计的实验

来源：J. Polivy, C. P. Herman, J. C. Younger, and B. Erskine. Effects of a Model on Eating Behavior：The Induction of a Restrained Eating Style. Journal of Personality，1979 (47)：100-117.

特殊情况

有几种和特定行为特征相关的特殊类型的过度饮食和肥胖。其中一种被广泛研究的特征是一个人的情绪状态。大量研究表明，相较于不肥胖的人，肥胖的人在体验到诸如焦虑或抑郁的厌恶情绪时，更有可能吃东西。但是，最近其他一些研究表明，一个人是否在节食与这个人是否会在抑郁的时候暴饮暴食也有较大相关关系。实际上，一些研究者认为，剥夺食物会导致过度饮食，尤其是暴食（binge eating），无论这个人处于什么样的情绪状态。

美国精神病学会把暴食行为定义为"在一段时间内（例如，在任何 2 小时的时间段里面），摄入食物的数量绝对要比大多数人在同等情况和同等时间内摄入得更多……（并且）在此期间有一种无法控制进食的感觉（例如，有一种无法停止吃东西或者无法控制吃多少和怎么吃的感觉）"。美国精神病学会把暴食障碍定义为一种伴随着一些其他体验的暴食行为，比如因为暴饮暴食而产生的痛苦感受。最近这些年，暴食行为和暴食障碍已经受到研究人员和治疗师的密切关注。来寻求肥胖治疗的成年人和儿童，有 20%~40% 似乎存在有问题的暴食行为，而且在所有的肥胖人群中有 5%~8% 的人有这样的问题。陷入暴食行为的人更有可能出现抑郁，而且更有可能来自有其他冲动型障碍的家庭，比如药物滥用。除此之外，一个人是否会出现暴食障碍似乎会受到遗传因素的重大影响。

患有季节性情感障碍（SAD）的人更有可能产生与暴食障碍有关的饮食行为。SAD 会在冬季的那几个月因为光照的减少而发生在一些易感人群身上。SAD 的特征是患有抑郁症、渴望碳水化合物、暴饮暴食和体重增加。但是，肥胖人群中只有一小部分遭受 SAD 的折磨。

另一个相关的饮食障碍是夜间进食综合征（night eating syndrome，NES）。该综合征在 1955 年首次被艾伯特·斯顿卡德（Albert Stunkard）提出。但直到最近十几年它才在研究文献中得到关注。研究表明，患有 NES 的人是肥胖的并且他们的热量有超过一半是在夜间摄入的。平均而言，在 24 小时的时间段里，他们比那些肥胖但是没有患 NES 的人多摄入 600 卡路里。患有 NES 的人还有严重的睡眠困难。他们平均每天晚上会醒来大概 3.5 次，相比较而言，其他没有患 NES 的人每天晚上会醒来一次。此外，患有 NES 的人在醒来的一半时间里会吃东西，但是没有患 NES 的肥胖人群从来不会这样。最后，患有 NES 的人群比没有患 NES

的肥胖人群更抑郁，而且患有 NES 的这些人在晚上的情绪状态会更差，这在其他肥胖人群中并不常见。

过度饮食和肥胖的这些特殊情况有各种生理解释。举个例子，研究表明患有 NES 的人不像其他人那样会出现血液中的瘦素水平的惯常性升高。瘦素的升高可能会降低食欲并且促进睡眠。因此，没有证据显示，瘦素水平升高的人们可能会在夜间吃得过多而且出现睡眠困难。

过度进食的肥胖人群比其他肥胖人群更容易抑郁，而且常常来自患有其他冲动型障碍的家庭，这一事实产生了针对暴饮暴食的另一个可能的生理解释：神经递质血清素（5-羟色胺）的水平。大量的研究表明，冲动型的人体内血清素水平往往比较低，比如那些尝试自杀的人或者抑郁的人。除此之外，高水平的血清素与进食动机的减少相关。因此我们推测，过度饮食的有些情况，诸如暴饮暴食碳水化合物和季节性情感障碍之所以发生，是因为患有这些障碍的人血清素水平比较低。但是这一假说目前尚未得到充分证明。

甩掉脂肪：减少过度饮食和肥胖的方法

有关减肥的指导书籍和网站可能比任何其他自我帮助类主题的都要多。许多这些所谓的信息来源对过度饮食和肥胖的起因以及减少这些现象的研究一无所知。幸好，很多受过研究训练的人研究了减肥的技术。本章接下来的内容提供了用于控制过度饮食和肥胖的科学研究的信息。研究人员想要确定哪些治疗手段有作用，不管是短期的还是长期的，以及是否有一些治疗方法对于治疗某些类型的肥胖症要比治疗其他肥胖症效果更好。

撼动身体：生理性干预

生理性干预最极端的类型包括几种用来限制或绕过部分胃肠道的手术，比如"今日秀"（Today Show）里的阿尔·罗克（Al Roker）和新泽西的州长克里斯·克里斯蒂（Chris Christie）所经历的手术。这类手术的目的是，通过让他们吃东西后不久就觉得饱了以及减少胃肠道对食物的吸收来减少一个人吃东西的数量。手术通常是安全和非常有效的，大部分患者能够达到减重目标。然而，这类手术并不是毫无风险的。除了来自手术本身的轻微风险之外，还会有诸如呕吐这样的副作用。尽管如此，但总体而言，患者在手术之后似乎有了更好的适应能力并且变得更快乐。这并不奇怪，因为减掉了大量体重之后，他们能够参加以前不可能参加的体育运动，他们可以穿更多款式且富有吸引力的衣服，而且他们可能会觉得自己更加性感。这类手术的好处让它成为治疗严重肥胖症的一个可行选择。患者的 BMI 指数应该为至少 40.0（或至少 35.0 同时伴有其他严重的身体健康问题），并且应该已经尝试过其他不那么极端的减重方法（但失败了）。对于其他超重、肥胖但并没有生命威胁的人群来说，手术的潜在风险和副作用使这一方法并不可行。

其他各种解剖式操作也一一被尝试。气球手术包括首先在胃里放入一个瘪的气球，然后气球会膨胀起来，气球可能会留在胃里持续几个星期或几个月。这一设置大概是基于胃部的扩张会减少食物的摄入这一假设。但是，你应该从第 2 章了解到，只有当胃部扩张是由能提供一些营养的物质造成的时候，这种扩张才会影响食欲，而气球并不符合这一条件。这大概也不足为奇，那时在一个精心设计的实验里，不管是实验参与者还是与他们互动的实验者都不知道谁真的被置入了一个气球而谁是假装被置入气球，那些真正被置入气球的参与者并没有比那些认为自己被置入气球的参与者减掉更多的体重。

抽脂术（liposuction）已经尝试了好多年，不幸的是，它似乎没有持久的效果。在一个实验中，患者一年之前从大腿除掉的脂肪并没有回来，但是有额外的脂肪堆积到了腹部，所以全身的总体脂肪量没有变化，就像他们从来没做过抽脂术一样。

最近，研究人员已经开始研究大脑前额叶皮层的电刺激与食欲降低及对食物渴求减少之间的关系。但是，考虑到这些减少的现象是暂时的，并且要在头皮上放置电极，因而这个方法对于体重控制来说并不实际。

比手术好得多，比任何我能想到的好得多的方法是，通过吃一粒小药丸，你就可以减少暴饮暴食或是促进减肥。并不是只有我才有这些感受，很多人都喜欢通过吃药来防止过度饮食和加速减肥，制药行业已经花费了无法估量的巨额资金试图让我们得到我们想要的。到现在为止，这本书已经为你介绍了当你看到、闻到、尝到、吃到和消化食物时所产生的所有种类的化学物质和各种各样的生理过程。这些化学物质和生理过程的每一部分，对于能够减少暴饮暴食和促进减肥的药物而言，都是一个潜在目标。作为许多可能例子中的一个，你也许从第 2 章了解到，化学物质胆囊收缩素（CCK）是在食物消化过程中产生的，并能够在停止摄取食物上发挥作用。因此，有可能通过增加CCK来帮助我们控制体重。不幸的是，苯丙氨酸（L-phenylalanine），即一种能够帮助人体释放CCK的氨基酸，似乎并没有减少那些试图限制进食量的女性群体的食物摄入量，而且CCK是一种禁止口服只能注射的物质，因此它并不是一个有吸引力的选项。

可悲的事实是，历史上曾经出现的减肥药纷纷被淘汰。从诸如安非他命（amphetamines）那样的兴奋剂（确实能减少食物摄入，但是有副作用而且会使人上瘾）到类似芬氟拉明（fenfluramine）、芬-芬（fen-phen）和诺美婷（Meridia）那样的减肥药，都因为严重的副作用而不能获得美国食品药物监督管理局（FDA）的审批。再到阿莱（Alli）［内含药物奥利司他（orlistat），同样有副作用］，因为篡改产品信息从2014年3月起被迫从所有零售商店下架。看起来似乎没有真正能用的药物。好像每一次制药行业研制出一种协助你减肥的药物，就会出现使用该药物的严重问题。更何况使用这些药物还有其他问题，比如它们价格不菲，比如一旦停药，体重往往就会反弹。根本就没有这样神奇的药物，既可以解决你的体重问题，又不会造成任何其他问题。也许能够减少食欲和提升注意力的嚼口香糖动作（参见第2章和第8章）是高风险减肥药的一个很好的替代物。

但是，确实有一部分暴饮暴食或肥胖的人可以通过药物治疗获得帮助。正如你在本章前面部分了解到的，过度饮食和肥胖的有些类型和抑郁症有关。其中包括遭受暴食症障碍、季节性情感障碍和夜食综合征折磨的人群。值得注意的是，至少在一些病例中，暴饮暴食与对碳水化合物的渴求有关，而且，正如本书前面部分提到的，一些研究人员认为吃碳水化合物可以提高血清素（5-羟色胺）的水平，而抑郁症与低血清素水平密切相关。因此，一些科学家推测，有一些暴饮暴食及肥胖症患者（与抑郁症和/或对碳水化合物的渴求相关的），之所以肥胖可能是因为他们的血清素水平过低。如果这是正确的话，那么给这些人吃提高他们血清素水平的药物，应该会减少暴饮暴食的行为，同时也会缓解抑郁症状。通过使用药物缓解碳水化合物渴求及与其相关的抑郁症状，已经有了一些成功的报道。然而，这一领域的研究仍充满争议。

那么节食的方法如何呢？几乎所有摆放在杂货店结账柜台的女性杂志里都包含如何采用最新节食法快速并永久减肥的广告。

其中有低卡路里节食法（low-calorie diets）、低碳水化合物节食法（low-carbohydrate diets）、低脂肪节食法（low-fat diets）、全节食法（total fasts）以及很多其

他方法。你想一想为什么会有这么多方法？为什么总有新的方法出现？如果有一个真正有效的节食方法出现，你认为会发生什么？真的有一种节食方法可以让你不必遭受什么折磨就减掉你想减的体重，而且减重效果可以永久保持吗？

好吧，如果真有这样的节食方法，那么它的名声会远播四方，而且不会有任何其他方法存在的必要。所以猜一猜各种奇思妙想的节食方法告诉了我们什么呢？节食没有用！节食也许会减掉部分体重，但是通常会反弹，正如我们在公开场合看到的像奥普拉（Oprah）之类的媒体明星那样。更有甚者，有一些节食方法是非常危险的。有些会导致严重的脱水、心率过快或是心脏纤颤（cardiac fibrillation），更别说很多节食方法实际上会造成营养不足。最后，节食过程并不愉悦，节食的人除了经常会感到饥饿之外，还会出现压力的生理症状以及记忆困难。

那么为什么节食不会带来永久的减肥效果呢？很重要的一点是，要明白，减肥过程中没有魔法。食物消化产生的热量不会凭空消失，除非它们被排出体外、损耗为热量，或是用于代谢或体力工作。真正能通过节食成功减肥的方法是摄入更少的卡路里、消耗更多的能量或者两者兼顾。除此之外，正如你在本章前面部分了解到的，在不确定的一段时间里，节食会降低基础代谢率，即便是节食停止也会如此，这就导致了减肥困难并且一旦饮食过量很容易就反弹。减肥无法持久还有一个可能的原因是，脂肪细胞变空后，人们的食欲会增加，或者是恢复一开始导致体重增加的那些食物摄入和运动行为。

很多节食者用来减少卡路里摄入的方法是用低卡路里的食品和饮料来替代原有的食物。从理论上来说，正如你从本章前面部分了解到的，这应该会减少卡路里的摄入。但是，只有当低卡路里的食物真正替代了原来会被吃掉的高卡路里食物时才会起作用。在我曾经工作过的一个办公室里，很受员工欢迎的休息方式是跑去街角的商店买一大堆低热量冰激凌（叫 Tasti D-Lite）。这种甜甜的混合物看起来像是软冰激凌，但是几乎不含脂肪并且热量相对较低。员工们相信如果他们吃 Tasti D-Lite 而不吃普通的软冰激凌，那么他们至少不会像吃普通软冰激凌那样增加体重，甚至说不定还会减肥。但是，实际上，如果他们没吃低热量冰激凌的话，他们可能不会吃普通的软冰激凌，而低热量冰激凌是他们平常午饭的加餐。在很多情况下，似乎从一个较长的时间段来看，人们吃低卡路里的食物时会在一定程度上通过整体摄入更多的食物来进行补偿。

先不管低卡路里食物是否会减少你吃喝所摄入的总体卡路里数，这些食物的一个主要问题是很多都非常难吃。人们在口味打分上给糖和脂肪含量高的食物最高的评价。更有甚者，至少在一些研究中发现，即使还没品尝，人们对低脂肪食物的预期就是味道不佳，而且如果他们以为食物是低脂的，那么即便是全脂食物，他们也会把其味道评价为不那么美味。这样的判断可能是长期经验的结果。食物中的脂肪有助于显著提升它们的口味和质地。因此，要制造出像高脂肪那么美味的低脂肪食物是极其困难的。但是，幸运的是，冰激凌制造商在这项非常具有挑战性和重要性的任务上已经有了一些成功的经验。

尽管如此，正如本章前面指出的，一些研究已经表明，高纤维和低卡路里密度的食物比其他类型的食物更容易产生饱腹感。将这些食物加到膳食中，应该有助于减肥。这让我很高兴，因为现在我能够购买美味的英式松饼，一个松饼里包含了1/3的每日推荐膳食纤维摄入量。大卫·津钦科（David Zinczenko）撰写的系列丛书《吃这个，不要吃那个》（*Eat This，Not That*），很好地阐明了如何在美国众多食品中明智地选择食物，其中使用了很多本章所描述的原则。

你消耗的食品和饮料还有另外一个方面可能在成功控制体重中很重要，那就是用餐的时间和间隔。以大鼠和人类为研究对象的实验表明，如果同样数量的卡路里被分为很多顿小餐摄入，而不是在一顿大餐里一次性摄入，那么你会觉得更饱并且你所吃的会更少储存为脂肪。但是这里有一个实际的问题：这些结果是在实验室里得出的，实验参与者摄入的卡路里总数是被严格控制的。而在实验室之外的现实世界里，人们每天吃很多顿和吃一顿相比较可能会摄入更多的总卡路里数，那就抵消了将卡路里分散到多顿餐中所带来的好处。最重要的是要对一整天的卡路里摄入量进行管理。

最后，考虑到你更有可能去吃那些容易获得和近在眼前的食物，因此让食物更难获得应该能够减少吃东西，最终达到减肥目的。此类策略可以包括吃未去壳的坚果，打开独立包装的食品，或者只是把食物放到无法触手可及的地方。你也许可以想到一些方法把这些策略应用到自己家里。

到目前为止，我敢肯定你正如我所预期的那样非常沮丧。我表达的所有内容似乎都在说没有任何一种体重控制手段是不带副作用的。但是你应该从本章一开始呈现的内容中发现还有一种手段是有用的：运动。（因而就连著名的电视减肥秀节目"超级减肥王"里面都极为强调锻炼身体的重要性。）至少有三个理由能够告诉我们为什么运动可以在减少肥胖、避免体重增加和保持减重效果方面发挥作用。

首先，运动，甚至是不坐着，都可以消耗卡路里。其次，有一些证据证明，至少在一些情况下，运动可以在之后的几个小时里加速新陈代谢；燃烧的卡路里总量比运动本身直接消耗的卡路里还要多。不幸的是，我们至今仍未弄明白哪一种运动能够对新陈代谢率产生持续的影响。最后，运动有助于保持和形成肌肉，而且按照每磅重量来比较的话，肌肉会比脂肪燃烧更多的卡路里。至少还有其他五个因素来补充说明运动作为一种体重控制技术的吸引力。第一，运动可以增强心脏和心血管的适应力，并且增强力量。第二，研究发现运动有助于改善情绪。第三，运动可以避免骨质疏松症（异常低的骨骼质量）。第四，运动可以增加人们高密度脂蛋白胆固醇（HDL cholesterol）的相对含量，从而有可能减少心血管疾病的风险。第五，目前有一致的证据表明运动实际上能够提高你的认知功能（比如，它可以让你更聪明）。难怪很多研究者和治疗师都提倡把运动作为任何肥胖症治疗手段的一个重要组成部分。将运动作为治疗肥胖症或避免体重增加的治疗方法的主要缺点在于，很多人在坚持一项运动方面有困难。

需要多少运动量以及什么样的运动才能帮助你减肥或避免体重增加呢？在这个问题上还缺乏足够的研究，还不能给出一个确定的答案。但是，我们可以通过看那些在减肥和保持减重后体重方面做得成功和不成功的人来获取想要的信息，看看他们做了多少运动，比如那些成为国家体重控制登记处（The National Weight Control Registry）注册会员的人（会员必须减掉至少 30 磅，并且保持该体重至少一年）。这样的调查发现，成功减肥或者保持减重后体重的人比那些不成功的人在身体活动上更为积极，有多条证据显示这些人的运动量接近每天一个小时（包括快走）。

诸如此类的数据让我确信每天至少应尝试运动一个小时，包括走路。在纽约市生活，即便在工作繁忙的情况下，做到这一点也不会太困难，因为我可以把高效率的走路作为我上下班的一部分。通常我会从住的公寓楼走 3 公里到我的办公室。除此之外，在我的工作日，除了去开会的办公楼之外，我还会到其他办公楼去，这些都包含了走路。但是，每周至少有四次，我会去健身房待 1.25 小时，做强度比较大的有氧运动和增肌运动，以及一些拉伸。自从我在 10 年前开始采用每天至少运动 1 小时这样的方式以来，保持体重这件事比我生命中任何其他事情都更容易做到。我仍然需要在吃什么东西上比较注意，但是我更不容易长肉了。除此之外，当我进行心脏健康水平测试时，我测试的结果非常好，而且我的骨强度也很好。所以我现在已经成为一名坚定的运动爱好者了。实际上，有可能太坚定了。几年前，我儿子给了我一个流行的 Fitbit 智能手环，用来追踪各种日常活动，比如走路的步数和爬楼梯的台阶数。唯一的问题是，我一直试图打破我之前的纪录，于是我就花了太多的时间运动。我最后放弃使用 Fitbit 是在某一周之后它告诉我我走了 68 426 步（大约 40 英里①）并且爬了 120 级台阶，而这些还没包括我那周在健身脚踏车、椭圆机和其他机械训练机上运动的数据。

你的身材和其他人的身材：你周围的干预因素

你可能已经意识到，已经出现了采用各种形式的心理治疗或对周围环境进行相关控制来帮助人们减肥的很多尝试，并且这种尝试会越来越多。你可以猜想，从目前你了解到的所有内容来看，这些方法通常都不太成功。人们确实会在治疗师的帮助下减肥或者通过控制周围的环境减肥。但是，减掉的体重常常会长回来。尽管如此，考虑到这些体重控制方法实在是太普遍了，在这里对它们进行讨论对我来说也还是很重要。

用来减少肥胖的一个方法是让一群具有支持性的人围绕在肥胖者的周围，这群人中的一些人或者所有人都愿意帮助肥胖者减肥。他们不一定是专业人员，他们可能自己也在尝试减肥。

有一种类型的减肥方法是社群形式的减肥竞赛，参赛的人来自不同的工作场所，比如在不同银行工作的员工。这类竞赛的耗费非常小，费用就花在这些项目的运行上。行动加强项目和其他激励措施都在尝试使整个社群，比如一个大学甚至一个城市，达到减肥的目的。

常用的群体形式的减肥方法是自助小组。这些小组由一些有类似问题的人们组成，比如在这里的情况就是肥胖。他们在网上或面对面讨论共同的经验、困难和可能的解决方案。一些小组是完全由志愿者来组织的，而另外一些小组，比如减肥互助会（Weight Watchers），则有更多的内部架构。Weight Watchers 起源于50 年以前，并且据称大约有 100 万人每周参加它的大会。现在它在网上也非常活跃。我在这个网站上填写了一个"免费测试"，虽然结果显示我的 BMI 指数在健康区间，但这个网站依然敦促我点击并支付以便"从今天开始"减肥。减肥互助

---

① 译注：1 英里约为 1.609 千米。

会也出售自己做的低卡路里食品，这是它减肥项目的一部分。最近有一些实验比较了减肥互助会的治疗法和其他治疗方法，结果发现减肥互助会的参与者有显著的减肥效果。但是，这些结果可能不能代表减肥互助会的一般参与者的情况，因为实验参与者一开始要同意参加长达一年的实验，而且减肥互助会的会员是免费的。典型的情况是，像减肥互助会这样的组织有很高的人员流失率，尽管事实上加入这些组织的人们可能有很强的减肥动机。虽然那些留下来的人可能只减掉了中等数量的体重，但是，自助小组可以提供情感的出口和社会化的机会。此外，参加这样的小组通常需要较低的或中等程度的经济成本。

除了社群和自助小组，还有很多不同种类的心理治疗可以用来帮助人们减肥。其中一种经常被采用的方式是精神分析疗法，通常涉及长程的个体心理治疗。很多精神分析治疗师认为，体重增加的起因源自童年早期产生的情感冲突。因此，精神分析疗法致力于治疗这些情感冲突而不是肥胖本身。因为精神分析治疗师自己一般并不是研究人员，并没有大量的客观证据证明精神分析疗法的疗效。精神病学家科琳·S. W. 兰德（Colleen S. W. Rand）和艾伯特·J. 斯顿卡德（Albert J. Stunkard）做了一个研究，尝试解决研究文献不足的问题。他们通过邮件邀请了美国精神分析学会的 572 位会员全员参加这个研究。这些会员中大概有 104 位表示他们愿意参加这个研究并且告知他们每人目前正至少在治疗一个肥胖症患者。随后，总共有 70 位填写了更为详细的问卷（问卷 A），18 个月之后又填写了另外一份详细的问卷（问卷 B）。在填写问卷 A 的时候，这些治疗师的肥胖症患者已经平均接受了 31 个月的治疗并且报告自从进入治疗已经减掉了 10 磅。到填写问卷 B 的时候，报告的减重数量增加到了 21 磅。

减重 21 磅似乎验证了精神分析治疗师的方法。但是，在这个研究中有一些明显的问题。首先，精神分析是相当昂贵的，因此只有那些动机强烈同时又富有的患者才能长年累月地接受治疗。其次，只有很小一部分治疗师完成了问卷，因此有可能只有那些其患者长期以来一直持续在减重的治疗师选择参与研究。再次，也有可能治疗师只报告了他们患者中那些体重减轻了的子集数据。又次，体重测量值只是用问卷的方式来报告，无法评估它们的准确性。最后，这项研究假设潜在的情感问题是导致肥胖的关键，并且他们的疗法对于长期的体重减轻很重要。这个假设和本书中已经给出的其他信息是相矛盾的。举个例子，能够让严重肥胖患者减重的手术干预已经足以改善患者的心理健康状况。肥胖的遗传性、身体代谢和饮食因素等相关信息似乎也和认为潜在情感问题是导致肥胖的首要原因的想法背道而驰。显然，肥胖的心理动力疗法还需要进一步的研究的支持。

这一研究范围的另一端是采用行为疗法或者认知行为疗法减肥的方法。很多行为治疗师认为他们自己至少在部分时间里是研究人员，他们坚信治疗是一种科学方法。因此，毫不奇怪的是，迄今为止已发表的有关肥胖症的心理治疗研究中数量最多的就是行为疗法。众多知名的行为研究人员已经承认，即使是施行得最好的行为疗法也不太可能达到显著的长期减肥效果。但是行为治疗师依然坚持努力研发帮助来访者减肥的改进方法，同时，已经成为行为减肥设备（behavioral weight-loss armamentarium）标准部分的一些技术在流行减肥杂志中被广泛吹捧。

举个例子，常见的一种行为减肥技术是让积极的东西，比如金钱或愉快的活动，与适当的减肥行为建立关联。1974 年，在我和丈夫刚刚结婚并即将研究生毕业的时候，我丈夫就对我用了这个技术。我们决定帮我减掉大概 10 磅，他告诉我每减掉 1 磅就给我 5 美元。那时候我几乎接近贫困线，50 美元对我而言是很大一笔财富，于是我减肥成功，但是，几年之后这些肉都长回来了，到现在都还在。

行为治疗师也会教他们的来访者应用各种技术来控制他们周围环境中可能会导致暴饮暴食的各个方面。这些可能包括在第 7 章里讨论过的预先承诺设置，其中涉及患者学习避开可能会受到诱惑的情境。比如，患者会根据指示在去杂货店之前先列一个清单，然后严格遵守。

任何行为疗法减肥项目的完整部分都包括非常仔细地监测病人的行为以及病人的周围发生了什么。每一个尝试都是为了获得可靠、客观的数据。教导自我监控体重、消耗的卡路里、吃东西花费的时间等等，往往是整个过程的一部分。举个例子，每天自己称重对维持体重很有帮助。通常除了患者之外，要么是治疗师，要么是一些值得信赖的亲友负责监控，同时公布任何积极的结果。

针对减少肥胖症的行为疗法项目通常会纳入各种各样的技术，除了已经提到过的行为技术之外，有时候还会采用药物、运动和营养元素。这就难以评估任何一个特定的治疗因素的疗效。科学家玛莎·L. 斯肯德（Martha L. Skender）和她的同事在 127 名超重的男性和女性群体中，对三种类型的认知行为疗法进行了细致的对比实验，包括低热量膳食但没有运动的治疗、运动但没有膳食调整的治疗，以及低热量膳食和运动相结合的治疗。为了确保在治疗开始之前，实验参与者之间没有差异（这些差异可能会让一种治疗方法比其他疗法更有效或更无效但实际上却不是），实验参与者被随机分配到三个疗法小组中的一个。每一组都配备一名注册营养师，注册营养师在前三个月和他们每周见一次，接下来的一个半月每隔一周见一次，再接下来八个月里每月见一次。

到了第一年的年底，运动和饮食结合的小组减重最多，平均 20 磅；只运动的小组减重最少，平均 6 磅。但是，这三组成员内部体重减少的差异很大，有可能造成平均减重的这些差异是偶然因素；三组之间的差异并没有达到科学家所说的统计学上的显著差异水平。到了第二年的年底，三组之间出现了显著性差异。三个组都增加了体重，比如只节食组比他们一开始节食的时候增加了 2 磅体重。只运动组和运动饮食结合组最后比一开始接受治疗时分别轻了 6 磅和 5 磅的体重。斯肯德和她的同事得出结论：人们通过运动减肥的效果比通过节食减肥的效果差；但是相较于节食减肥，通过运动减肥反弹更少。

人们显然面临一个自我控制的问题：通过节食获得一个快速、巨大的减肥效果，但从长远来看效果并不好；或者通过运动获得一个较小的减肥效果，但可以一直保持。怪不得人们很难选择通过运动来减肥。行为疗法未来的最佳应用可能是帮助人们做更多的运动和养成其他健康的习惯，而不是减掉体重本身。减少像看电视这样久坐不动的活动就是一个需要被鼓励的很好的例子。这一章提到的很多技术建议，通过改变你的环境来保持或减少你的体重，是康奈尔大学教授布莱恩·汪辛克提出的减少"瞎吃"（mindless eating）建议的一部分。瞎吃（尤其是暴饮暴食）指的是受到环境影响而吃东西，但我们并没有意识到这种影响。这些影响是无处不在的，但是有时候通过对环境做小小的改变，我们也许就可以改变我们的饮食行为。

底线

鉴于所有的这些研究，如果你确实必须减肥，或者是你在防止体重反弹上遇到麻烦，你应该怎么做？如果你极端肥胖，你应该符合手术治疗的标准。但是如果你还没到那个程度怎么办？表 10.1 列举了我认为最有可能成功减肥和保持体重不反弹的做法。并不是我所有的建议都已经被明确证明有效，但是，它们至少都和我们到目前为止得到的实验室结果一致。体重控制归根结底是让你吃的东西以及你与周围环境的互动变得和人类物种进化时的条件更为类似。这并不是一项简单的任务，但是可以做得到。

表 10.1　基于研究结果给出的保持目前的体重或相对小数量减重的建议

- 仔细监控摄入的卡路里。
- 如果非要减少卡路里摄入量，也别减太多。
- 食用低脂肪、低盐、低糖和高膳食纤维的食物，以及低升糖指数反应的食物（参见第 2 章）。
- 用零卡路里饮料替代含糖的甜味饮料。
- 尽可能少饮用含酒精的饮料（参见第 11 章）。
- 把汤或另外一种低卡路里密度的食物作为用餐第一步。
- 考虑把胡椒粉加入餐点中（参见第 15 章）。
- 考虑咀嚼无糖口香糖。
- 食用小分量的食物，用小尺寸的盘子。
- 尽可能消除环境中的食物信息，这可能需要得到和你一起居住和工作的人的支持。
- 每天监测你的体重。
- 坚持每天至少 1 小时的有氧运动。
- 进行举重锻炼，从而保持或增加你的肌肉群。
- 为了在一周减重 1 磅，需要保持你目前的食物摄入量同时增加你的运动量，从而每周消耗额外的 3 500 卡路里（比如，每周额外慢跑 6 个小时或者每周额外快走 10 个小时）。

区分轻重缓急的能力：小结

在阅读本章的过程中，你已经了解到会造成我们暴饮暴食和让我们变得肥胖或持续肥胖的很多因素，以及似乎能够起到维持减重效果的少数方法——胃肠道手术和运动。这种不平衡其实并不令人惊讶。我们物种所处的进化环境的特征是不断出现食物匮乏。结果，我们的身体就进化为能够摄取大量卡路里并且保留这些热量。这在美国和很多其他国家就成了一个巨大的问题，这些地方充斥着各种不同种类的非常美味、便宜和到处做广告的食物，并且还有很省力的装置，完美地增加了肥胖问题。

与此同时，当今社会推崇的时尚形象，导致很多人尤其是女性，只是轻微超重甚至是处于正常体重却仍然在不断地尝试节食和减肥。这些节食的努力耗费了大量的时间和金钱，可能会导致饮食障碍，而且可能会加速未来的体重反弹。正如杜克大学的心理学家凯利·D. 布劳内尔和宾夕法尼亚大学原校长朱迪思·罗丹（Judith Rodin）明确指出的，即便是有些人的体重通过减肥而得到减轻，也很有可能会反弹，并且人们的体重周期性上升和下降似乎会有更多患冠心病和产生其他健康问题的风险。

出于以上原因，关于很多人甚至是否应该尝试减肥这一话题都存在很多争议。一些医生和治疗师认为，只有当体重减少能够带来显著的健康收益时，人们才应该尝试减肥。在《新英格兰医学杂志》（*The New England Journal of Medicine*）上有一篇社评的标题甚至是"减肥——一个不幸的新年计划"。但是，即便没有健康的问题，生活对于体重超重的人来说也充满了挑战。他们可能要遭受工作歧视和社会拒绝的折磨。他们可能被视为懒惰或者缺少意志力，尽管我们知道所有关于肥胖的遗传和生理决定性因素。

我们与其把关注点放在努力帮助个体减掉他们已经积累了的体重上，不如专注于一个更有潜在成功可能性的目标——重新组织我们的环境来避免体重的增加。这样的话，我们所有人都可以以更加健康的方式行动和饮食，从而减少日益增长的肥胖流行症。食品和饮料制造商经常采用的市场营销策略，毫无疑问是让我们尽可能多地消费制造商的产品。这些制造商设计、摆放、推广他们的产品，对我们施加最大的影响，我们也如他们所预期地做出反应。我们购买和食用放在超市结账柜台的糖果，我们购买和饮用等待电影开始之前在屏幕上打广告的 32 盎司的苏打水（接近 400 卡路里的纯糖）。但是，也有一些人正尝试应对这些影响并且支持健康的饮食。除了之前提到过的试图在纽约市取消大包装含糖饮料之外，在全美各个地方都组织了运动，限制电视上的快餐广告、把健康食品和饮料放在自动贩卖机的视平线位置、重新设计餐厅的路线使健康食品最容易拿到，以及禁止在学校销售烘焙食品。

因为制造商所做的一切都是为了让我们消费不健康食物和吃太多的食物，让我感到意外的是有一些人批评这些支持健康饮食的努力。制造商可以使出形形色色的技术手段来说服我们，通常在我们不知道的情况下让我们吃更多而不是对我们有益处，难道我们不应该做一些事情来阻止甚至抑制他们吗？在纽约市苏打水禁令受争议的高峰期，《纽约客》杂志 2011 年 6 月 6 日的封面上是一个人被绑在写着"碳水化合物"标志的行刑架上，下面的标注是"纽约道德委员会：禁止投喂想改掉恶习者"。如果采取行动去促进健康饮食的行动被如此控制，那么为什么允许鼓励不健康饮食的行动呢？谋求利润的企业受利益驱动让我们吃得更多，却没有牟利的企业受利益驱动让我们吃得更少，也不可能有这样的事发生。因此，除了寻求法律和公共卫生机制之外，我们还可以尝试用什么样的手段来对抗牟利企业的努力呢？而且，肥胖流行症让我们的健康系统付出的代价会影响我们每一个人。

所有的这些问题我并没有答案。但是，我坚信，作为一个致力于寻求健康并且延续了数个世纪的社会，我们需要确保我们大家都能充分了解我们的饮食行为，以及这些行为的后果。我们还需要确保我们的环境中能增加健康饮食可能性的方面至少和我们环境中增加不健康饮食可能性的方面不相上下。目前它们之间存在的并不是一个公平的竞争。同时，对我个人而言，我决定在确保安全和有条件的情况下尽可能多地做运动，同时尝试重新改造我的环境，使之包含有限数量的高脂肪、高盐、高糖和低膳食纤维的食物。

把命喝没

饮酒和酗酒

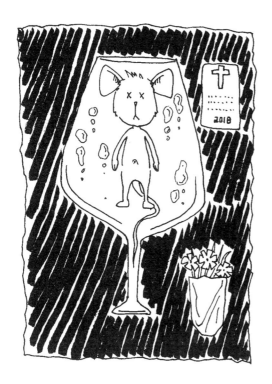

在 1991 年海湾战争期间，驻扎在沙特阿拉伯的美军所出
现的纪律问题是驻扎在其他国家美军的三分之一左右。事实
上，在海湾战争的头 6 个月，尽管美军部队有 30 万人驻扎在
沙特阿拉伯，但总共只有 19 次军事法庭的判决，也就是说
每 15 000 名士兵中不到 1 人有纪律问题。纪律问题的比例这
么低的原因是什么呢？这与沙特阿拉伯的法律有关，按照伊
斯兰教规定，不允许饮用任何酒精制品，驻扎在沙特阿拉伯
的美国军队也遵守了这一法律。

从沙特阿拉伯一直往北，就到了一个气候截然不同的国
家——俄罗斯。按照目前的统计数据来看，这个国家有 25％
的男性在 55 岁之前死亡，这个死亡率背后的主要原因就是伏
特加。

如果人们在不受酒精的影响下表现更好，那为什么那么
多人会滥用酒精呢？如果我们想让这些人停止喝酒，最好的
方法是什么？本章将会告诉你，到目前为止科学研究发现的
这些问题的答案。

多少算饮酒，多少算酗酒

自从文明诞生以来，人类就已经在制造和饮用含有酒精

的饮料了。考古学证据表明，酒精饮料起源于近东，然后传播到西方。有证据证明至少在 8 000 年之前就有葡萄酒存在，至少 6 000 年以前就有啤酒存在。在大多数情况下，葡萄酒和啤酒的酒精含量相当低，是为数不多的安全饮料之二，而常规的水供应则经常被污染。但是，在美国，即便是到了全国大多数地方的供水都安全，且出现了增加饮料中酒精浓度的技术的时候，很多人依然饮用大量的含酒精饮料。

美国的酒精使用几度兴衰，我们现在正处于饮酒较少的低谷期。但是，这并不意味着美国人饮酒的数量很少。在所有美国成年人群体中，大约有 88％的人在他们生活中的某个时间段喝过酒，71％的人在过去的一年内喝过酒。2009—2011 年的全国调查显示，在大学生群体中有 82％的人在过去一年内喝过酒，并且有 62％的本科生——年龄小于 21 岁——在过去的 30 天内喝过酒。更加令人担忧的是，在过去两周内有暴饮行为（binge drinking）（一次至少喝五杯）的学生比例为 44％。暴饮行为不仅仅局限于大学生群体。2012 年的一项调查显示，25％的美国成年人在过去的一个月之中有过暴饮行为。

在阅读这一章的时候，很有必要让你了解一下所有这些饮酒行为的巨大负面影响。尽管有一些证据表明适度饮酒可以降低冠心病发病率，但是过量饮酒的代价是极其高昂的——不管是对个人还是对整个社会。酒精是美国可预防死亡的首要因素；它是美国每年大约 8 万人死亡的一个原因。这些死亡的发生，不仅仅因为酒精的直接效应，比如急性酒精中毒中酒精对中枢神经系统的抑制作用、营养不良和肝硬化，还因为酒精的间接影响，比如各类事故的概率增加，包括交通事故概率增加，导致消化道溃疡出血这样的疾病恶化，当一个人生病或受伤时降低检测概率，自杀或者成为命案受害者的可能性增加，以及烟民吸烟频率上升。以上这些只是有饮酒行为的人本身会遭遇的事情。而不喝酒的人，如果刚好出现在喝酒的人附近，则更有可能变成交通事故、凶杀案和家庭暴力的受害者。除此之外，据估计，由于生产力损失、医疗保健费用和财产损失，美国每年酒精消费的成本为 2 240 亿美元。

大学生饮酒行为的负面效应也受到了广泛关注。其中一些研究结果表明，大学校园里和饮酒有关的暂时意识丧失，每年使急诊室患者大约产生 50 万美元的开销，大学里更多的财产损失来自高酗酒率以及酗酒似乎会直接导致高风险的性行为。

　　但是饮酒和酗酒的分界在哪里？在什么样的情况下你应该担忧某人喝酒的量？具体来说，当我提到酗酒和它的治疗方法时，我到底指的是什么？美国精神病学会把酒精使用障碍定义为"一种有问题的酒精使用模式，导致临床上显著的身体损伤或痛苦"。请注意，患有这种障碍的人不一定表现出对酒精的忍耐或者戒断，虽然这些症状可能会出现。采用酒精使用障碍的这一定义，大约有 9％的美国成年人和 5％的 12～17 岁青少年在任何给定的 12 个月时间里可以被归类为患有这一障碍。酒精使用障碍在男性群体中比在女性群体中更常见，在成年人群体中，亚洲人比非裔美国人、白人和西班牙裔美国人更少见，比例最高的是美洲土著和阿拉斯加土著。

　　考虑到几乎有一半的美国人都有一个有严重酒精问题的家庭成员，酗酒的代价可能已经众所周知。酗酒是一个棘手的问题——对酗酒者本人来说是这样，对其周围的人来说也是如此。同时，尽管酒类制造商和酒吧老板可能会告诉你要理性饮酒，但他们仍然会想尽办法确保酒精饮料的销量，这就让致力于减少或消除饮酒的项目更加难以成功。为了更好地理解饮酒行为持续的原因，我们首先详细了解一下饮酒带来的后果。有了这些信息的强化，我们就能更好地评估用于治疗酗酒的大量方法。

预期和现实：饮酒的影响

　　有关酒精之影响的民俗学内容丰富。比如下面这几条分别来自美国、德国和意大利的谚语：

> 一杯酒下肚，智慧全无。
>
> 酒后乱语，吐露内心秘密。
>
> 和醉汉争吵就像是对着空气挥拳。

注意下面这段引自威廉·莎士比亚《麦克白》的意味深长的文字：

> 喝酒这件事，大人，最容易产生三件事……酒糟鼻、睡觉和撒尿。情欲呢，它挑得起来也压得下去；它挑逗起你的欲望，可它又不让你动真格的。

这些信念到底有多准确？我们将同时考虑两方面的研究：饮酒的短期效应和长期效应。但是，为了评估这一领域的研究，我必须向你指出，要弄清楚饮酒的影响存在一个困难：一个人饮酒后在行为上发生的改变可能是因为酒精的直接影响，也有可能是因为这个人对酒精效应的预期。举个例子，如果一个人被告知喝酒会让其干傻事，而另外一个人则被告知喝酒会让其做出危险举动，那么，喝了酒之后，第一个人可能会干傻事，而第二个人可能产生危险的行为。有些人甚至会把喝酒作为产生某些恶劣出格行为的借口。显然，我们需要知道酒精的哪些影响来源于药物本身以及哪些影响来源于预期，前者将会比后者更难避免和改变。

幸运的是，科学家们想了一个办法来区别酒精的真实效应和预期效应，这个方法称为平衡安慰剂设计（balanced-placebo design），由心理学家 G. 艾伦·马拉特（G. Alan Marlatt）及其同事研发。在采用这一设计的实验中，一半的实验参与者喝了酒而另一半没喝酒，这两组人中的每一组中，一半人被引导着相信他们自己喝了酒，而另一半人则认为自己没喝酒，总共有四种类型的实验参与者。在图11.1 中，类型 B 的实验参与者喝了饮料之后的行为表现出了没有受到预期效应干扰的酒精直接效应，因为类型 B 的实验参与者实际上喝了酒但是他们认为自己没有喝酒。类型 C 的实验参与者喝了饮料之后的行为表现出了没有受到酒精直接效应干扰的预期效应，类型 C 的实验参与者并没有喝酒，但是他们以为自己喝了酒。类型 A 的实验参与者喝了酒也认为他们喝了酒，他们所体验到的和实验室之外的日常生活情境类似。类型 D 的实验参与者没有喝酒而且也认为他们没喝酒，可以作为所有其他类型的实验参与者的行为参照组。

你们可能很想知道到底怎样才能让实际上没喝酒的人认为他们喝了酒，或者相反。你将会很高兴地了解到，实验很擅长这种欺瞒。让我们以这样一位实验参与者为例：她以为自己喝了酒而实际上并非如此。首先，实验者将煞费苦心地调配实验参与者的饮料，将两瓶清楚标记着伏特加和汤力水①的饮料混合到一起，实验参与者全程在旁边观看。但是，实验参与者不知道的是，两个瓶子里装的液体都是汤力水。最后，在实验参与者喝的玻璃杯沿上用酒精擦拭，提供（误导的）气味和口味信息。

我们采用平衡安慰剂设计实验发现的其中一个例子是，酒精预期效应而不是酒精的直接效应，似乎会让人们在喝酒后更容易产生性唤起。但是，判断其他人

① 译注：一种添加了奎宁的碳酸饮料，用于调酒。

197

实验参与者预期获得的

酒精　　　　　　　无酒精

	酒精	酒精 A	无酒精 B
实验参与者 实际获得的	无酒精	C	D

图 11.1　平衡安慰剂设计

来源：W. H. George and G. A. Marlatt. Alcoholism：The Evolution of a Behavioral Perspective//
M. Glanter，ed. Recent Developments in Alcoholism：vol. 1. New York：Plenum，1983.

的性唤起状态则是另外一回事。心理学家艾伦·M. 格罗斯（Alan M. Gross）及
其同事采用平衡安慰剂设计，让男大学生听一段约会时女学生被男学生强暴的录
音。结果显示，酒精直接导致实验参与者倾向于认为录音里的女性处于性唤起状
态，并且一直到录音播出后来的内容，实验参与者才说施暴者应该停止性侵犯
行为。

短期效应

考虑到喝酒之后生理上发生的显著变化，你可能认为酒精会对行为产生一些
直接的影响。当人们喝酒时，肝脏中的酒精首先会代谢为乙醛并最终转化为二氧
化碳和水。肝脏中有一些乙醛会被吸收从而进入血液循环。乙醛会对人体的大部
分组织产生影响。中国人、日本人和韩国人中，大约有 50％的人缺少一种能使他
们摆脱少量乙醛影响的酶。这样的人最好不要喝太多酒，他们要是喝了太多酒，
脸就会变得通红并可能会有严重的心悸。

酒精有很多直接的生理效应。在低剂量时它是一种兴奋剂，但是在高剂量时
它有抑制作用。这就是为什么你在派对上会看到人们一开始聊得很多，到最后就
坐着不省人事了。大量的乙醇和乙醛会导致睡眠中的呼吸中断、平静放松的 REM
（快速眼动）睡眠数量减少、头疼，以及对雄性激素睾酮合成的抑制。（参见趣味
事实＃11）

趣味事实♯11

　　几个不同的研究表明，适度饮酒者倾向于吃更多东西并且在喝酒时会更多地把他们所吃的东西转化为脂肪。举个例子，科学家玛格丽特·S. 韦斯特泰普-普朗廷格（Margriet S. Westerterp-Plantenga）和克里丝提安·R. T. 维万琴（Christianne R. T. Verwegen）做了一个非常有趣的实验，在给实验参与者吃午餐之前向他们提供不限量的开胃饮料。在不同的日子里，提供的开胃饮料包括葡萄酒、啤酒、高脂肪的果汁、高蛋白质的果汁、高碳水化合物的果汁、水，或者什么都不提供。所有的开胃饮料（除了水以外）包含同样数量的卡路里。当实验参与者喝了葡萄酒或啤酒作为开胃饮料，相比于喝不含酒精的开胃饮料时，他们吃得更多、更快，花费时间更长，并且在更久之后才觉得饱。如果开胃饮料中含有酒精，那么实验参与者甚至在接下来的 24 小时里也会吃得更多。进一步的实验显示，酒精直接增加了高热量密度食品的摄入，同时增加了对食欲的评价，并影响了各项生理指标。综合以上这些内容，我们的建议是，如果你想减肥，请远离酒精。

　　目前已有强有力的证据证实了饮酒会增加攻击性。心理学家试图找到这一情况发生的决定因素。其中一个理论和第 7 章里讨论过的自我控制概念有关。你应该还记得，自我控制指的是选择一个延迟更久但最终价值更大的东西，而不是延迟更少但价值更小的东西，而冲动型则恰恰相反。很多研究者相信饮酒在一定程度上会增强延迟事件的折损效果——会让人们倾向于选择即刻的奖赏。这样的行为被称为酒精近视（alcohol myopia）。如果说一种选择的延迟后果是消极的，那么酒精会让一个人彻底忽略这个消极后果。因此，在类似这样的影响下，一个人会冲动地殴打别人，完全不考虑可能会有的牢狱之灾。酒精近视可能有助于解释喝醉酒的人为什么更容易做一些高风险的事，包括危险驾驶。

　　关于酒精对心理的影响最为广泛的研究领域之一是其对记忆产生的短期效应。酒精可能会对记忆产生影响这一点对你来说也令人惊讶。每个人都听说过这样的例子：有人在一天晚上喝了很多酒，然后虽然没有失去意识，但没办法回忆起大部分或任何关于当天晚上的事情，这也就是所谓的喝酒喝断片（blackout）。这对于生理学家而言也并不新奇。酒精抑制海马体神经元的活动，海马体大脑中已被证明对记忆非常重要的一个区域。你可能会惊讶地发现，至少在有些情况下，酒精不一定非得在你喝大量的酒或喝酒喝到断片时才会影响你的记忆力。对记忆的干扰程度取决于你喝了多少、你想回忆什么以及同时还发生了什么。即便只是想到你喝酒了也会损害你的记忆。这些由酒精引起的记忆问题可能和这样的情况有关，即酒精摄入会增加大脑胡思乱想的倾向，并且让你不太可能注意到自己的胡思乱想。除了干扰记忆之外，酒精也会破坏其他认知能力。举个例子，尽管酗酒不会在第二天破坏学生的考试成绩，但它的确会影响注意力和反应时间。

也有大量的研究探讨有经验的饮酒者如何才能以及在什么样的情况下才会较少受到饮酒的影响。换句话说就是，如何提高对酒精的耐受力，以及在什么样的情况下对酒精的耐受力会提高。举个例子，如果一些人有很丰富的酒驾经验，那么在酒精的影响下他们可能比从来没有过这一风险行为的人开得更好一些。研究人员想要弄清楚，和经验有关的这些变化是由于酒精生理效应的减弱还是因为人们学会了一些方法来减弱酒精的效应。这是一个重要的问题，因为这和人们享受醉酒的程度有关，随着耐受力的提高，他们可能觉得能强迫自己喝得更多，因而对身体造成了更大的伤害。因此，关于耐受力的基础信息有助于我们找到方法帮助人们减少饮酒。

有大量的证据表明，学习至少是对酒精耐受力增强的部分原因。心理学家鲍勃·雷明顿（Bob Remington）及其同事做了一个实验，在这个实验中，一部分实验参与者拿到的是熟悉的饮料（啤酒），而另一部分实验参与者拿到的是不熟悉的蓝色薄荷味饮料。两种饮料的酒精含量完全相同，并且两组人以同样的速度喝下饮料。喝完之后，实验参与者完成了一个手眼协调任务：在布满乱七八糟字母的网格中搜索单词。相比于喝了啤酒的实验参与者来说，喝了不熟悉的蓝色薄荷味饮料的实验参与者认为自己喝得更醉，并且在任务中表现得更差。不知道为什么有些人喝了某种含酒精的饮料会表现得更好，这可能不仅仅是因为他们之前有过喝其他酒的经验，还因为他们有过喝这种特定饮料的经验。这些结果和以下发现是一致的，即当酒精和相对陌生的能量饮料 Four Loko 混在一起的时候，我们对酒精的耐受力显然更低。

这些研究发现的一个可能解释是基于补偿的概念，即相反的生理反应。意思是，在任何时候，一种药物改变了身体的生理机能，就会有相反的生理反应，使身体恢复到正常状态，以维持体内的平衡，这些相反的反应有助于身体保持在一个最佳的、稳定的状态。现在假设，随着经验的增加，这些相反的生理反应变得更大，并且通过学习过程，它们由环境中和药物相关的部分产生。如果一个人在同样的情况下不断摄入某一种特定的药物，相反的生理反应就会变得很大，并且最终导致这个人表现出对这种药物的耐受性。但是如果周围环境或者是药物的外形发生了变化，这些相反的反应就不会这么强，耐受力也更低。这个模型已用来解释为什么海洛因成瘾者在一个不熟悉的环境中使用通常的剂量有时候会过量。人们认为，在这种情况下相反的反应不会那么大，因此强度不足也能抵消成瘾者使用通常剂量产生的效应。

长期效应

毫无疑问，从长期来看，每天喝几杯的效应是，会对你的身体造成极大的损害。举个例子，在相对节制的情况下，适度饮酒（每天1～2杯）会降低心血管疾病的危险、减缓认知能力的衰退，但是如果喝得过多则会导致心血管疾病风险的增加，并对心脏造成损害。除此之外，酒精代谢产生的乙醛和过量的氢最终会引起肝硬化和肝炎。正如你已经知道的，反复饮酒会导致对酒精的耐受性和对酒精的生理依赖。产生生理依赖的酒精成瘾者会在停止饮酒的时候体验到戒断反应的潜在危险。第13章将详细讨论孕妇饮酒会如何严重危害胎儿的孕育。

久而久之，饮酒还会损害你的营养。酒精的代谢产物乙醛降低了维生素的吸收效果。此外，酒精会刺激胃肠道。最后，有证据表明，往往出现在酗酒人群中的肝硬化，会干扰味觉和嗅觉，同时降低食欲。这些因素的共同作用会导致酗酒人群的营养不良。

尽管你在趣味事实＃11里看到中等程度的饮酒行为会增加体重，但长期饮用大量的酒精不一定会导致体重增加。比如，给一些人每天2 200卡路里的常规饮食外加2 000卡路里的酒精，这些人在4周时间里没有表现出一致的体重增加；但是，给这些人每天2 200卡路里的常规饮食外加2 000卡路里的巧克力，在2周内他们平均增重大约6.5磅。大量饮酒时体重不增加的原因可能是酒精在代谢过程中释放了过量的热量。但是，关于不增加体重这一点，你不要高兴得太早，要知道摄入这大量的酒精——相当于每天19杯1.5盎司的水，在许多方面对身体都是非常有害的。认知能力当然也无法对酒精长期效应免疫。这一点似乎不可避免，因为持续过量饮酒，脑密度会下降并且会出现其他类型的综合性大脑损伤。酗酒者（alcoholics）比非酗酒者（non-alcoholics）在很多智力任务上表现得差，包括学习、记忆、知觉运动技能、抽象思考和问题解决等。目前尚不清楚的是，酗酒者在戒酒一段时间之后其任务表现能够提升多少，但是看起来如果戒酒较长一段时间（比如，数年），其表现会有很大改善。第 8 章描述的韦尼克-科尔萨科夫综合征是长期过量饮酒如何永久地影响记忆的一个例子。

到目前为止，还没有确切的证据表明喝多少酒以及喝多长时间必然会造成认知功能障碍。即便是从来不会大量饮酒的社交饮酒者也有可能因为酒精而发生认知损害。需要有更多的研究来最终解决这一问题。如果你像我一样，也是一个社交饮酒者，那么你看到这些会觉得有点吓人。读了前面所有这些内容之后，让人很难不觉得我们每个人都应该是一个禁酒主义者。现在，我已经决定把我的饮酒量限定在非常少的程度上了。

一饮而尽：饮酒行为的可能原因

既然酒精有那么多可怕的作用，那么为什么还有人喝酒呢？尤其是有些人还喝大量的酒。我想试着回答一下这个问题，从有关饮酒基因影响的内容开始，并以我们周围环境对饮酒影响的相关内容结束。

基因的作用

已经有各种各样的理论来解释为什么人类在进化过程中可能变得更容易成为酗酒者。其中有一种理论认为，在我们过去的进化过程中，酒精的气味是果实成熟的信号，并且是唯一的信号，对这种气味反应积极的人更容易存活下来繁衍后代。另外一个理论是这样的：纵观人类历史，水源经常遭到污染，但是与酒精混合的时候更安全，因此能够代谢大量酒精的人更容易存活和繁衍。这两种理论均依赖于一个事实：类似于本书前面章节讨论过的过度饮食和肥胖理论，过去这些特征是适应环境的，但我们不再生活在那种环境中了。我们生活在一个充满了酒精的环境，至少我们有些人要是喝太多，会对我们自己和他人都造成危害。这些仅仅是假设，但是它们有助于我们理解基因对酗酒的影响。

人们很早就注意到，遗传因素会影响人们喝多少酒。一个早期的、直白的方法是看看混合培育最偏好酒精的大鼠或者老鼠所导致的结果，比如，大鼠将会喝掉大量的酒精与水的混合物，它们血液里的酒精浓度相当于 160 磅的人在 1 小时内喝掉大约八杯酒时的浓度。

在随后的几十年中，许多不同的基因已被证明是一些人滥用酒精的原因。某些基因在酗酒者身上比他们不酗酒的亲属们更常见。这项研究达成了一个普遍的认识，即不是一个关键的酗酒基因而是很多基因都在其中发挥作用。这些基因可能参与各种过程，包括一个人如何代谢酒精、酒精如何影响他或她的大脑，或是这个人如何应对压力。遗传决定的神经递质多巴胺传导过程中的异常也和酗酒有关，虽然结果存在一定争议。基因影响一个人是否成为酗酒者的一个研究例子（我觉得特别有意思）就是，PTC/PROP超级味觉者（一个由遗传决定的特质——参见第4章）在品尝酒精时会比其他人感受到更多的灼烧感，于是相较于其他人更不容易喝酒。就是因为这个原因，我从来就没有喜欢过酒的味道——对我来说很烧（而且很苦——再次参见第4章）。

除了寻找引起酗酒的特定基因的研究之外，很多其他类型的研究证明了基因对酗酒的影响。举个例子，作为由基因决定的发展序列的一部分，青少年比年长的人对喝酒带来的奖赏、愉悦的感觉更敏感，而对喝酒的后果不太敏感，对于年长的人来说，到了一定程度就会知道自己喝得够多了。

另外一种用来确定基因是否影响人类酗酒的方法，是检测那些有或者没有酗酒亲属的人，看看是否有任何生理特质或者基因可以区分这两组人。这样的研究已经获得了丰硕的成果。举个例子，科学家马克·A. 舒克特（Marc A. Schuckit）和维德曼塔斯·雷瑟斯（Vidamantas Rayses）选择了两组年轻男性，他们在年龄、种族、婚姻状况和饮酒史上相类似。但是，这些年轻男性中一半人有酗酒的父母或兄弟姐妹，而另外一半人则没有。然后舒克特和雷瑟斯让每一位年轻人在5分钟内喝上等量的两杯酒，然后测量他们血液里的乙醛水平。你应该有印象，乙醛是酒精代谢过程中产生的化学物质，影响大部分的身体组织。正如图11.2所示，有酗酒亲属的实验参与者比没有酗酒亲属的实验参与者有更高的乙醛水平。因为这两组实验参与者有类似的饮酒史，所以他们乙醛水平的差异不会是由饮酒经验上的区别造成的。此外，这些结果还进一步与科学家马克·A. 科斯滕（Marc A. Korsten）和他同事们做的酗酒者和非酗酒者的研究结果进行了比较。这样看来，有可能存在一种遗传倾向使得酗酒者和他们的亲属在酒精的代谢上和其他人不一样。

舒克特还研究了数百名男性，除了其中一些是酗酒者的孩子，这些人在其他方面都类似，研究时间从他们20岁左右开始一直到30岁左右。虽然两组实验参与者有类似的饮酒史，但舒克特发现在年龄为20岁的时候，酗酒者的儿子在运动

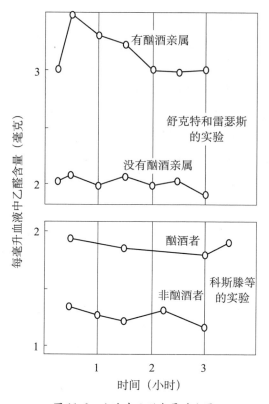

图 11.2　血液中乙醛含量对比图

注：上部的曲线：有酗酒亲属和没有酗酒亲属的非酗酒男性实验参与者在摄取酒精之后的乙醛水平。

下部的曲线：酗酒者和非酗酒者在摄取酒精之后的乙醛水平。

注意舒克特和雷瑟斯做的研究以及科斯滕和他同事们做的研究在酒的分配方法上不一样，因此这两个研究只有亲属状况可以做比较，而无法比较绝对值。

来源：上部图片引自 M. A. Schuckit and V. Rayses. Ethanol Ingestion: Differences in Blood Acetaldehyde Concentrations in Relatives of Alcoholics and Controls. Science, 1979 (203): 54-55；下部图片引自 M. A. Korsten, S. Matsuzaki, L. Feinman, and C. S. Lieber. High Blood Acetaldehyde Levels after Ethanol Administration: Difference between Alcoholic and Nonalcoholic Subjects. The New England Journal of Medicine, 1975, 292 (8): 386-389。

表现上受喝酒影响较小。总体来看，与非酗酒者的儿子相比，酗酒者的儿子同样倾向于报告在喝酒之后感觉没那么醉。10 年以后，这两组实验参与者中，在 20 岁的时候对酒精反应小的那些人比对酒精反应大的那些人更容易变成酗酒者。看看酗酒者的儿子，在 20 岁时对酒精反应比较小的那些人，有 56％的人到 30 岁的时候变成了酗酒者。这项研究表明，在一个酒精很容易获得和随处可见的社会里，对酒精没什么反应的人可能更容易喝很多酒。

另外一种研究思路是比较有酗酒亲属和没有酗酒亲属的人们，由科学家亨利·伯格勒特（Henri Begleiter）等人完成。他们的研究发现，在一些视觉任务中，有酗酒亲属的成年男性和男孩，在被称为 P3 诱发电位的特定脑波中表现出缺陷，类似的缺陷也能在戒酒的成年酗酒者身上看到。这些缺陷没有出现在没有酗酒亲属的成年男性和男孩身上。尽管我们知道 P3 诱发电位的大小对于记忆这样的认知任务很重要，在一定程度上和酗酒的遗传性有关，但是我们不了解这种关系的本质。比如，有可能一些基因既直接缩小了 P3 诱发电位的大小，也让一些人更容易变成酗酒者。

确定遗传因素是否对酗酒有影响的另外一个方法是研究双生子和被领养者。就像我们在第 5 章和第 10 章里解释的，如果酗酒有遗传因素的作用，那么你可以预期同卵双生子比异卵双生子在酗酒问题上更相似，而且你也可以预期被领养的孩子在酗酒问题上更接近他们的亲生父母而不是养父母。这样的研究一再表明，基因确实影响一个人是否会变成酗酒者。但是，即便是在同卵双生子中，其中一个是酗酒者，另外一个也是酗酒者的可能性也只有 50％。此外，酗酒者的亲生孩子大部分不会成为酗酒者。换言之，毫无疑问，尽管基因会影响一个人是否会成为酗酒者，但其他因素也会发挥作用。

还有其他的一些间接方法，也许可以提供线索来确认遗传是否影响酗酒。如果某些性格类型或生理特征与酗酒有关，并且这些人格类型或生理特征涉及了遗传因素，那么有可能（虽然不一定）遗传因素也对酗酒有影响。研究人员已经确定了一些似乎与酗酒有关的人格特质和生理特征。这些人格特质包括冲动（已在第 7 章中进行了探讨）、焦虑（焦虑的酗酒者也许通过喝酒来缓解焦虑），还有反社会型人格障碍（被定义为"一种普遍的和侵犯他人权利的模式，从 15 岁开始发生"）。有证据表明，这些人格特质中的每一个都在一定程度上受到遗传因素的影响，或者往往会出现在家庭成员群体中。

我们周围环境的影响

人们周围环境的很多方面似乎同样会影响他们是否喝酒以及喝多少。举一个简单的例子，处在一天中的什么时间和其他人是否在场都会影响一个人的饮酒情况。更具体地说，人们往往在晚上或休息日喝更多的酒，而且，与吃多少东西的情况相似，当人们和其他人在一起的时候，他们往往喝得更多。稍微拓展一下最后发现的这一点，即当人们独自喝酒时，他们更有可能认为酒精的影响是消极的，但是当他们和其他人一起喝酒时，他们更可能认为酒精的影响是积极的，比如，自称有兴奋的感觉。

但是，仅仅是和其他人在一起并不一定会增加一个人的饮酒量，只有当那个人喝酒很凶的时候这一点才会有作用。科学家唐尼·W. 华生（Donnie W. Watson）和马克·B. 索贝尔（Mark B. Sobell）做了一个实验，有 64 名非酗酒男性参与了该实验。这些男性被告知实验的内容是对艺术品和啤酒进行评价打分。他们会和一个他们认为是实验参与者但实际上是实验者的同谋的人进行配对，所有的实验参与者都要对啤酒进行打分。在一半群体中，实验者同谋对啤酒进行打分并且喝很多；在另一半群体中，实验者同谋对艺术品进行打分但不喝酒。如果男性实验参与者在打分的时候和一个喝大量酒的同伴在一起，那么他们也会喝得更多。

华生和索贝尔的实验是众多实验中的一个，显示了人们可能会根据他们所看到的其他人喝酒的量来喝类似的量，这被称为模仿效应（modeling）。正是因为这个原因，研究人员认为模仿效应可以用来帮助治疗过量饮酒。当然，青少年的过量饮酒似乎有所不同。自己的朋友饮酒并且和朋友一起参加很多社会活动的那些青少年，要比其他青少年更容易过量饮酒。

关于酒精摄入的模仿效应和其他社会交往效应可以从家庭成员和室友对年轻人饮酒的影响中了解更多。如果父母认为他们的孩子将来会喝很多酒，那么孩子更有可能随着年龄的增长而去这么做。如果一个大学生有一个室友饮酒过量，那么这个学生的表现可能也会比较差，最可能的原因是他或她自己本身就喝得更多。

其他人对我们饮酒的更多间接影响表现在广告上。就像本书前面的内容提到的，广告确实会发挥作用，而且酒精制造商和供应商必然会利用这一点。这里有个例子说明广告会如何影响饮酒：当密苏里大学的学生看到图片里啤酒罐子的颜色涂成了他们学校的颜色时，和看到普通的啤酒罐相比，他们将消费啤酒视为危险的可能性更小，将密苏里大学的聚会现场活动视为危险的可能性也更小。粉丝啤酒罐（fan cans）对他们信念的这些影响，会鼓励学生购买和饮用比普通啤酒更多的粉丝啤酒。

关于过去或者现在的环境中的各个方面可以如何影响一个人喝酒，还有很多其他的例子。其中有一个例子是这样的：很早（15 岁以前）接触酒精这件事本身就可以增加后续酗酒的可能性。本章之前提到过的，将酒精耐受力看作一种习得行为的解释，则是另外一个例子。更进一步的例子来自大鼠实验。实验表明，它们习得了对低酒精浓度味道的偏好，即便把酒精直接注入胃里也是如此。科学家认为，这个效应的产生是由于酒精里含有的卡路里，大鼠把这个味道和卡路里联系到了一起，于是习得了对该味道的偏好。和糖分相似，酒精是能量的绝佳来源。这就可以解释为什么不管是大鼠还是人类，经过一段时间的酒精剥夺之后，似乎都会增加对酒精的偏好。产生这一效应有时候也许不是因为酒精依赖或戒断反应，而是反映了在一个即将产生卡路里短缺的情况下对卡路里来源偏好的增加。这些研究发现，以及你在本书前面看到的内容，都显示出，也许人类最初并不喜欢诸如波旁酒之类的味道，但是在无数次将它和卡路里进行关联之后，人们就变得偏好这个味道了。

研究人员认为饮酒可能影响未来饮酒行为的另外一种方式是，有些人饮酒是为了缓解紧张、焦虑或压力。根据这个理论，因为饮酒缓解了这些消极症状，所以人们就喝得更多。唯一的问题在于，实验室的研究并没有一致表明饮酒可以缓解这些感受。不一致的研究结果的一个可能解释是，饮酒缓解的是由环境带来的压力，而其中的威胁并不是特定的某一种，而是充满了不确定性。但是，我不太肯定这种对压力缓解理论（stress-relief theory）的修正是否能解释在所有涉及压力和酒精的情况下发生的事情。当我准备进入哈佛大学攻读实验心理学的博士学位时，我打算通过提前参加通常安排在博士入学第一年的考试来申请免修一些博士一年级的课程。我需要在一周内参加四门考试，每一门考试都长达三小时，这是极其令人煎熬的日程安排，而最后一门考试刚好是我的专业方向——学习论。因为我很担心那些在本科没有接触过的其他科目的考试，因此我并没有怎么好好准备学习论这门考试。考试比我想象的要难得多，当我考完最后一门时，我很担心自己考砸了，那么我所有的努力都白费了（想获得任何一年级课程的免修资格，你都必须通过每一门的考试）。我不太确定自己是否通过了最后一门考试，但是我担心出现最糟糕的结果。我的父亲在遥远的电话那头，强烈建议我喝一杯，说那会让我感觉好一点。所以我好好喝了几杯，本来希望可以让自己不再焦虑，但事与愿违，除了焦虑之外还多了醉酒的麻烦。这是我第一次发现饮酒可以帮助人摆脱烦恼的流行信念并不准确。（顺带说一句，我通过了所有的考试。）

我们周围的环境通过与我们的动机相互作用可能也会影响饮酒行为，就像第3章描述的程序诱导的烦渴行为（SIP）的示例那样。在SIP的示例里，当大鼠饿了并且食物以固定间隔的方式提供时，它们会饮用大量的水。科学家们认为，在这种情况下，大鼠被激起了吃东西的动机，但是没办法在想吃东西的时候吃，于是它们用喝水来替代。很多研究人员认为研究SIP也许是研究酗酒的很好途径。这些研究人员推测，一些人过度饮酒可能是由于他们的各种动机无法被满足。心理学家约翰·L. 福克也支持这一推测，他在以大鼠为研究对象的SIP范式中，用酒精替换了水，大鼠摄入大量酒精后在生理上产生了依赖，并且血液中也保持了高水平的酒精浓度。

动机影响饮酒行为的另一个方面与金钱和经济对饮酒的影响有关，类似于第7章里讨论过的选择行为的例子。你喝多少酒不仅取决于酒的内在价值，还取决于获得酒的难度，以及有哪些可供选择的备选项。首先举一个众所周知的例子，禁酒时期①的饮酒行为减少，那时候酒很难买到，而且买卖酒是非法的。研究人员已经做了很多实验室实验，来确定什么样的限制条件和偶然事件会导致一个人喝更少或更多的酒。这些实验表明，在一些限制条件下，比如得到酒所需要付出的努力增加，酒的获取量和消耗量就会减少。与之相对，如果获得除了酒以外奖赏的可能性降低，饮酒行为就会增加。后面这项发现提出了一个可能性，即酗酒在一些情况下是由于饮酒者认为酒精产生的效果是他们生活中最为美好的体验。这就可以解释为什么当人们生活在枯燥无味的环境（那些没有太多休闲活动的地方）中时，他们似乎会喝得更多，甚至可以解释为什么被剥夺了性活动的果蝇比刚刚交配过的果蝇更偏爱酒精。

这一章介绍了很多可能造成酗酒的影响因素，主要涉及人类基因和生理因素，以及人们周围环境的因素。要想弄清楚是什么真正影响了什么，可能会让人晕头转向。你可以从所有这些信息中得出两个基本结论。首先，不同的酗酒情况可能有不同的原因。这是一个重要的结论，因为针对不同酗酒情况的不同治疗方案，

---

① 译注：美国1919—1933年期间实施禁酒令。

取得成功的可能性不同，这取决于某个特定情况下的酗酒行为的主要原因。其次，每一个酗酒的例子都是由不止一个因素引起的。很多科学家现在都认为酗酒存在一个和遗传倾向有关的起源理论，但只有当周围环境中同时存在起促进作用的因素时才会出现酗酒问题。换句话说，酗酒只有在特定基因和特定环境的共同作用下才会出现。

接受治疗

民间也有很多关于如何"治疗"酗酒的说法，正如这句中国谚语所说："若要不喝酒，醒眼看醉人。"但这真的是治疗酗酒的最好方法吗？民间俗语并不总是能够经受得住科学的检验。

成功治疗的影响参数

研究人员在试图找出治疗酗酒的成功方案时，考虑的第一个重要问题是该疗法是否有长期持续的效应。就像控制体重一样，酗酒也常常会复发。因此，要想说一个治疗方案是成功的，那它必须在长期的后续随访中一直保持成功。这就意味着，任何声称对治疗酗酒有效的研究都值得怀疑，除非它给出了在治疗结束之后很多年该疗法依然成功的数据。

第二个问题是，治疗酗酒应该是住院治疗还是门诊治疗。在这一问题上已经做了大量的研究。特别是，研究人员将注意力重点放在以营利为目的、提供住院治疗的私人机构上，其中有很多收费是相当高的，比如贝蒂福特中心（Betty Ford Center）。这项研究表明，住院治疗并不比门诊治疗更成功，非常密集的治疗也不比不那么密集的治疗更成功（病情严重恶化的酗酒者除外）。一种治疗方案是否会成功主要取决于采用什么类型的治疗，而不是在什么样的治疗环境下提供治疗。因此，似乎没有什么理由让我们去花费大量的金钱支付私人机构所需的高昂的住院治疗费用，尤其是在涉及医疗保险公司报销的情况下。

现在我们到了最有争议的领域：禁酒与节酒。有些人把酗酒看成是一种疾病，认为酗酒治疗的唯一可能的目标就是彻底禁酒。这些人相信，哪怕是一小口酒，也会导致一个完全康复的酗酒者全面复发。而另外一些人，比如行为治疗师，则把酗酒看成是一系列因素造成的后果，包括酗酒者周围的环境，觉得有可能让一些——并非全部——酗酒者把他们的治疗目标设置为所谓的有节制地饮酒，即把饮酒的数量限制在适度、安全的范围。彻底禁酒是匿名戒酒互助会（Alcoholics Anonymous，AA）成员以及大多数诊所和酗酒治疗专业人员一直以来所采用的方法，支持这一方法的证据表明，至少对一部分酗酒者来说，禁酒对完全康复而言必不可少。然而，过去 35 年积累的证据表明，一些酗酒者可以成功实现有节制地饮酒。

在这一点上，很多研究人员、临床医生、他们的来访者（clients）和来访者的家庭成员，都接受至少有一些酗酒者能够成功做到有节制地饮酒的观点。这样，问题就变成了不是节酒是否可行，而是对谁来说在什么情况下节酒是可行的。成功地将节酒作为治疗目标的来访者，表现出更少的酒精依赖症状，并且相信有节制地饮酒是可能的。也有证据表明，以禁酒为目标的来访者往往要比以节酒为目标的来访者更容易复发。当来访者一不留神喝酒超过他们治疗目标的要求时，以禁酒为目标的来访者要比以节酒为目标的来访者喝得更多。

哪一种治疗方法有效?

针对酗酒这一问题已经有几十种不同的治疗方法。这些治疗方法千差万别，包括行为疗法、药物疗法以及自助小组法等等。几十年来，研究人员一直在尝试确定这些治疗方法中有哪些至少会产生一些有益的影响，而哪些没有。所幸的是，目前已经进行了很多严格实施的研究。科学家们可以对大量的研究参与者产生的结果进行统计分析，那些实际上来自不同研究的参与者也包括在内。研究人员想要确定，这些研究在总体上看是否表明酗酒是不太可能偶然终止的，而必须通过酗酒治疗来终止。

心理学家威廉·R. 米勒（William R. Miller）和他的同事们就刚好做了这样的一个分析。这一分析发现，最有效的治疗方法是短期干预（brief intervention）。这个技术包含至少三次治疗会话。这些会话的内容可能会有所不同，也许包括对饮酒者的问题评估、建议或是提供咨询。此外，经常会给来访者打印好的自助手册之类的材料作为治疗会话的补充。通常治疗师会告诉来访者这些会话是以教育为导向，而不是以治疗为导向。会话和书面材料往往侧重于运用学习理论的一些原理，通过改变饮酒者周围环境的各个方面来修正饮酒行为，包括其他人的行为可能会如何助长饮酒行为等。在这种情况下，短期干预的目标常常是让来访者负责任地饮酒而不是逼他们放弃饮酒，这也就不足为奇了。正因为如此，短期干预所适用的群体往往是那些饮酒问题不严重，并且在生理上不依赖酒精的人。于是就出现了一个会干扰米勒和他同事们所得出的短期干预是最有效的治疗方法这一结论的因素。短期干预之所以会成为最有效的治疗方法，很有可能是因为它只用于那些情况相对来说比较好的问题饮酒者，而对各种酗酒问题而言并非都是最好的治疗方法。

米勒和他同事们发现其他非常成功的治疗方法包括社会技能训练法（教导患者如何应对压力情境）、动机增强法（motivational enhancement）（增强问题饮酒者改变他们饮酒行为的动机）、社区强化法（the community reinforcement approach）（重新建构周围环境中的偶然事件，从而认识到"清醒的行为比饮酒行为更有益"），以及行为契约法（behavior contracting）（和来访者达成一致的契约，即在实现近似的特定目标时会给予特定的奖励）。但是，要注意的是，和短期干预相似，这些治疗方法很难用在严重衰弱的酗酒者身上。酒精滥用会严重地限制滥用者的认知能力，不管是在他们喝酒的时候还是在他们清醒的时候。这些可能被限制的能力包括未来规划能力和数量估计能力，包括对喝下去的酒精数量的估计，这可能会让一些酗酒者没有能力参加某些类型的治疗。

米勒和他同事们的研究似乎表明，采用恶心呕吐的厌恶疗法也会取得一些效果。这种治疗方法是基于第6章中讨论过的味觉厌恶学习原则。基本的思路是让酗酒者在闻到酒精的味道之后感到恶心，从而让他产生对酒精的厌恶。很多研究已经表明，这种方法在减少饮酒行为上相当成功。味觉厌恶学习的实验室研究提出了一些方法，以确保基于恶心呕吐反应的厌恶疗法尽可能有效。首先，为了获得最强烈的厌恶感，恶心呕吐应该紧接着酒精出现，而不是先于酒精的味道出现。其次，临床医生应该预料到酗酒者在对一种酒精饮料产生厌恶之后，也许会切换成饮用另外一种酒精饮料。我和心理系两位研究生 K. R. 洛格（K. R. Logue）（并不是我的亲戚）和克里·E. 施特劳斯（Kerry E. Strauss）对102名住院酗酒者做的一项研究发现，大约有15%的酗酒者报告了对酒精饮料的味觉厌恶，尽管在很多情况下，参与此项研究的人在建立厌恶反应之前，对这些酒精饮料有强烈的偏好并且经常喝。然而，这种厌恶反应极少泛化到其他任何东西上，包括其他任何含酒精的饮料。因此，虽然酗酒者有时候会自然而然地形成对他们尤为偏爱的酒精饮料的味觉厌恶，但他们只需换着去喝另外一种不同的酒精饮料即可。要想使厌恶疗法在酗酒者身上起作用，可能有必要对恶心反应匹配一系列不同类型的饮料。如何成功采用厌恶疗法的最后一个要关心的问题是，如何采用一种安全、有效的方式催吐。采用注射式药物会比较危险，采用机械方法诱发晕动病会弄得混乱不堪。有一种被称为转换致敏（convert sensitization）的技术可以避免这些问题，但是有时候没办法有效地诱导出恶心呕吐反应。转换致敏技术要求实验参与者想象他们不舒服的感觉。不幸的是，这种方法较难确保产生足够的不舒服的感觉。

令人惊讶的是，米勒和他同事们的研究显示，采用双硫仑（也叫戒酒硫）治疗酗酒者的效果似乎非常有限。戒酒硫阻断了酒精的正常代谢。如果一个人刚服用了戒酒硫然后喝酒，那么乙醛浓度要比没服用戒酒硫时高 5～10 倍，导致极端的身体反应，包括"恶心、呕吐……意识模糊……窒息、呼吸困难和焦虑"。只要血液里含酒精，这种反应就会一直持续，而且即使在喝酒前长达 14 天左右服用戒酒硫，也会发生这些反应。因此，酗酒者在每次接受喝酒味觉厌恶学习时都被要求服用戒酒硫。影响治疗有效性的一个重要问题可能在于治疗的遵守情况，因为让来访者坚持服用戒酒硫并不容易。科学家乔治·比奇洛（George Bigelow）和同事们要求他们的来访者在诊所里先存一笔钱，每次来访者未能回到诊所接受戒酒硫治疗，他存款的一部分就会被捐给慈善机构。在研究结束的时候，剩下的钱会返还给来访者。采用这个方法之后，比奇洛和他同事们发现他们的来访者显著而且一致地减少了饮酒行为。注意比奇洛和他同事们所采用的方法在本质上是一种自我控制的预先承诺技术，我们在第 7 章中已对此进行过讨论。

米勒及其同事还发现了一些证据支持另外一种预防酗酒复发的治疗方法，这种治疗方法是认知行为疗法。认知行为治疗师认为酗酒者之所以复发是因为他们过去习得的经验是饮酒伴随着各种积极的后果，而且每次复发都表明他们并没有被治愈，这就促使他们进一步大量饮酒。因此，认知行为治疗师教他们的来访者如何应对有可能导致复发的情况，以及一旦复发的话，如何处理复发问题本身。

米勒及其同事的研究发现，自助手册、行为取向的婚姻和家庭治疗以及治疗师致力于改变酗酒者不合理信念的认知疗法，均有证据支持其具有少量而积极的效果。与之相对的，包含了教酗酒者如何改变他们的饮酒行为的行为自我控制训练（behavioral self-control training），并没有显示出任何一致的积极效果。但是，米勒及其同事进行的个体行为自我控制的研究，其结果相当多样化，因此行为自我控制训练可能在一定条件下是有用的。你已经看到行为自我控制训练的某些方面对其他显然有效的治疗方法而言是不可或缺的。心理学家里德·K. 海丝特（Reid K. Hester）和哈罗德·D. 德兰尼（Harold D. Delaney）进行的一项实验，通过电脑提供行为自我控制训练。实验参与者并不是严重酒精成瘾者（nonalcoholic heavy drinkers），而且治疗目标是产生适度、非问题性的饮酒行为，而不是彻底戒酒。参与者学会了如何监督他们自己的行为，分析周围的环境看有哪些因素可能会促使饮酒，设定目标，为达到这些目标而设置奖励，诸如此类。这项实验确实发现行为自我控制训练对饮酒行为可产生持久和积极的影响。电脑和互联网正越来越多地在酗酒治疗中发挥积极的作用。

然而，米勒及其同事的研究表明，当进行对照组研究时，催眠、面质咨询（confrontational counseling）以及 AA 小组治疗这些方法均没有产生积极的作用。以上这些方法中的第二种，即面质咨询，所涉及的咨询手段包括录下问题饮酒者喝醉时的情形，然后在他们清醒之后放给他们看。AA 小组是 1935 年开始的一种自助小组，两个酗酒者决定和其他酗酒者会面来促使自己彻底戒酒。小组成员定期聚在一起，随时准备帮助其他将要复发的成员。AA 小组倡导一种 12 步的方法，从参与者承认他们沉迷于酒精无法自拔开始，以参与者获得灵性的觉醒结束。AA 小组的成员是匿名的，并且 AA 小组非常受欢迎。据估计，仅美国的 AA 小组成员总计就有近 130 万人。

研究人员芭芭拉·S. 麦克拉迪（Barbara S. McCrady）及其同事做了一个实验，通过比较三种治疗方法来评估参与 AA 小组的有效性：夫妻行为治疗、夫妻行为治疗外加复发的预防，以及夫妻行为治疗外加参与 AA 小组治疗。实验参与者有 90 名男性——都是滥用或依赖酒精者，加上他们的女性伴侣。大约三分之二男性的过量饮酒状况得到了明显的改善。然而没有证据表明被分配到参与 AA 小组的男性有更多的改善。实际上，有一些证据表明，总体而言，参与 AA 小组的那组男性比另外两组男性的表现更糟糕。不过，研究结果确实表明，在包含了参与 AA 小组的男性里，那些定期参与 AA 小组的男性要比组里其他男性喝得少。但是，这可能只是意味着，那些没有表现得很好的实验参与者找到了避免参加 AA 小组会面的办法，而并不意味着 AA 小组促使参加的人喝得更少。尽管发现了这些类似的研究结果，但就像前面章节中描述的针对饮食障碍和肥胖的自助小组那样，无论 AA 小组是否可以减少饮酒行为，它可能都发挥了重要的社会沟通功能。

用来评估不同治疗方法有效性的一个替代方法是一项名为 MATCH（Matching Alcoholism Treatments to Client Heterogeneity，根据来访者异质性匹配酗酒治疗方案）的耗资巨大的研究。这个实验花费了 2 700 万美元，在全美各地招募了将近 2 000 名来访者，这些人当前或以前在饮酒方面存在严重问题。研究思路是把这些来访者随意分配到分别采用不同治疗方案的三个小组之中，从而使不同类型的人在每个治疗组的分布都相当类似。此外，每一位来访者的特征都经过了详细的测量，然后和治疗结果建立关联。我们希望这项实验能揭示哪种类型的来访者在各类治疗方案中可以获得良好的结果。三种被采用的治疗方案分别是认知行为对抗技巧疗法（cognitive-behavioral coping skills therapy）、动机强化疗法（motivational enhancement therapy）和模仿 AA 小组 12 步的 12 步易化疗法（12-step facilitation therapy）。每一种疗法持续 12 周，而且治疗结束后对来访者的行为进行 1 年的监控。和许多人预期的相反，同时和米勒及其同事所做的研究也相反，总体而言，在所有这三组里的来访者状况都有明显的改善，并且三种类型的治疗方案所得到的结果并不存在显著差异。

我们怎样才能把 MATCH 项目和米勒及其同事的研究结果整合到一起？显然 MATCH 项目排除了任何存在药物问题而没有酒精问题的人，实验参与者全部是志愿者，而且参与者都必须有一个永久地址，以及没有法律纠纷。在实验室之外的现实世界，需要进行酒精滥用治疗的人们经常同时伴有其他药物滥用的问题，被法院、雇主或是社会机构强制参加的酒精滥用治疗是短暂的，而且有法律纠纷。换句话说，MATCH 项目中的来访者不能代表大多数需要治疗酒精滥用问题的人，这是困扰许多酒精滥用治疗研究的问题。除此之外，MATCH 项目中采用的 12 步易化疗法和 AA 小组的不完全相同，它采用的是个体治疗，而不是小组会面。AA 小组会面会涉及成员公开面对他们酗酒问题的问题。有些人发现这样的面质方式难以承受，这可能会导致他们回避参与 AA 小组。然而，这样的面质并不是 MATCH 项目中使用的 12 步易化疗法的一部分。这个区别可以解释为什么 MATCH 项目中采用的 12 步疗法会成功，而在米勒及其同事的研究中则不会。

你可能已经注意到，我所讨论的治疗方法基本上都是心理治疗法，涉及了通过改变饮酒者周围环境来改变他们饮酒行为的各种方法。几十年来，除了戒酒硫之外，很少有在治疗酒精滥用方面有效的药物。一直以来都有能够帮助减少戒断反应的躯体症状的药物和帮助那些感到焦虑或抑郁的酗酒者的药物，而那些能够阻断人们饮酒后积极情绪的药物显然也会很有帮助。可喜的是，据说这种药物已经投入临床应用，并且研究表明这些药物是有效的。其中两种相关的药物是环丙甲羟二羟吗啡酮（naltrexone）和纳美芬（nalmefene），这两种药物起作用的方式都是使身体对酒精的积极影响变得不那么敏感，它们有助于减少人们对酒精的渴望。

对于需要治疗酒精滥用问题的人而言，有大量可供选择的方式这一点也许会令人不知所措。我希望通过这些文献回顾，你已经了解了一系列可供选择的方法以及哪些类型的治疗方法是有效的。对一个情况没有严重恶化，没有什么酒精依赖的症状，并且认为控制性饮酒是一个现实目标的酗酒者来说，通过简单的门诊治疗，包括对问题进行评估、通过调整环境来控制饮酒和阅读并践行自助手册的指导，从而达到让酗酒者对饮酒负责任的目的，可能就已经是一种充分和成功的做法了。但是，这样的治疗方法肯定不会对每一个酗酒者都适用。对于其他酗酒者而言，可能需要对他们周围的环境进行更为极端的操控才能减少他们的饮酒行为。至少从目前来看，那些专门研究行为的起源和改变行为的方法的心理学家，在针对酗酒的有效治疗中发挥着重要的作用。

最后的呼吁：小结

我们知道，虽然摄入酒精会带来很多问题，但人们依然饮酒。显然，从一定程度上来看，这是因为很多人在饮酒之后会体验到积极的感受，而在他们的生活中也许很少会有能带来积极体验的其他事物。如果没有什么好的选择，那么酒精似乎弥足珍贵。因此，要想减少酗酒，我们的社会就要给饮酒的人们提供其他方式，使其获得和饮酒一样的奖赏。比如，在那些工作机会少且人烟稀少的地方，以及那些酗酒者比例较高的区域，提供良好的工作机会是当务之急。我们的社会也可以继续采取强有力的措施来限制饮酒的年龄和贯彻执行禁止酒后驾车的法律。

但是，那些支持饮酒的游说团体是减少问题饮酒行为的巨大障碍。这类团体是资金雄厚、办事高效和人脉广阔的游说团体之一。其成员经常为政治候选人举办各种资金募集活动，在这样的场合，自然少不了酒。各个州政府基本上都活跃着这样的说客。还有很多其他原因让饮酒及与饮酒相关的问题持续存在。比如，酒类广告经常采用幽默的段子或者使用动物形象来吸引那些还不到法定饮酒年龄的孩子。酒精饮料制造商也在不遗余力地进行广泛宣传，声称适度饮酒有助于预防心脏病。所有的这些因素都让减少饮酒行为变成了真正的挑战，尽管酒精滥用会让我们付出巨大的经济和健康代价。我希望这本书以及其他类似的书都可以成为打击酒精滥用问题的有力武器。

到底有多甜

Ⅱ型糖尿病

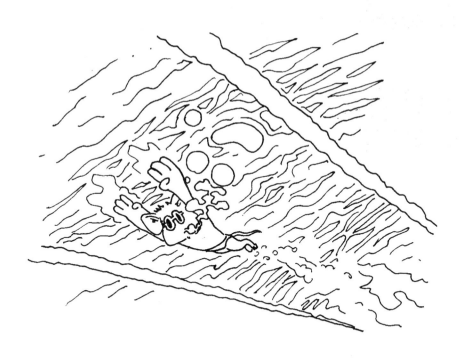

糖尿病是一种毁灭性的疾病，其发病机制是胰腺分泌胰岛素不足，或是身体对分泌的胰岛素没有反应。正如你所了解的，胰岛素是一种参与血糖代谢的化学物质，能确保糖分为身体所利用。糖尿病患者的血糖水平会变得异常高，过量的糖分会随着尿液排出。

你可能想知道为什么我选择在本书中专辟一章来讲糖尿病。显然，糖尿病和胰岛素之间密不可分的关系可以对此做出解释。在前面的章节中，你已经知道了胰岛素在饥饿、饱足以及脂肪储存中发挥的重要作用。在本章中，你将了解到糖尿病的根源、影响和治疗也与本书中的很多其他主题紧密相关，包括对甜味的偏好、运动对肥胖的重要性、体重保持、口渴，以及食物和认知之间的关系。

我们需要运用我们所知道的关于饮食心理学的一切来了解糖尿病，因为这种疾病会让工业化国家中的人们频频遭受可怕的伤害。在美国，不管是糖尿病患者的数量还是比例都很大：2 580万人患有这一疾病（占总人口的8.3%），而在20岁以上的人群中，至少有7 900万人遭受前驱糖尿病（pre-diabetes）的折磨。糖尿病以前主要见于老年人群体，现在却越来越常见于更年轻的群体。初步估计，在 20 岁至 65 岁年龄段的美国人中大约有 1 470 万人患有糖尿病。因此，很有可能，你或者你身边非常亲密的人，在将来的某一天会遭受糖尿病的侵扰。

不同民族和种族的人在糖尿病的患病率上存在着显著的差异。举个例子，在美国成年人群体中，与非西班牙裔的白人相比，亚裔人患糖尿病的比例要高出 18%，拉美裔美国人高 66%，非西班牙裔的黑人要高 77%，其中患病率最高的是美洲土著和阿拉斯加土著——在这两个群体中 16% 的成年人患有糖尿病，显然这在很大程度上取决于地理位置因素的影响。

多年以来，糖尿病一直被认为是一个全球性的问题。随着社会的发展，各个国家糖尿病患者都呈普遍增加的趋势。如印度目前糖尿病患者的数量约为 3 500 万。

如果不治疗，这一普遍的疾病会给身体带来可怕的影响。首先，血糖水平过高会引起昏迷。此外，从长期来看，糖尿病会损坏毛细血管壁，导致很多疾病，包括失明、神经损伤（包括男性阳痿）、肾脏疾病、血液循环问题以及心血管疾病。实际上，在美国 40% 的心血管疾病被认为可能是由糖尿病引起的。糖尿病也与血液中高水平的有害脂肪堆积和高血压紧密相关。正是因为所有这些可怕的后果，难怪在公元 200 年希腊医生阿雷提乌斯（Aretaeus）把遭受糖尿病的体验描述为"人生是如此短暂、难熬和痛苦"。

糖尿病的可怕影响，还包含大量金钱的付出。美国每年耗费在糖尿病上的医疗费用大约是 1 740 亿美元。糖尿病会降低工人的生产效率，因此会影响社会经济的健康发展。

糖尿病有各种不同的类型，将近 95% 的病例被称为 II 型糖尿病，这一类型也是本章关注的焦点。当人们表现出胰岛素耐受性的时候，就处在了迈向 II 型糖尿病的门口。有了胰岛素耐受性，胰腺会释放胰岛素，但身体组织对它的存在并没有太大反应。于是，胰腺可能会释放越来越多的胰岛素，试图维持糖类代谢。血糖水平将会升高——这种情况被称为葡萄糖耐量降低，尽管没有高到符合糖尿病诊断标准的程度。最后，胰腺可能无法跟上高血糖水平，或者/甚至可能变得无法分泌如以前那么多的胰岛素，然后就出现了完全的 II 型糖尿病。

"无比美妙却又如此致命"： II 型糖尿病的病因

事实证明，II 型糖尿病是目前最常见的一种糖尿病，无论是这一病痛的起源还是它的影响，都和饮食行为密切相关。为了理解饮食和糖尿病之间的关系，回顾一下前面章节里（尤其是第 2 章）有关胰岛素在普通人的饮食行为中发挥作用的一些基本情况将大有用处。

首先回忆一下，当你接触食物或者你周围环境中出现了与之前的食物有关的信息时，胰腺就会释放胰岛素。例如，对很多人来说，当他们准备吃巧克力蛋糕时，他们的胰腺就会释放胰岛素。释放之后，胰岛素就会降低血糖水平，增加所摄入的任何食物储存为脂肪的可能性。更进一步说，胰岛素导致血糖水平降低的效应还会发生在当一个人察觉到有食物存在但还没吃到食物的时候，食物会增加一个人吃东西的可能性。换句话说，血糖水平的这一变化发挥了饥饿信号的功能。最后，研究表明，当你吃甜味的食物、美味的食物和纤维含量低的食物时，会释放更多的胰岛素——所有的这些和其他观察到的现象一致，即当人们吃这些类型的食物时，会吃得更多并变得更胖。

现在让我们基于这一信息并结合你所吃的东西和胰岛素水平来解释糖尿病的起源。回忆一下第 2 章的升糖指数，它是衡量在特定时段不同食物给你血液中增加了多少葡萄糖的一种指标。喜欢吃升糖指数较高的食物（也是那些能引起更多胰岛素释放的食物）的那些人，更容易患心血管疾病，更容易肥胖，更容易胰岛素耐受以及成为 Ⅱ 型糖尿病人（见图 12.1）。因此，有很多间接的证据把高升糖指数的食物和 Ⅱ 型糖尿病的形成联系到了一起。

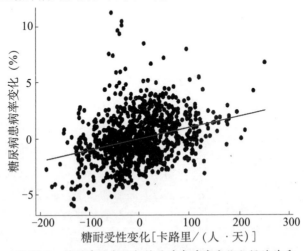

图 12.1 糖耐受性变化与糖尿病患病率变化之间的关系

来源：S. Basu, P. Yoffe, N. Hills, and R. H. Lustig. The Relationship of Sugar to Population-Level Diabetes Prevalence: An Econometric Analysis of Repeated Cross-Sectional Data. PlOS ONE, 2013 (8)：e57873.

除此之外，一个人身上的脂肪越多——尤其是上腹部的脂肪，释放的胰岛素就越多，于是你就陷入了一个恶性循环：胰岛素越多，脂肪越多；脂肪越多，胰岛素越多。这一切都与胰岛素耐受、Ⅱ型糖尿病以及心血管疾病有关。实际上，体脂和Ⅱ型糖尿病之间的关系十分强大，大多数Ⅱ型糖尿病患者是肥胖的。这一关系解释了为什么Ⅱ型糖尿病在美国人中是如此普遍——肥胖普遍，因此糖尿病也是如此。

与体脂和糖尿病之类的研究结果一致，很多证据显示日常活动水平与胰岛素水平和Ⅱ型糖尿病的出现有关。研究表明，那些体格强健的男性在后来的生活中患上Ⅱ型糖尿病的可能性要小得多。此外，以特定少数族裔人群为研究对象的研究表明，当一组人经常运动而另外一组人很少运动时，后一组更有可能患Ⅱ型糖尿病。事实上，运动的减少以及体脂比而不是肌肉的增加，可以解释为什么老年人往往更容易出现胰岛素耐受。现在你可能已经对我一再提到运动是保持终身健康的一个重要因素的说法感到相当不耐烦了，但我可以向你保证，我只用数据来说话！

还有证据表明，你的基因在你是否会得Ⅱ型糖尿病的问题上也发挥了作用。如果同卵双生子中的一个患有Ⅱ型糖尿病，那么另一个有超过90%的可能性也会得这一疾病。近几年，研究人员已经能够确定至少10种不同的基因会影响一个人是否会患上糖尿病。当然，正如你已经从前面的段落中了解到的，基因本身不足以引起Ⅱ型糖尿病。那些经常运动、身材苗条以及主要食用低升糖指数食物的人，不管他们的基因组成如何，都不太会患糖尿病。不幸的是，以这样的方式生活的美国人实在是少之又少。

你可能会想知道人类一开始究竟为了什么好处才会携带这种容易得糖尿病的基因。我们为什么会进化出这种基因？为什么携带这种基因的人比其他人更容易存活和繁衍后代？其中一种解释是被称为节俭基因的假说（thrifty gene hypothesis）。根据该理论的说法，拥有胰岛素快速反应的能力在食物匮乏的环境下是非常有用的。回想一下，胰岛素能够更快地把你所摄入的食物储存为脂肪。当食物匮乏时，存储的脂肪有助于你更好地存活。举个例子，人们认为，由于亚利桑那州的皮马印第安人几百年来常常遭遇饥荒，因而只有那些释放大量胰岛素并且更容易储存脂肪的皮马人才得以存活。但是，当食物充足时，就像现在，对皮马人而言，储存大量脂肪并不是好事，而且胰岛素分泌过多最终会导致胰岛素耐受和Ⅱ

型糖尿病。实际上，皮马人患Ⅱ型糖尿病的比例是全世界最高的。我们再一次看到，当我们的身体和我们当前的环境不匹配时，会导致严重的疾病。

轻柔甜美：Ⅱ型糖尿病如何影响行为

糖尿病人的行为与非糖尿病人不同。有一些典型特征很容易观察到，这些特征能够在糖尿病诊断中发挥作用。举个例子，糖尿病患者容易感觉疲劳。他们喝水和小便也很频繁。糖尿病患者的高血糖水平会导致尿液中异常高的含糖水平。这反过来会引起额外的水分被吸收到尿液中，以降低尿液中异常高的糖浓度。因此，尿液的量变得更多，更多的水分从身体中流失，口渴增加，于是糖尿病患者会过度饮水。

糖尿病患者饮食中的一些表现可以帮助科学家们了解普通人群的饮食行为。不久前，研究人员报告说，当胰岛素水平高的时候，人们吃得比胰岛素水平低的时候更多。根据这些结果，你可能会认为，胰岛素水平较低的糖尿病患者，吃得相对较少，甚至是那些让很多人欲罢不能的含糖食品也吃得较少。但是，实际上，当有机会吃含糖食品的时候，糖尿病患者仍然会吃很多。这样的观察结果让科学家们相信，普通人群摄入大量含糖食品并非高水平的胰岛素所致。

不仅仅是吃东西的数量，吃什么东西也有可能受到糖尿病的影响。当一种味道与注入大鼠胃里的葡萄糖相匹配时，患糖尿病的大鼠对这种味道的偏好会比非糖尿病大鼠的偏好少。这一发现表明，摄入葡萄糖时通常会分泌胰岛素，但是这一现象不会出现在糖尿病患者身上，这对于形成这种类型的食物偏好来说是必要的。这样的过程如何影响糖尿病患者对食物的偏好还未有相关的探究。

另外一种关于为什么糖尿病患者和非糖尿病患者可能会表现出不同的食物偏好的解释可能与味觉敏感性有关。总体来说，糖尿病患者比非糖尿病患者对各种不同的口味都更不敏感，包括葡萄糖的味道。一个人患糖尿病的时间越久，糖尿病的并发症越多，这个人就越有可能产生味觉障碍（taste deficits）。这些味觉障碍可能是因为长期高血糖导致的神经损伤。有可能减少的甜味敏感性导致糖尿病患者在吃比较甜的食物时只是稍微能够尝到甜的味道，因此会进一步加重糖尿病。显然，我们需要研究糖尿病患者的味觉障碍可能会如何影响他们选择的食物种类。

考虑到糖尿病的许多生理作用，你可能一点也不感到意外的是，糖尿病患者的认知功能，比如对一系列符号数字配对的学习，也会受到这一疾病的损害。同样，认知功能的衰退明显更容易出现在患糖尿病的老年人群体中。实际上，与糖尿病相关的高血糖和不规律的血糖水平本身就会导致认知障碍。不幸的是，这些认知问题可能会影响糖尿病患者参与糖尿病治疗的能力。我将在接下来的部分介绍这一点。

成功的甜头：治疗

正如你所看到的，糖尿病是一种具有毁灭性并且极其普遍的疾病。但是，一个利好消息是：目前出现了形式各异的针对Ⅱ型糖尿病的有效的治疗方法（参见趣味事实♯12）。在这些治疗方法的共同作用下，糖尿病的负面影响似乎正在显著削弱。举例来说，自1990年以来，糖尿病患者的心脏病发病率下降了68%，与之相比较的是，非糖尿病患者的心脏病发病率下降了31%。目前正在使用的一些治疗方法是，糖尿病患者接受最少的医疗辅助或根本不用任何医疗辅助。而其他的疾病在治疗时则需要大量的医疗监测和支持。

◉ 趣味事实♯12

糖尿病，虽然有时候很难对付，但也不一定会妨碍你的生活，哪怕你是一个非常活跃的人。加里·霍尔（Gary Hall），是一位世界级的游泳健将，患有Ⅰ型糖尿病——和Ⅱ型糖尿病一样表现为胰岛素分泌不足，但往往早期发病，主要是由基因原因导致。尽管身患疾病，但霍尔在2000年的悉尼奥运会上斩获了两枚金牌、一枚银牌和一枚铜牌。在快到2000年的时候，霍尔被诊断出糖尿病。确诊之后，三位医生告诉他，他再也无法参加比赛。但是，他找到了一位可以一直在他身边照顾他的医生，配合悉心的照料，他最终获得了成功。

考虑到大多数Ⅱ型糖尿病患者身材肥胖，而且肥胖被认为是Ⅱ型糖尿病的主要病因，因此任何医生给Ⅱ型糖尿病患者的第一个建议都是减肥。毫无疑问，体重减轻本身将会极大地消除Ⅱ型糖尿病的症状。实际上，有一些研究人员相信，患者只要减轻7%～10%的体重，糖尿病症状就可以获得明显的减轻。但是，正如第10章中描述的，减肥并不容易，而维持减肥后的体重更是难上加难。因此，减

223

肥本身并不能作为一种长期有效的治疗方法服务于很多糖尿病患者。

正如你在本书中多次看到的，运动可以帮助我们减肥并保持减肥后的体重，不管我们是不是糖尿病患者。除了减肥之外，运动还会给糖尿病患者带来独有的益处。以中年男性为研究对象的一个实验显示，经过为期 9 周的有氧运动，他们的体重即便没有随之减轻，他们的胰岛素敏感性也都增强了。另外一项以不同年龄段患 Ⅱ 型糖尿病的男性和女性为研究对象的研究显示，经过为期 3 个月的有氧运动，他们的体重即便没有随之减轻，他们对胰岛素的需求也减少了。游泳运动和阻力训练的组合，而不是单一的项目，可能是产生这种效果的最有效的方法。这些效果可能和实验参与者肌肉量的改变有关。虽然参与者的体重没有发生变化，但他们的身体里可能增加了肌肉，减少了脂肪。正如你所了解到的，糖尿病更有可能发生在你有更多体脂的情况下。Ⅱ 型糖尿病在老年人群体中有更高的发病率可能也与这一因素有关，因为老年人的身上往往脂肪更多而肌肉更少。根据这一推论，应该有可能通过确保老年人在日常生活中多多参与运动来帮助他们预防糖尿病。与这项研究的所有内容相一致，久坐不动的人更容易患上糖尿病，平常不怎么活动的 Ⅱ 型糖尿病男性患者更容易死亡。

改变你的饮食习惯也有助于治疗糖尿病。你在本章已经了解到，如果一个人吃很多高升糖指数的食品——能快速升高血糖水平的食品，比如苏打水、冰激凌和巧克力蛋糕等，那么他患糖尿病的可能性就会增加。因此，吃性质与此相反的东西，也就是吃那些不会快速升高血糖水平的食品——比如豆类、全麦面包和柑橘这样的高膳食纤维食品，则有助于保持正常的血糖水平并控制糖尿病。事实上，研究确实表明，膳食纤维摄入量的增加可以帮助糖尿病患者控制他们的血糖水平。

如果减肥、运动和饮食改变均不能有效控制一个人的糖尿病，那接下来的选择便是药物。大约有三分之一的 Ⅱ 型糖尿病患者使用口服药物来帮助他们控制糖尿病。很多药物的研发都是基于这一目的，药物的数量和种类都在不断增加。比如，一些药物会引起胰腺分泌更多胰岛素，一些药物在不影响胰岛素水平的情况下降低血糖水平，还有一些药物会减慢碳水化合物的消化速度。随着我们越来越多地了解食物、胰岛素水平和糖尿病之间的复杂关系，研发出治疗糖尿病的新药的机会也就更多，这些药物可以在这些关系中的特定点进行干预。想一想前面提到的小鼠实验，缺乏某种特定基因的小鼠，即便吃了很多脂肪，体重也没有增加并且依然对胰岛素保持敏感。这些研究结果表明，有可能可以通过阻断一个特定基因的影响来治疗Ⅱ型糖尿病。

当干预性较小的其他方法都没什么作用时，就得采用注射胰岛素的方法来控制Ⅱ型糖尿病了。患者要学会非常小心地监测自己的血糖水平，然后注射适量的胰岛素。大约有三分之一的Ⅱ型糖尿病患者不得不这么做。即便如此，也还是有一些好消息，即糖尿病患者不需要每天反复验血然后往自己身上插注射胰岛素的针头。现在有组装了持续血糖水平传感器的小型胰岛素泵，其大小就像一个传呼机，可以穿在腰带上。一个连接细塑料管的针头将泵里的胰岛素注入糖尿病人的腹部，另有一个针头监测血糖水平。这些针头需要每隔几天更换一次。这一组合装置，基本上就相当于一个人造胰腺。虽然价格不菲，但随着糖尿病患者和医生对胰岛素泵及其便携性的了解，胰岛素泵越来越受欢迎。我最近参加了一个在印度举行的团体骑行活动，该团体有一位即将高中毕业的女生给我留下了深刻印象，她的短裤上别着一个胰岛素泵，但这并不妨碍她娴熟地穿行于小山丘和四处走动的牛群中。

要是胰岛素注射也无法控制糖尿病患者的血糖水平，那么还有一种终极治疗方案在治疗Ⅱ型糖尿病上富有成效——胃旁路（及相关）手术（参见第10章）。这样的手术往往会彻底缓解患者的糖尿病症状，而不管患者的体重是否减轻，并且这样的效果会在手术后持续多年。我们还没有完全弄明白这一切为什么会发生，但积极的结果显然相当稳定（robust）。

所有这些治疗Ⅱ型糖尿病的方法都涉及糖尿病患者要表现出特定的行为，无论这些行为是吃不同的食品、运动、服用药物，还是注射胰岛素。通常，问题不在于这些治疗方法是否有效（它们确实有效），而在于糖尿病患者是否表现出了适当的行为。从这个角度来看，如果有人可以为糖尿病患者提供专业的支持，则会非常有帮助，能够提升他们的生活质量。

但是，这里需要提醒大家注意一点：尽管已经有了很多很好的针对糖尿病的治疗方法，但并不是每一个人都听说过它们，也不是每一个人都得到过关于应该如何来预防Ⅱ型糖尿病的建议。这些人通常家境贫寒或受教育程度较低，他们看医生的机会更少，而且即使有这样的机会，他们也不太可能和更富裕、受教育程度更高的人们一样获得优质的医疗建议。即使人们能够获得相同数量的医疗服务，医疗服务的质量也参差不齐。

离别是如此甜蜜的忧伤：小结

糖尿病，尤其是Ⅱ型糖尿病，是一种普遍存在并且后果相当严重的疾病。你所吃的食物和保持（或者不保持）体重的方式都与你是否会患上Ⅱ型糖尿病以及能否有效治疗Ⅱ型糖尿病密切相关。我们可以再一次看到，置我们于死地的并不是我们在进化过程中所处的环境，而是我们当前的周围环境。在我们进化的环境中，升糖指数高的食物非常稀少，我们的祖先在日常生活中不得不长途跋涉，因此Ⅱ型糖尿病极其罕见。而现在Ⅱ型糖尿病的发病率，不管是在美国还是在很多其他国家都很高。但是我们依然要有信心，因为有各种方法可以避免或者消除这一疾病。医学专业人才应该为易感人群提供专业服务，不仅要治疗，还要预防糖尿病。我们都有责任尽自己所能，确保身边每一个人都采用有益于健康的饮食和运动方式。

226

13 女性私房话

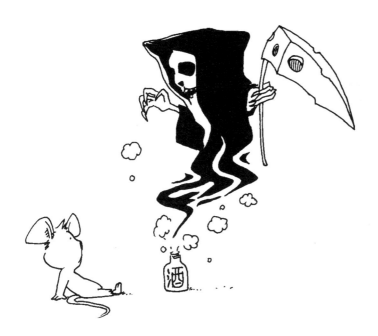

女性和男性最主要的区别在于，女性需要孕育后代。在哺乳动物中，雌性产生卵子，在体内受精和孕育，直到胎儿能够在外部世界中生存。出生之后，在从数周到数年不等的时间里，年幼的哺乳动物一直主要以母亲的母乳为食物。本章主要关注雌性哺乳动物的生殖会如何影响吃什么，以及吃什么会以什么样的方式影响雌性哺乳动物的生殖。我重点关注我们大多数人关心的雌性哺乳动物：女孩和妇女。

　　本章只关注女性并不意味着饮食和雄性哺乳动物的生殖没有关系。比如，吃太少或吃错东西有可能会影响精子的质量。一些最新的研究表明，事实确实如此。但是，这样的研究很少见。相反，有关饮食和雌性哺乳动物生殖之间的关系的研究则数量众多。

　　研究人员将精力集中在食物和雌性哺乳动物的生殖如何相互影响上是有道理的——雌性哺乳动物是在怀孕期间和幼崽出生后立即为其提供食物的最终供应者。这种早期营养供应关系对后代的生存是至关重要的。为了让婴儿存活，婴儿的母亲必须为自己获得足够的食物，直到婴儿断奶。

　　因此，妇女的生存同样会影响到她后代的生存，除非有充足的食物在整个怀孕和哺乳期提供给妇女及其后代，否则怀孕及哺育后代将难以发生。这意味着，女性的身体应该已经进化到她们的生殖功能和她们的饮食行为密切相关的程度了。基于这样的推论，你可以推测女性要比男性在身体里储存更多的脂肪，这不仅是为了更好地存活，还是为了在频频发生食物短缺的整个进化过程中为孕育生命做准备。研究结果支持了这一推测：年轻成年女性的平均体脂比为 27%，而年轻成年男性则为 15%。

在阅读本章内容的过程中，你将会一次又一次地看到有关进化的主题，因为我们会涉及月经、怀孕和哺乳。饮食行为和女性生殖以各种各样的方式进化，从而确保尽可能多的后代能够存活下来。

诅咒，接着吃东西！

月经周期，在我们成长的过程中被我和朋友们称为"诅咒"，但它在人类繁衍中扮演了至关重要的角色。月经期间身体会发生一系列的生理变化，包括释放卵子，为胚胎和胎儿的着床和后续成长准备好子宫内膜。除了排卵之外，月经期间还会发生女性在吃什么和怎么吃方面的改变。这种影响也体现在另一个方向上——女性吃的东西也会影响她的月经周期。

我们首先来看看月经周期会如何影响女性吃的东西。许多女性报告称，在月经周期之前对特定的食物，特别是高碳水化合物、高脂肪和含巧克力的食物有较强的渴望。如果这些渴望经常伴随着一些其他的症状，比如抑郁、焦虑、易怒，我们就会说这名女性患有经前情绪障碍，而当症状不那么明显的时候，就称为经前综合征（PMS）。关于究竟是什么原因导致了对这些食物的渴望，目前已经有了大量的讨论。

其中一个可能的解释所依据的事实是，在月经期两周以前的黄体期（luteal phase），基础代谢率会明显升高（图 13.1 给出了黄体期的确切定义）。你在前面的章节中已经了解到，人类和其他动物在消耗更多卡路里的时候会吃得更多。因此，女性在黄体期吃得更多就毫不奇怪了。前面的章节还提到，在饥饿的时候，人类已经习得了偏好高热量的食物。由此你也可以推断，女性在黄体期会偏好高热量的食物（比如巧克力）。

然而，这一解释可能存在一个问题。有证据表明，女性在黄体期摄入的热量会高于同时期所消耗的热量。研究发现，黄体期的能量消耗比排卵期之前高出8%～20%，而黄体期的能量摄入（即摄入的卡路里数）比排卵期之前高出10%～30%。

阶段	月经期	卵泡期	排卵期	黄体期	月经期
天数	1 2 3 4 5	6 7 8 9 10 11 12 13	14	15 16 17 18 19 20 21 22 23 24 25 26 27 28	1 2 3 4 5

图 13.1　正常的月经周期

注：将月经来临的首日作为周期的第一天。在卵泡期（本图中第6～13天），包含一枚卵子的卵泡在卵巢中形成。到了排卵的时候，即第14天，卵泡破裂，于是释放出成熟的卵子，做好受孕的准备。在接下来的黄体期（本图中第15～28天），卵泡依然停留在卵巢内，成为卵巢黄体并分泌出若干种激素，为受精卵（在受孕发生的情况下）在子宫内膜着床做好准备。如果没有受孕，如当前的例子所示，月经期和一个新的周期就开始了。

来源：M. P. Warren. Reproductive Endocrinology//E. A. Blechman and K. D. Brownell, eds. Handbook of Behavioral Medicine for Women. New York：Pergamon，1988.

因此，补偿额外的能量消耗无法成为月经前对食物渴望的唯一解释。然而，如果你考虑到我们进化过程中周围环境的食物短缺状况，在黄体期消耗额外的卡路里也许就颇有道理了。这些额外的热量会以脂肪的形式储存在女性体内。那么，万一怀孕的话，女性和她的后代存活下来的可能性就大大增加了。

月经前食物渴望的另外一个解释与第10章里提到的碳水化合物渴求有一定的关系，这种情况会出现在季节性情感障碍（SAD）的患者以及肥胖的碳水化合物渴求者身上。患有PMS的女性会表现出周期性的症状，类似于患有SAD的人们（其症状往往在冬季最糟糕）以及肥胖的碳水化合物渴求者（其症状往往在一天之中的特定时间最严重）。除此之外，以上几种障碍的患者对碳水化合物都有渴求，这些渴求可以通过能提升脑内血清素水平的药物来抑制。因为这些原因，心理学家理查德·J.渥特曼（Richard J. Wurtman）和朱迪思·J.渥特曼（Judith J. Wurtman）推测，PMS及SAD和因为渴求碳水化合物而产生的肥胖一样，都是由大脑内的血清素水平不足导致或加剧的。血清素水平受到地球昼夜交替的影响，这就解释了这三种障碍的周期性。根据渥特曼的观点，当患有这些障碍的人摄入碳水化合物时，他们的血清素水平会提升，相应的幸福感也会提高。然而，并非所有的科学家都完全认可这一理论。需要有更多的研究来证明，低血清素水平就是造成月经前食物渴望的具体原因。

研究月经前食物渴望的另外一种方法是，看看整个月经周期内味觉或者嗅觉的敏感性是否出现任何变化。如果存在这样的变化，也许可以解释为什么女性对食物的渴求在整个月经周期内会发生改变。目前这一领域的研究并不是很多。一项研究发现，月经周期内对甜味的偏好没有变化。与之相反，有确切的证据表明，在排卵期前后嗅觉敏感性会增加。这有可能是提高受孕成功率的某种机制带来的副作用。排卵期前后，女性体内的黏液分泌物，包括宫颈和嗅觉上皮细胞（鼻腔上部探测气味的组织）周围的那些在内都会变薄。这也许会使精子更容易遇上卵子，并且会让女性更容易闻到气味。这种对气味敏感性的提高也许让女性更倾向于吃她自己喜爱的食品。同样，需要有更多的研究来确认这一点。

有关月经前的食物渴望，让我们再来看两种特殊的情况：服用避孕药的女性和进入更年期的女性。她们对食物的渴望是否和经历正常月经周期的女性有所不同？这两种情况下的女性和正常月经周期的女性相比，对食物的渴望要么仅仅是略有减少，要么是完全没有减少。这些研究结果表明，不管食物渴望和月经周期内发生了什么，这种渴望都并不完全依赖于性激素。

现在让我们考虑另外一面：你吃的东西会如何影响你的月经周期。关于这个主题的所有信息都围绕着一个事实展开，即女性孕育一个足月婴儿需要5万至8万卡路里的热量。任何闪失都有可能导致婴儿体重不足，甚至无法存活。从进化的观点来看，生育不合格的后代对女性而言是一种能量的浪费，因此应该尽可能避免。如果女性无法获得生育一个健康婴儿所需的足够食物，那么她甚至不应该怀孕。基于这一原因就不难理解，食物短缺会使月经周期发生紊乱并抑制排卵。即便只是限制进食——吃得比你想要的少——也会导致月经不规律。我在第9章曾提到过，厌食症患者会闭经。（因此本小节的标题为："诅咒，接着吃东西！"）与这些研究结果相一致，过量进食会加速性成熟。有些女孩子在年龄很小的时候（平均9～10岁）就开始胸部发育，出现这种情况的原因可能就是这一年龄段的女孩子体重增加。

关于食物剥夺导致排卵紊乱的机制，目前出现了两种相互竞争的假说。科学家罗斯·E.弗里希（Rose E. Frisch）提出，最关键的因素是女性的体脂比。没有脂肪，女性身体就无法制造黄体酮等性激素。人类最早的艺术表达似乎认可了肥胖和生育能力之间的这一联系，具有 22 000 年历史的名为《维伦多尔夫的维纳斯》的小雕像艺术品塑造的就是非常丰满的女性形象。

心理学家吉尔·E. 施耐德（Jill E. Schneider）和乔治·N. 韦德（George N. Wade）提出了另外一种假说——促成排卵的重要因素是能量的一般利用率。由储存的脂肪所代谢的脂肪酸只是这一可用能量的一个组成部分，从所摄入的食物中获得的葡萄糖也同样重要。这一假说可以解释，为什么长时间进食不足导致无排卵的女性，在较短的时间内摄入充足的食物，就能够重新开始排卵。

一个有趣但是尚未得到明确答案的问题是，运动在对月经的影响上扮演什么角色。运动显然会带来月经不调。运动强度大的女性有时候会有较低的激素水平，甚至闭经，以及较少的月经前期症状。但是，我们不知道运动是否是通过引发能量不足和降低体脂比来发挥作用的，或者运动的作用是否独立于食物摄入量和体脂比的作用。这三种因素——食物摄入量、脂肪储存量和运动强度——有可能在月经的规律性方面均发挥了作用。

即便我们假设这三种因素对规律的月经而言都很重要，但在生育能力受损之前，我们依然不知道这三种因素中的任意一种需要处于什么水平。显然，如果女性吃得太少、运动太多或者变得太瘦以至于闭经，那么孕育后代就无从谈起。但是，有没有可能吃得多一点、运动少一点或者体脂增加一点就足以使月经继续，却不足以使排卵正常发生呢？以仓鼠为实验对象的实验室证据支持了这种可能性。在其中一项实验中，研究者连续 4 天给 6 只仓鼠喂食它们正常摄食量的 50%，实验时长为一个发情周期。（现在你知道为什么仓鼠能如此迅速地繁殖它们的后代了吧？）尽管仓鼠只是被部分地剥夺了食物，并且部分剥夺食物的时间才持续了短短 4 天，但其中一只仓鼠的排卵就停止了，而其他几只释放的卵子数量也从平均 11 颗减少到 9 颗。

假如部分食物剥夺真的能够抑制女性的生育能力，那就会产生一连串的担忧。有些女性是长期节食者，因此可能长期以来代谢率低下，为了不增加体重，她们即使在不节食的时候也必须少吃。另外一些女性早餐和午餐吃得很少，为的是晚上到餐厅享用大餐。除此之外，60% 的美国女性每年至少会尝试一种减肥食谱，并且年龄在 19～39 岁的美国女性（主要的育龄期）大约有三分之一至少每个月会节食一次。所有这些女性都有可能面临生育能力受损的风险。一些研究表明，怀孕期间在饮食上短时间的部分限制会导致早产。而且这种行为的不良后果还不仅仅是生育能力受损和月经不规律那么简单。当女性节食的时候，她们很难获得足够数量的必需营养素，比如铁。如果前面几章内容说得还不够清楚，那么现在你总该真正明白削减热量会产生多少有害影响了吧。

在我们结束"诅咒"的话题之前，或者更确切地说，当我们没有了这个烦恼之后，我们还需要思考另外几个问题。女性进入更年期之后，进食、激素和代谢率之间的关系又会发生怎样的变化？首先让我们来看代谢率，科学家直到最近25年才逐渐认识到，代谢率在整个月经周期中的黄体期相对较高。我对此印象深刻，因为长期以来我一直怀疑存在这样的情况。我发现自己在黄体期无论是减肥还是保持体重都比较容易，于是我想知道当时激素的作用是否可以将经常伴随节食而来的代谢率下降的问题抵消。当研究者证实了我的猜测之后，我激动的心情溢于言表。如今，我和其他许许多多出生于"婴儿潮"时期的女性一样，都上了年纪，我开始思考更年期的问题。到目前为止，还没有关于女性进入更年期之后的代谢率方面的可靠研究。女性进入更年期之后，她们的代谢率有可能因为缺少黄体期而降低，因此更容易增加体重。规律的运动能够避免这一问题出现吗？另外，如果可能的话，激素替代疗法能对代谢率起到什么样的作用呢？目前我们尚不清楚。不过，也许通过不断地自我观察，我又可以找到蛛丝马迹，预测新的研究结果！

最后，有关进食的这一主题甚至可以用来解释更年期的存在问题。女性在生育能力消失后还能继续生活很久，科学家多年以来一直在探究这一现象背后可能的进化意义，即那么多年的更年期后生活究竟有什么进化优势。在对远离现代文明的人群进行研究之后发现，如果身边有协助获取食物的更年期女性，育龄期女性更有可能生育较多的健康子女。这真是"家有一老，如有一宝"呀！

怀孕：两个人的吃与喝

一旦受孕，女性的身体就会发生一系列的变化。同样，这些变化中有很多是为了提高胎儿的存活率：胎儿必须获得充足的营养——不管是来自女性所摄入的食物，还是来自已经储存在体内的物质，或是两者兼备。虽说女性在怀孕期间所摄入的东西通常有利于胚胎及胎儿的生长发育，但有些物质，一旦摄入，就会产生严重的危害。在这一部分，我将首先介绍女性的饮食偏好与饮食厌恶在怀孕期间是如何变化的，然后关注怀孕和体重增加之间的关系。最后，我将讨论母亲的饮食状况会如何对其胎儿产生不利影响。

偏好、渴求和厌恶

孕妇会对很多食物产生偏好和渴求，这一现象可以说是众所周知。冰激凌、泡菜……什么都有。调查显示，一些女性确实会在怀孕期间产生对特定食物的渴求。这种渴求对象也许是冰激凌那样的高热量食物，但是，也有像水果或者醋那样的低热量食物。有的孕妇甚至可能想吃黏土或者泥土这样的东西。

针对上述所有这些食物渴求，出现了各种各样的说法对其进行解释。当渴求对象是冰激凌之类的高热量食物时，原因也许和之前用来解释月经周期中黄体期的高热量食物渴求相同，即为了补偿能量。正如黄体期一样，怀孕期间的代谢率也相对较高。由于胎儿的存在，孕妇有了额外的热量需求。因此你会发现孕妇对高热量食品表现出更大的偏好。怀孕期食物渴求的其他解释还包括，具有解毒性能的黏土可能对孕妇有一定的帮助，并且孕妇体内会释放出特殊的、天然的类似麻醉剂的化学物质。

孕妇体内发生的其他变化也会对她们想吃或不想吃什么东西产生影响。怀孕期间消化道会发生变化。例如，对消化有重要作用的小肠内化学物质胆囊收缩素（CCK）的分泌量会增加，尤其是在妊娠期的头三个月。CCK 的增加会让女性在此期间犯困，而且因为增加的 CCK 减缓了食物通过肠道的速度，所以还会产生恶心和呕吐。超过 25% 的女性在怀孕的头三个月会经历这些状况，它被称为孕妇晨吐。这就解释了为什么有些女性在此期间会对高脂肪食品产生厌恶：高脂肪食品通过消化道的速度比低脂肪食品更缓慢。还有说法认为，增强的气味敏感性也会引起晨吐。

你可能会觉得晨吐对胎儿不好，因为孕妇吃得较少并且经常呕吐。然而，有些科学家却认为事实恰恰相反。科学家玛吉·普罗费（Margie Profet）提出了一个假设，认为与晨吐密切相关的对气味和食物敏感性的增强，以及食物厌恶，会提高胎儿的存活率。她提出，这些反应能减少孕妇吃苦味食品和具有辛辣气味食品的数量，而这些食品哪怕是微量摄入也可能对胎儿产生毒害。为了支持这一假说，普罗费指出，在怀孕初期有呕吐现象或感觉极度恶心的女性更不容易流产。但重要的是要记住，虽然这样的假设看起来很有趣和吸引人，但它依据的只是一些推测，目前还没有确切的证据表明晨吐与流产之间存在因果关系。

我希望这里对晨吐的讨论能使你想起曾经了解过的最强有力的学习方式之一，即本书第 6 章提到的味觉厌恶学习。你应该能回忆起来，通过这一形式的学习，人类和其他动物仅仅在经历过一次恶心反应后就能对引起恶心的某种食品产生长期持续性的厌恶。而且，不管这种不适感是否真的由食品引发，对食品的厌恶都会产生。要是晨吐时的恶心和呕吐恰好与某种食品同时出现，从而产生了味觉厌恶会怎么样？在女性所做的回顾性报告中，确实发现，怀孕期间感觉恶心与引发食物厌恶两者之间存在着显著的相关。味觉厌恶学习可以用来解释孕妇身上出现的某些食物厌恶。但是，我们需要对妊娠期的女性进行更为深入和细致的研究，来证实或者反驳这一假设。

你也许会非常惊讶地发现，晨吐不仅会影响孕妇的食物偏好，还会影响到她下一代的食物偏好。在妊娠期经常呕吐的女性所生育的子女与基本无呕吐现象的女性所生育的子女相比，前者无论是在婴儿期还是在成人期，对盐都有着更多的偏好。其中一种可能的解释是，对盐偏好的增加在一定程度上和母亲呕吐后产生的脱水现象有关。

体重增加的因和果

尽管孕妇存在食物厌恶，并且有较高的代谢率，但她们的体重还是会增加。即便是在妊娠期的头三个月，女性体内存储的脂肪也会增加。这并非因为那段时间的摄食量增加，而是头三个月 CCK 分泌量增加的另外一个后果。显然，在人类进化过程中，孕妇将摄入的食物转化为脂肪的这一倾向，尤其是处于有时会因为恶心而抑制胃口的特殊时期时，将会增加母婴存活的可能性。在食物供给匮乏或是母亲生病时，储备的脂肪可以帮助母亲和她的胎儿维持生命。

尽管如此，体重增加仍然是很多孕妇的一大顾虑。她们担心体重增加得太多，在生完孩子后体重很难完全减下来。平均而言，女性在妊娠期增加的体重为 33 磅，其中大约有 9 磅是储存的脂肪。美国医学研究所建议，孕妇应该根据自己体重和身高的比例来增加相应的体重——体重和身高比例处于平均水平的女性可以增重 25～35 磅，但是怀有双胞胎的女性可以适当增加。女性通常会把怀孕看作她们一生当中体重增加的罪魁祸首。事实上，有证据表明，增重超过医学研究所建议量的孕妇将会在数十年后增加体重。但是，该研究并不能证明怀孕导致了后来的肥胖。也许有些女性在一生中都会更容易发胖——不管是妊娠期还是之后。再次强调，我们需要做更多的研究来检验究竟是什么导致了什么。

现在让我们来思考一下孕妇的饮食和体重会如何影响她们的孩子。首先，如果孕妇吃得不多、增重也不多，会怎么样？影响之一就是婴儿体重过轻，这样的婴儿将面临健康风险。一项研究发现，孕期体重增加不足的女性在怀孕时每天摄入 1 878 卡路里的热量，而增重足够的女性每天摄入 2 232 卡路里的热量。体重增加不足的女性更有可能生出低体重儿。

孕妇体重增加不足还有可能对后代造成其他不利的影响。多项研究表明，严重营养不良的地区，比如二战期间的荷兰、1967—1970 年大饥荒时期的尼日利亚地区的比夫拉、一百年前饥荒时期的印度，以及现在的巴西贫民窟，出生的孩子不仅出生时体重过轻，而且更有可能在成年时肥胖并患上糖尿病。研究人员现在认为，孕期营养不良实际上改变了后代基因的表达方式，使得这些后代更容易肥胖以及患上糖尿病。此外，这些改变是可遗传的，这就意味着营养不良孕妇的孙辈们也容易出现这些问题。所有的这一切都说明，孕妇应该注意增加足够的体重，而不要在那段时间里节食。

那么，女性在妊娠期非常胖或是增加了过量的体重，又会出现什么情况呢？那些过去食物来源不稳定以及一直试图控制体重的女性，在妊娠期特别容易增加过多的体重。假如一位女性怀孕后体重增加很多，而之前又没有得 II 型糖尿病，那么她患妊娠期糖尿病（gestational diabetes）的可能性就会更大，该病症会出现在 2%～10% 的孕妇身上。妊娠期糖尿病和 II 型糖尿病类似（参见第 12 章），其发病原因是胎盘激素干扰了孕妇体内胰岛素的功能。患有妊娠期糖尿病的女性在妊娠期快结束的那段时间会更加渴望吃甜食。除此之外，患有糖尿病的孕妇所生育的孩子在出生时普遍个头偏大，以致分娩会比较困难，甚至给母体带来危险，迫使其选择剖宫产手术。而且，这类婴儿可能天生就脊髓畸形或者脑畸形。实际上，即便体重超标的孕妇没有患糖尿病，她们所生育的孩子也更有可能出现上述缺陷。很显然，在怀孕期间尽可能严密地监控孕妇的血糖水平和体重，使之保持在正常范围内，是极其重要的。

什么时候吃喝有害或有利

关于母亲的饮食对胎儿影响的话题，大家最为熟悉，当然也是最具有毁灭性的就是胎儿酒精综合征（fetal alcohol syndrome，FAS）。该综合征包括一系列特定的生理和行为方面的变化，主要出现在孕期饮酒的女性所生育的孩子身上。首先，生来就患有 FAS 的孩子在面部特征上和正常孩子有所不同。和未患 FAS 的婴儿相比，他们的头围和鼻子较小，鼻梁较低，并且上嘴唇更薄。患有 FAS 的婴儿的内眼角皮肤会有褶皱，而正常婴儿没有。随着孩子年龄的增加，这些外在的生理特征会持续存在，但可能会变得不那么明显（见图 13.2）。患有 FAS 的婴儿及成年人的大脑要比未患 FAS 的婴儿及成年人的大脑小。随着 FAS 婴儿逐渐长大，他们的智力明显低于正常水平的问题也会逐渐显现。此外，患有 FAS 的婴儿及成年人还会出现多动、抑郁、注意力不集中、易怒和冲动等特征，而且他们的协调性、记忆力、空间能力和运算能力都比较弱。

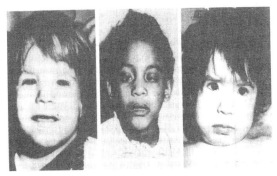

图 13.2　三名患有 FAS（胎儿酒精综合征）儿童的外形

注：版权归 1980 年 American Association for the Advancement of Science 所有。

来源：A. P. Streissguth，S. Landesman-Dwyer，J. C. Martin，and D. W. Smith. Teratogenic Effects of Alcohol in Humans and Laboratory Animals. Science，1980（209）：353–363.

我们现在还没有完全弄明白为什么母亲在孕期饮酒会对后代造成这么可怕的影响，但我们确实已经有了一些头绪。当人类脐带上的动脉和静脉暴露于一定浓度的酒精中时会出现收缩和痉挛，这个浓度为孕妇饮用 1~1.5 杯酒精纯度为 100（100-proof）的威士忌 30 分钟后血液中的酒精含量。在此效应下，胎儿发育所必需的氧合血就会缺失。以近足月的大鼠胎儿和新出生幼鼠为实验对象的研究表明，酒精会杀死大脑特定区域成百万的脑细胞。

到目前为止，我所谈到的酒精和妊娠期的关系问题没有太多争议。有争议的问题只是，孕妇喝多少酒以及什么时候喝酒会导致 FAS 以及其他不良后果出现。喝多少才安全？最近的一项研究发现，妊娠期每天至少要喝四杯酒的女性所生育的孩子，几乎全部会出现神经系统发育不良的问题（如智力水平降低、言语发展迟缓、多动症状增加等），尽管大部分孩子并没有表现出 FAS 的面部特征。除此之外，目前普遍认为，即便是社交类型的日常饮酒也会对胎儿产生不良影响。饮酒量越大，对胎儿的危害越大。一项研究得出了一致的研究结果：不论是怀孕之前平均每天喝 1.5 杯酒的女性，还是怀孕之后平均每 2 天喝 1 杯酒的女性，她们的后代都会受到酒精的不良影响，而且怀孕期间每周喝一到六杯酒的女性，她们的孩子智商会相对较低。此外，即便是饮酒行为出现在妊娠期的最早期，也就是女性意识到自己怀孕的前一个月，酒精也会对胎儿有害。

因此，早在 20 世纪 80 年代美国卫生局局长和国家酒精滥用与酒精中毒研究所就建议孕妇不要饮酒。该说法在当时极富争议，而现在看来却是相当明智的。在考虑这些建议的时候，最重要的是要记住，由于男性和女性身体的差异，即便男性和女性的身高和体重完全相同，同等数量的酒精也可能会给女性造成更高的血液酒精含量和更严重的脑损伤。正因为如此，我们对 FAS 的了解也在不断发展，从 1970 年我们甚至不知道 FAS 为何物，到 1989 年开始政府要求所有含酒精的饮料都要注明针对孕妇的警告语。

这是非常严肃的问题。数以百万的美国女性存在与酒精相关的各种问题，而且，更多的人（尽管没有问题）压根没考虑过要戒酒（参见第 11 章）。在得知自己怀孕之后，大约有 10％的女性依然会偶尔饮酒，另外一些人则喝得更多。更多的人在知道怀孕之前一直在喝酒。即便是在酒精警示广告随处可见的今天，在美国出生的新生儿中，每 1 000 个就有 1～2 个患有典型的 FAS，而且有更多的孩子身上带着酒精所带来的各种不那么明显的损害。

除了酒精以外，孕妇所摄入的其他许多具有潜在危害的物质也备受关注。在这些让人担忧的物质中，最主要的就是咖啡因。然而，最新达成的共识是，怀孕期间摄入适量咖啡因对母婴无害。另外，如果孕妇吃了被有毒化学物质甲基汞污染的鱼，胎儿会出现精神发育迟滞的现象。孕妇在饮食上需要格外小心，怀孕初期进行药物和营养方面的咨询显然是相当重要的。如果美国所有的孕妇都能做到合理饮食，那么就会诞下身体健康、功能发育良好的婴儿，而他们会成为身体健康、功能健全的成年人，这给我们的社会和经济发展带来的好处是不可估量的。

在我们结束和怀孕有关的话题之前，要是不涉及胎儿自身的饮食行为，那就太不专业了。是的，我正打算谈一谈胎儿的营养摄取。你已经了解到，胎儿出生后，就成了婴儿，而婴儿能品尝出甜味，并对其表现出偏好。胎儿的味觉细胞在妊娠期的第 14 周左右成形。此外，从妊娠期的第 12 周左右开始，胎儿出现吞咽羊水的行为。到妊娠期结束的时候，一个胎儿每天的吞咽量大概是三杯。这一行为实际上有利于将羊水的量保持在合理范围内。随着吞咽行为的进行，事实上胎儿会感觉到羊水里的化学物质。羊水里包含了许多不同的化学物质，如糖类、脂肪和蛋白质。这些化学物质的相对含量在整个怀孕的过程中会发生明显的变化，其中包括胎儿排尿之后的变化。（现在你总不会还认为婴儿第一次排尿是在出生之后了吧？胎儿在子宫里吞咽液体，那么也就在那里排尿。）已有证据表明，比起婴儿配方奶或蒸馏水的气味，出生 4 天后采用奶瓶喂养的婴儿更偏爱羊水的气味，这说明对羊水的熟悉度会导致对其持久的偏好。除此之外，我们现在知道，孕妇所吃的东西会影响羊水里出现的化学物质，从而影响后代后续的食物偏好。一项以大鼠为研究对象的实验发现，如果给一只怀孕的母鼠注射酒精，她的幼崽在成年后也会摄入更多酒精。

在我们进入母乳喂养的内容之前，我还应该提一下和怀孕有关的最后一个饮食行为：食胎盘（placentophagy，即分娩后把自己的胎盘吃掉）。原因尚未完全明确，大多数哺乳动物（除了人类）经常会出现食胎盘行为。其中一个可能的解释是，胎盘富含各种营养物质，可以为刚刚分娩并开始哺乳的雌性提供生存优势。这样的解释也可以用来说明为什么这一行为在人类群体中并不普遍——很多女性已经获得了充分的营养而不需要来自胎盘的营养了。尽管如此，一些野心勃勃的人还是鼓吹产后胎盘的消费，声称吃胎盘可以预防或治疗产妇的很多心理疾病。但是，他们宣称的大部分内容并没有任何证据的支持。

哺乳动物的精髓：母乳喂养

选择母乳喂养的女性都深知这一行为对婴儿存活的重要意义。正如心理学家彼得·赖特（Peter Wright）曾说过的："所有的母亲一旦确认了她们的新生儿一切安好，她们关心的首要问题就是如何建立成功的喂养关系。"然而，母乳喂养的母亲可能没有意识到她们和孩子所进入的这段关系的复杂性。母乳喂养不论是对母亲还是对孩子，都会产生多重影响和作用。我们从母乳喂养如何影响婴儿开始，然后再谈它对母亲的影响。

母乳是为满足婴儿成长发育所需而量身打造的。尽管它可能会被某些潜在的毒素污染，比如咖啡因或其他药物，但与配方奶不同的是，母乳绝对不会与不卫生的水以错误的比例混合。此外，母乳中含有从母体带来的抗体，可以保护婴儿免遭疾病的侵害。根据母亲的饮食状况，母乳中还会产生某些脂肪酸，它们有助于提升母乳喂养的孩子的智力（在孕妇身上也发现了类似的效应）。在某些情况下，母乳量不足或是喂养方式不恰当会造成母乳喂养的婴儿营养不良，从而导致婴儿某些方面受损，比如长大后智力低下。总体来说，母乳喂养是一种非常好的喂养方式。

母乳喂养，或者更宽泛地说哺乳这件事，对婴儿还有其他积极的作用。吸吮奶水可以使婴儿体内分泌一种类似于镇静剂的特殊天然物质，它有助于婴儿安静下来。最终可以使婴儿哭闹减少，不会四处乱跑，并提高对各种不适感的忍耐度。这样的效应不仅让妈妈喜出望外，对宝宝也有好处，因为这些行为改变有助于宝宝节省能量。记住，母婴关系中的主导原则之一，事实上也是本书的主旨，就是人类通过进化让我们的行为方式有助于在现有优质食物资源都不存在的环境中更好地存活。

吸吮动作，从本质上看，和婴儿摄入奶水的效果类似。不管是否有奶水摄入，吸吮的动作都能诱发婴儿肠道内化学物质的分泌，从而促进消化和已摄入能量的使用，同时它也会引发困倦感，而这同样有助于保存婴儿的能量。这些积极的效应解释了为什么使用奶嘴是个好方法，除非父母打算一直对孩子进行母乳或奶瓶喂养——这在美国文化中并不太可能出现。

母乳喂养的另外一个作用也得到了广泛研究，即母乳喂养或是奶瓶喂养婴儿与成年肥胖的关系。可想而知，要想就这个关系问题开展对照实验很不容易。将婴儿随机分配到母乳喂养组和奶瓶喂养组，然后过 30 年或 40 年再看他们是否变得肥胖，这绝对是极大的挑战。但是，确实有证据表明，母乳喂养的婴儿更不容易变得肥胖，而且母乳喂养的时间越长，婴儿成年后肥胖的可能性就越低。那么这可能就意味着，母乳喂养的婴儿在成年以后患上与肥胖有关的像心血管疾病之类的疾病的可能性也会降低。用来说明母乳喂养和成年肥胖两者之间关系的一种解释是，用奶瓶喂养时，照料者在婴儿没那么饿的时候也更有可能尽量让婴儿喝下一定量的配方牛奶。虽然如此，我们还是要记住，我们对于母乳喂养本身是否能减少成年肥胖的可能性还没有弄清楚。有可能选择母乳喂养的母亲还会让孩子吃更少的其他食物，或者更有可能给孩子喂健康食物，或是运动更多。但是，有证据表明，母乳中存在的瘦素至少有助于母乳喂养的婴儿成年后保持较轻的体重（更多关于瘦素在食欲中发挥的作用请参见第 2 章）。不过，即使我们假设成年肥胖会受到婴儿是否采用母乳喂养的影响，也不要忘了还有很多其他的影响因素，这些内容在前面的章节中已有所涉及，比如代谢率的个体差异以及亲生父母是否肥胖等。

接下来的内容是我个人认为在母乳喂养如何影响婴儿这个问题上最有意思的部分：母乳喂养过程中的味道和气味对婴儿的影响。目前已经有很多实验对此主题做了探讨。首先，我们已经知道，婴儿生活在一个比很多人原本设想的更丰富的味觉和嗅觉世界里。新生儿就可以分辨各种不同的味道和气味。此外，婴儿不管是否是母乳喂养，在出生后的头几天都更偏爱分泌乳汁的乳房气味。随着时间的推移，母乳喂养的婴儿会逐渐开始偏好自己母亲的乳房和腋窝的气味，而不是其他选择母乳喂养的女性的气味。这些偏好将有助于婴儿与自己的母亲保持较近的距离，提高婴儿在我们进化所处环境中的存活率。

更进一步来看，实验已经证明，和羊水中发生的情况类似，哺乳期妇女吃的东西会影响她乳汁的味道和气味，从而可以影响孩子的食物偏好。这方面的研究主要由心理学家朱莉·A. 曼奈拉（Julie A. Mennella）和盖瑞·K. 比彻姆（Gary K. Beauchamp）以及他们的同事在费城的莫奈尔化学感官中心进行。其中一项实验是给妊娠晚期或哺乳期的女性喝水或胡萝卜汁。结果发现，母亲喝胡萝卜汁的宝宝和其他宝宝相比，后续会对含有胡萝卜汁的谷物表现出更多的偏好（和含水的谷物相比）。我们还发现，如果婴儿偶然被喂以缺乏氯化物的配方奶粉，他们长大后会对咸味食物（含氯化钠）表现出更多偏好。此外，婴儿还会对乳汁中的酒精表现出偏好，并且可能习得对周围环境中和这种乳汁有关的方面产生偏好。总之，我们现在已经掌握了一些指标来考量母亲的吃喝随后会如何影响孩子的吃喝。

还有一个尚未得到确认的问题是，吸烟对母乳喂养的婴儿所产生的短期和长期效应如何。曼奈拉和比彻姆及其同事发现，成年人可以分辨出哪个乳汁样本来自吸烟女性而哪个不是，而且成年人对吸烟女性乳汁的这种辨别能力和乳汁中的尼古丁含量有关。因此，除了吸烟母亲乳汁中含有尼古丁这一显而易见的因素之外，有可能婴儿也能察觉到乳汁中和吸烟有关的味道和气味，这种经验会对他们

未来的吸烟行为产生影响。再次强调，我们还不知道这个问题的答案，还需要更多的研究。（参见趣味事实♯13）

趣味事实♯13

　　在很多文化中（包括美国在内）流传甚广的一个观念是，喝酒会提高母乳的产量和质量。为了这个目的，一些女性即便在孕期饮酒较少，也会在哺乳期选择饮酒。很遗憾，这似乎是民间偏方和事实情况相背离的一个例子。母亲饮酒后，婴儿实际的吃奶量反而下降。出现这种情况的一个可能解释是，婴儿不喜欢母乳里增加母亲所饮用的酒精的味道和气味。但是这种说法和事实并不相符。实际上，恰恰相反——母亲经常饮酒的婴儿对被实验者加了酒精的乳汁表现出最大的偏好。因此，母亲饮酒后婴儿吃奶量减少的原因也许是饮酒后母亲的产奶量减少。但是，还需要有更多的研究，尤其是考察母乳喂养的婴儿在母亲近期饮酒或未饮酒的情况下有什么变化。也许经常饮酒的母亲所喂养的孩子要比不饮酒的母亲所喂养的孩子长大后对酒精表现出更大的偏好。

　　母乳喂养期间或之前的各种情况，不仅会对婴儿产生影响，也会对哺乳期的女性产生影响。例如，母乳喂养可以立刻对女性产生积极作用，对她们的孩子也是如此。在哺乳的母亲体内，同样会分泌类似镇静剂的特殊天然物质，帮助其减少压力和抑郁。

　　要想更好地理解母乳喂养对哺乳期女性的另外一个作用，首先要知道哺乳期的女性比孕妇需要更多的热量和营养物质：每天要比她们怀孕之前多765～980卡路里的热量。因此，哺乳期的女性应该并且确实要比非妊娠的女性消耗更多热量。除此之外，体内对消化起重要作用的化学物质，比如CCK，在哺乳期间也会发生变化，以确保哺乳期的女性吃得更多而且代谢正常。还记得前面说过，妊娠女性比非妊娠女性的代谢率更高。对哺乳期的女性来说，只有当她们进食的时候，代谢率才会相对较高，而在其他时间，她们的代谢率类似于生完孩子但不哺乳的女性，这是为了帮助哺乳期的女性避免能量被泌乳过程的热量需求消耗光。

　　很多女性把哺乳期看成是甩掉怀孕期间所累积的脂肪的好时候。体重超标的哺乳期女性进行节食并加强运动后，平均每周减重1磅，她们的孩子也能正常生长发育，因此哺乳期母亲减肥对婴儿并没有什么危害。而且，哺乳期的女性确实更容易减掉孕期堆积起来的臀部和腹部的赘肉，以及其他平常不易减掉脂肪的部位的赘肉。但是，哺乳期的女性在喂奶的时候似乎也会降低肌肉产生的热量并增加身体其他部位的能量储存，还容易犯困。这种困倦感和随之而来的活动水平降低，都有助于婴儿更好地存活，因为这些现象可以让母亲一直守在孩子身边。敏锐观察人类行为的莎士比亚，让克利奥帕特拉说出了上述的这些作用："难道你没看到我的孩子正在吃奶，吮得我都快睡着了？"所有的这些吸吮作用都减少了女性的能量使用，从而减少因产奶所带来的热量流失。这就可以解释为什么大多数生完孩子的女性——至少是生完第一胎的时候——无法减掉足够的体重从而回到孕前的身材。

"女人是众神的珍馐"：小结

吃喝与女性生殖的关系不可避免地交织在一起。饮食行为的诸多方面都是为了确保生下来的孩子健健康康，并且使他们的母亲可以继续健康地生育。也许和其他章节相比，本章更加清楚地阐明了饮食心理如何与我们的身体以及基因的存活紧密相关。要是不能正确地吃喝，我们就无法存活，更谈不上繁殖后代。因此自然选择过程造就了一系列的机制，以确保饮食行为能够符合受孕期、怀孕期及哺乳期的特殊营养需求。然而，自然选择并没有为现代社会的每一种不良的偶然行为提供解决方案。

在我们进化的环境中，咖啡因和酒精之类的有害物质并不普遍。此外，一些适应行为时至今日依然存在，比如妊娠期和哺乳期女性储存脂肪的行为，尽管它们在我们进化的环境中发挥了作用，但现在已经不再需要，尤其是在大部分人不再把获得充足食物作为头等大事的社会里。随着研究的深入，相信这些信息将会帮助父母和医生更好地保障母亲和孩子们的健康。

吸烟如何影响你的体重？

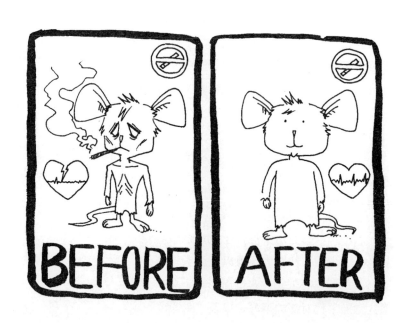

目前在美国有大约 18％的成年人吸烟——估计有 4 200
万人，而另外大约有 5 000 万人曾经是烟民。这些庞大的
数字真是个悲剧，因为吸烟与其他任何可预防的行为相比
都会造成更多的疾病和死亡。每年美国有将近 50 万人死于
吸烟。吸烟增加了各种疾病的风险，比如心脏病、呼吸道
疾病、中风以及癌症，不一而足。除此之外，吸烟造成原
本可以用在其他方面的数百万美元耗费在烟草业上，造成
工作时间的浪费和医疗保险费用的飙升。很多最终戒烟的人
在成功之前都要经过几次尝试，并且在尝试戒烟的这些人中
有很大一部分都经历了尼古丁成瘾的戒断反应。戒断症状包
括易怒、焦虑、注意力涣散以及食欲增加。妊娠期和哺乳期
接触尼古丁也会带来一些负面影响，包括（如果在妊娠期吸
烟）增加后代对盐的偏好，以及（如果在哺乳期吸烟）干扰
婴儿的睡眠。

　　既然吸烟有那么多可怕的后果，那么为什么人们还要吸
烟呢？为什么吸烟之后难以戒烟呢？关于这些问题，有很多
靠谱的答案，但是大部分超出了本书讨论的范畴。不过，其
中有一个答案和本书的主题息息相关：体重。

几项不同的研究表明，很多人认为吸烟有助于控制体重。举个例子，在一项研究中，大约有 10％ 的男性烟民和 5％ 的女性烟民因为相信吸烟能帮助他们减肥而开始吸烟。在另外一项研究中，47％ 的男性和 59％ 的女性一直吸烟的原因是害怕戒烟会让他们增加体重。实际上，一些研究中的实验参与者——大部分是女性——在戒烟之后重新开始吸烟，因为她们害怕停止吸烟的行为会导致她们体重增加。《今日心理》（*Psychology Today*）在 1997 年进行的一项调查发现，30％ 的人声称他们吸烟的目的是控制体重。最后，还有一项针对 9～14 岁年龄段儿童的研究发现，那些说自己想开始吸烟的儿童往往也更加在意他们的体重。

挪威女记者奥斯娜·赛厄斯塔（Asne Seierstad）的纪实作品《喀布尔书商》（*The Bookseller of Kabul*）里有这样一段话：

> 这次欲望占了上风，身材肥胖的比比·居尔（Bibi Gul）伸出一只手轻声说道："我可以抽一支吗？"房间里静默了一会儿。祖母开始抽烟了吗？"妈妈！"莱拉（Leila）哭喊着一把将香烟从她手里抢了过来。曼苏尔（Mansur）又给了她一根，莱拉离开房间以示抗议。比比·居尔吐了一口烟，坐在地上静静笑着，显出十分陶醉的样子，她甚至停止了前后摇晃，将香烟举得高高的，然后又深深地吸了一口。"我会尽量少抽一些。"她解释道。

肯定有很多人相信吸烟能够帮助减肥或是保持体重，停止吸烟会让体重增加。这些看法的准确性如何？

如果吸烟确实能够影响体重的话，那么这种影响是通过什么样的机制发挥作用的呢？只要我们了解了有关吸烟和体重的情况，我们就能制定一些策略，确保人们在决定是否吸烟时不用担心他/她的体重问题。

和前面的章节一样，要想在本章中回答进食行为方面的问题，往往就需要考虑以大鼠为对象的实验所得到的结果。以大鼠为研究对象做实验可以让研究者对实验的方方面面进行一定程度的控制，而这一点不可能在以人为研究对象的实验里实现。我将首先介绍有关体重以及开始或持续吸烟的研究，接着是关于体重和戒烟的研究。本章所有的评述仅仅针对吸烟草而言（有关吸大麻的信息请参见趣味事实 ♯14）

趣味事实 ♯14

吸大麻和吸烟在对食欲和进食的影响上存在很大差异。有人说吸大麻会让人特别想吃东西，这种说法基本上是正确的。理查德·W. 弗尔蒂（Richard W. Foltin）、玛丽安·W. 菲什曼（Marian W. Fischman）以及玛丽安娜·F. 伯恩（Maryanne F. Byrne）三位科学家为了检验这一效应，做了一项难度非常大的实验。在这项实验中，6 名男性（分成两组，每组三名）在实验室里待了 13 天。实验参与者和其他人没有任何直接接触，并且他们的进食行为被持续监控。这些实验参与者，每人每天吸四支大麻或者四支安慰剂香烟。实验结果发现，在吸大麻或吸安慰剂香烟两种情况下，每顿饭的数量并没有明显的差异，但是在吸大麻的那几天，实验参与者极大地增加了某类食物的摄入量（比如糖果之类的甜味固体零食），导致在此期间他们摄入的总热量增加高达 40％。毫不奇怪，实验参与者在吸大麻的那几天体重明显增加。因此，除了许多其他原因之外，要是你想控制体重，那就不要吸大麻！

你在吸烟时，你的代谢率会如何？

让我们从头开始说起。当人们开始或持续吸烟时体重会发生什么变化？为什么会发生这种变化？平均而言，开始吸烟后人们的体重确实会减轻，而且烟民的体重通常比非烟民轻（见图 14.1）。这一普遍现象的一个例外是黑人女性，无论她们是否吸烟，该人群中的肥胖率都相对较高。

大鼠在接触尼古丁之后所受的影响和人类很相似。心理学家尼尔·E. 格伦伯格（Neil E. Grunberg）及其同事凯瑟琳·A. 波普（Kathryn A. Popp）和苏珊·E. 温德斯（Suzan E. Winders）给大鼠喂研磨过的普通实验室饲料外加奥利奥饼干碎屑、薯片碎屑和水——这样的食物搭配可以确保大鼠大吃特吃。这些大鼠有时被注射尼古丁，而其他时间则被注射生理盐水（没有任何生理作用的盐水）。与注射生理盐水相比，大鼠在被注射尼古丁之后，吃奥利奥饼干的数量更少，体重也更轻。

所有的这些结果都表明，吸烟或者接触尼古丁本身就能抑制体重增加。那么问题就变成，是什么造成了对体重的抑制作用？接下来，我将提出三种解释并分别提供支持或反对每一种解释的证据。这三种解释是：吸烟对热量摄入总量的影响、对甜味食物摄入量的影响，以及对能量消耗的影响。

对于低体重和吸烟有关的第一个可能的解释是，吸烟可降低热量摄入的总量。

人们出现这一热量摄入量降低的现象也许反过来是由胃口的下降、用手方式的变化（用手拿着烟而不是食物）、用嘴方式的变化（把香烟而不是食物放到嘴里）等引起的。但你也许会想到，如果大鼠和人类一样，被注射了尼古丁后吃得更少、体重变轻，那么这就意味着手或口的活动变化无法解释吸烟对人们进食和体重的影响。大鼠接触尼古丁是通过针头，而不是通过吸烟，因此把与尼古丁有关的大鼠进食减少归咎于手或口的活动变化，是解释不通的。不过要记住，不管是大鼠还是人类，可以用来解释由于吸烟或接触尼古丁而产生的进食减少的机制不止一个。因此，即使手或口的活动变化不能解释在大鼠身上看到的效应，这一机制仍然可以在人类身上发挥作用。

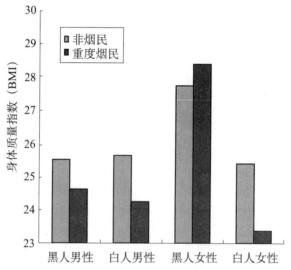

图 14.1　男性与女性、黑人与白人、非烟民与重度烟民的 BMI（身体质量指数）

来源：R. C. Klesges, M. DeBon, and A. Meyers. Obesity in African American Women: Epidemiology, Determinants, and Treatment Issues//J. K. Thompson, ed. Body Image, Eating Disorders and Obesity: An Integrative Guide for Assessment and Treatment. Washington, DC: American Psychological Association, 1996.

目前已经有一些研究在探索吸烟和食量之间的关系。其中一项研究由心理学家琼·B. 贝克维斯（Joan B. Beckwith）进行，实验对象是 766 名 20～30 岁的女性，结果发现，这些女性想吃东西的程度和她们的吸烟量并不存在显著相关。科学家肯尼斯·A. 珀金斯（Kenneth A. Perkins）及其同事进行的另一项实验也发现了一致的研究结果：男性烟民与女性烟民在禁烟一晚上之后接触到不同量的尼古丁，他们的饥饿感和进食量不存在差异。这些实验参与者中，一些人拿到的是没有点燃的香烟，一些人只吸了一支尼古丁含量很低的香烟，而其他人吸的是他们平常吸的香烟。这两个实验似乎表明，至少在人身上，食欲下降和摄入热量的减少并不能解释吸烟者为什么会有较轻的体重。然而，另外一项研究发现，接触尼古丁之后，食物通过人们胃肠道的速度会显著降低，你可能还记得第 2 章里提到过，这样的排空延迟和食欲的降低密切相关。

和胃肠道排空的实证证据一致，以大鼠为实验对象的研究表明，吸烟带来的较轻体重确实是由食物摄入总量下降引起。无论是被注射尼古丁的大鼠还是长期暴露于烟雾中的大鼠，均减少了摄入的食物量，甚至达到了抑制身体生长速度的程度。除此之外，接触烟雾或尼古丁会使这些大鼠的血糖水平升高，于是，它们的饥饿感可能更少，并且更不容易想吃东西。而且，近期以大鼠和小鼠为对象做的研究表明，尼古丁对食欲的影响是通过对下丘脑的特定影响发挥作用的。（你还记得下丘脑在食欲控制中的关键角色吧。）

让我们来看看烟民体重较轻的第二种解释。也许吸烟和接触尼古丁减少了一个人吃甜食的量。根据这一解释，当一个人开始抽烟时，其摄入的热量总数不变，但是这些热量中来自甜食的比例会减少。你应该还记得第 10 章里曾经提到过，一些研究者认为吃味道好的食物，比如甜食，会造成肥胖，因为甜味会使吃进去的东西更多地被储存为脂肪。

为了检验这一假设，心理学家尼尔·E. 格伦伯格（Neal E. Grunberg）和他的同事大卫·E. 摩尔斯（David E. Morse）抽取了相当庞大的样本：全美范围内所有人的行为。这些研究者调查了 1964—1976 年人均吸烟量是如何随着 41 种食物的人均摄入量变化而变化的。这些年来，人均吸烟量存在着很大的差异。结果显示，在人均吸烟量较大的年份里，人们摄入糖的数量会较少，反之则较多。但是，有一点很重要，需要予以注意。格伦伯格和摩尔斯的数据虽然很有参考价值，但他们考虑的只是吸烟量和糖摄入量这两个因素的相关关系（见图 14.2）。这就意味着，一个变量的变化不一定会导致另一个变量的变化，可能还存在第三个变量——比如饮酒量，它也许会使吸烟量和糖摄入量这两个变量同时发生变化。

从个体行为来看，我们发现数据更直接地支持了吸烟减少甜食摄入量这一假设。来自实验室的实验，包括本章之前提到的格伦伯格、波普和温德斯等人的实验都表明，当人们吸烟或大鼠接触尼古丁时，他们会少吃甜味食物但不会改变他

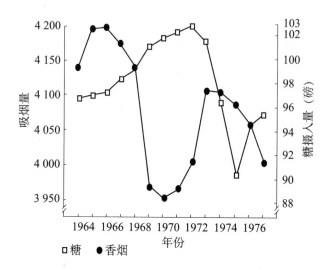

图 14.2　1964—1976 年人均吸烟量与人均糖摄入量的关系

来源：N. E. Grunberg and D. E. Morse. Cigarette Smoking and Food Consumption in the United States. Journal of Applied Social Psychology，1984（14）：310 - 317.

们吃其他食物的数量。

　　吸烟者在甜味食物摄入量上的减少，其中一个可能的解释是对甜味偏好的降低。我们知道当人们吸烟时，他们对某些气味的敏感度会降低，因此，或许他们对某些味道的敏感度也会降低，从而更偏爱那些较淡的味道。事实上，吸烟的女性要比不吸烟的女性更难觉察到低浓度糖水里的糖，而这就会造成吸烟者比不吸烟者摄入更少的甜味食物。

　　另外一个可能的解释来自吸烟者对不同品牌香烟的偏好。吸烟者评价某种品牌的香烟所带来的愉快或满足感与吸烟者所感知到的该品牌的甜度有着紧密的联系。也许正是因为他们对甜味的渴望已经为香烟本身所满足，他们才会吃更少的甜食。我不吸烟，所以我不明白为什么香烟会有甜味。不管怎样，据我所知，目前还没有研究探究过香烟是否有可能满足吸烟者对甜味的渴望。

　　最后我们来看看关于吸烟者体重较轻的第三种解释：也许吸烟能够通过提高代谢率来增加卡路里的消耗量。要是确实如此，并且如果吸烟者和非吸烟者吃得一样多——我们前面已经证明了这一点，那么吸烟者的体重就会比非吸烟者的轻。

　　确实有证据支持这一假设。举个例子，一项实验发现，吸烟者在吸烟的 24 小时内的代谢率要比不吸烟的 24 小时内的代谢率高 10%。但是，解读这个结果时存在一个棘手的问题——这项实验观察到的结果是吸烟者在吸烟时的代谢率高于不吸烟时的代谢率，但该实验的参与者往往是长期吸烟的人，我们不知道这些吸烟者在吸烟时的代谢率是否也高于他们开始吸烟之前的代谢率。有可能开始吸烟不会改变代谢率，而停止吸烟会降低代谢率。

总而言之，三种假设至少都得到了一些证据的支持。这三种假设分别是：吸烟者摄入的总热量更少、他们减少了食物中甜食的摄入量、他们的代谢率提高了。所有的这些假设都需要更多研究的进一步检验。

戒烟的延伸效应

很多人在停止吸烟后会出现发福的现象。一项研究测查了 5 000 多名非裔和欧裔美国男性及女性戒烟后的体重。平均而言，拥有欧洲血统的美国人增重 9.3 磅，而拥有非洲血统的美国人则增重 14.6 磅。坚持戒烟时间长的人比坚持戒烟时间短的人更容易增加体重。因此，成功戒烟通常伴随着一个让人头疼的结果：明显的增重。

不过，事情并没有看起来那么糟糕。首先，有可能戒烟后增加的体重不会超过一开始因为吸烟而减掉的体重或未增加的体重。其次，一个人在戒烟后体重是否会增加存在个体差异，有些人根本不会增加任何体重。通过探究戒烟后哪类人会增重而哪类人不会增重，以及在什么样的情况下会增加体重，我们有可能找到导致该现象发生的蛛丝马迹。更为重要的是，我们可以制定相应的策略，避免戒烟后体重增加。研究者们已经对戒烟引起的体重增加现象进行了调查，找到了与之相关的若干因素。

这些因素中有一些和我在本章前面部分讨论的内容紧密相关，即伴随着开始吸烟或持续吸烟出现的体重降低的那些原因。这些因素包括进食量（假设戒烟后会增加）、所吃食物中甜食的比例（假设戒烟后也会增加）以及代谢率（假设戒烟后会降低）。以上每一个假设都有相应的证据支持，这也让研究者得以更深入地探究，到底为什么这些因素会在戒烟后导致体重增加。例如，研究者分析，戒烟后进食量增加有可能是因为人们需要应对压力，因为好闻的气味（比如食物的香味）有助于降低吸烟的冲动，因为尼古丁戒断反应干扰了胰岛素水平，或是因为需要继续满足较高的口腹之欲。我父亲是个每天抽四包烟的老烟民，他在戒烟时选择了嘴里一直含着硬糖的方式，这对他的牙齿来说是个大问题，因为它们已经所剩无几了。至于戒烟后甜味偏好增加这一情况，也许是因为戒烟者试图为之前香烟所提供的甜味寻找一种替代物。而戒烟后代谢率下降可能是因为尼古丁对神经系统的某些部分所产生的作用，这就解释了为什么戒烟者使用尼古丁口香糖后体重增加较少，而且戒烟者如果参加较多的有氧运动就不容易增加体重。正如之前你在第 10 章里了解到的，运动可以提高代谢率。即便是对戒烟者来说，运动也是控制体重的有效策略。

还有一些研究工作探究了戒烟者戒除尼古丁和体重增加之间的关系。相较于中度或轻度吸烟者，重度吸烟者在戒烟后更容易增加体重。而且，当人们戒烟的时候，嚼尼古丁口香糖的次数越多，或者口香糖中尼古丁的含量越高，体重增加的可能性就越小。最后，当大鼠习惯了尼古丁注射而不是生理盐水注射后，它们吃的奥利奥明显要比其他大鼠更多，并且体重增加也会比较显著。因此，戒除尼古丁和体重增加这两者之间确实有比较明确的关系。但是，这些实验本身并不能告诉我们为什么戒除尼古丁会导致体重增加。其中可能的原因也许就像前面一段提到的，尼古丁的戒除影响了代谢率，但是同时也可能会影响食欲、饮食偏好和活动水平。

有一项研究就验证了以上一些说法的可能性。珍妮特·格罗斯（Janet Gross）、玛克辛·L.斯蒂泽（Maxine L. Stitzer）和贾内尔·马尔多纳多（Janelle Maldonado）三位科学家发现，在戒烟之后，嚼尼古丁口香糖的戒烟者比嚼安慰剂口香糖（实验参与者以为口香糖中含有尼古丁而实际上并没有）的戒烟者报告的饥饿感和食量的增加量都更小。

以大鼠和人类为研究对象的一系列实验表明，神经递质多巴胺在决定一个人戒烟后增重多少上发挥着重要作用（你曾在第 2 章里阅读过关于多巴胺的内容）。影响大脑中多巴胺浓度的某些特定基因也会影响戒烟后的增重情况。这些结果提供了一种新的可能，那就是有朝一日吸烟者可以获得为他们量身定制的个性化治疗方案，帮助他们在戒烟后控制体重。

遗憾的是，有关戒除尼古丁之后有哪些方式可能影响增重这方面的数据仍然相当有限。弄清楚使用尼古丁贴片是否可以产生与嚼尼古丁口香糖相同的效果，或者咀嚼口香糖的行为而不只是口香糖中的尼古丁能对降低尼古丁口香糖咀嚼者的食欲发挥一定的作用，这些都会是非常有趣的研究主题。你应该还记得第 10 章里曾经指出，嚼口香糖时的咀嚼动作有助于控制食欲。我们知道使用尼古丁口香糖和尼古丁贴片对减轻尼古丁戒断反应具有同等的效果，但是我们尚未弄清楚这两种尼古丁替代方法在对食欲和增重的影响上是否相似。

最后还有一个被认为会影响戒烟后体重增加的因素，就是戒烟者的个性因素。我们可以从一些研究文献中了解到，某些个性特质与戒烟后体重的增加量有关。研究表明，有重度抑郁病史的女性在戒烟后体重增加的可能性要大于没有重度抑郁病史的女性。而男性的情况恰恰相反，有抑郁病史的男性在戒烟后反而增重较少。除此之外，一旦节食失败就继续过量饮食的进食行为会变成一种被称为"去抑制"的行为，而有该行为的人也更容易在戒烟后增加较多的体重。上述这些研究非常耐人寻味，但究竟哪些个性特质与戒烟后的体重增加密切相关，还有大量的工作有待完成。

戒烟和增重之间的紧密关系启发心理学家邦妮·斯普林（Bonnie Spring）及其同事研发了针对戒烟和体重控制的综合治疗方法。他们的研究表明，这种综合治疗方法是无害的，甚至还有益于想要成功戒烟的烟民。此外，如果女性吸烟者特别关注戒烟后的体重增加问题，那么，如果她们能坚持戒烟和体重控制综合治疗中所要求的定期运动，她们在戒烟后也就不太容易产生负面情绪。

总而言之，一些人在停止吸烟后会出现体重增加的情况，而且其中有一部分人出现这种情况是因为吃了太多食物，尤其是甜食。然而，对另外一些人来说，戒烟后代谢率下降也会导致体重增加。目前还无法确定在戒烟之后产生的体重增加现象中尼古丁发挥着什么样的作用。表 14.1 整理并罗列了这部分讨论的具有科学研究依据的一些建议，帮助大家在戒烟后尽可能减少体重的增加量。未来的研究毋庸置疑会沿着这些主题继续探索。

表 14.1　　　　　　　　　减少戒烟后体重增加量的研究性建议

- 咀嚼尼古丁口香糖和/或使用尼古丁贴片。
- 如果你是女性并且曾经遭受抑郁症的困扰，那么在戒烟的时候最好确保抑郁症已得到良好的控制而不会卷土重来，也许可以采用认知行为疗法和抗抑郁药物相结合的方法。
- 最好不要在压力较大的时期戒烟。
- 定期进行有氧运动。
- 可以参考表 10.1 中罗列的部分或者全部的建议。

烟就抽到这里吧：小结

吸烟者吸烟时的体重比不吸烟时的体重轻，戒烟者面临着体重增加的风险，这些说法广为流行，而且确实符合实际情况。这些不幸的后果可能促使更多人开始养成这一危险的习惯，并且一旦开始吸烟就很难戒掉。尤其是，体重变化的时间和吸烟或不吸烟这一变化的时间相当接近，而与之相对的是，吸烟给身体带来的负面影响却常常滞后很多出现。因此，就像我们在本书里分析过的其他一些行为选择那样，戒烟后体重增加对健康产生的不良影响虽然远远小于继续吸烟对健康造成的最终危害，但有些人还是很难认清戒烟比吸烟好处多。药物有助于延缓或预防戒烟后的体重增加，同时也有助于防止戒烟者复吸。人们可能还有一种不正确的想法，即所有人在戒烟之后都会胖一大圈。然而，人们的各种特征决定了在体重增加的问题上存在个体差异，而且一些特定的行为比如咀嚼尼古丁口香糖和做有氧运动也可以有效防止体重增加。

研究者已经逐步了解了造成这一现象的各种复杂的因素，比如摄入食物的种类、代谢率和压力。最终，这些研究结果可以用来帮助吸烟者摆脱各种错误想法的困扰，即他们要想不增加体重就必须吸烟或重新开始吸烟。

最后，我应该强调的是，本章所介绍的大量研究是关于尼古丁本身的，而不是作为烟草成分之一的尼古丁。这就意味着，有关尼古丁的这一研究的应用范围，不限于传统的香烟、雪茄、烟斗以及咀嚼烟草，而是还包括尼古丁口香糖、尼古丁贴片以及电子香烟（外形像一根烟的电子设备，通过蒸气释放尼古丁而不产生任何烟草烟雾）。正如使用尼古丁贴片和尼古丁口香糖那样，有些人也会使用电子香烟来帮他们戒烟。但是，有些人把吸电子香烟作为一种不必吸入烟草烟雾就能继续获得尼古丁的方法。通过使用电子烟，你确实可以避免摄入香烟烟雾中的某些致癌物质，但是你仍然会接触具有成瘾作用的尼古丁，并受到它带来的所有影响，包括其对体重的影响。

我们不是仅靠面包活着

佳肴、啤酒和葡萄酒

我认为，怎么吃和怎么选食物是一种综合的行为，其中既包括了政治因素——在世界上相对于其他人你占据的位置，又包括了极强的私人因素——你自身运用大脑和感官的方式。两者共同作用，最终达到灵魂的满足。

——爱丽丝·沃特斯（Alice Waters，1994）

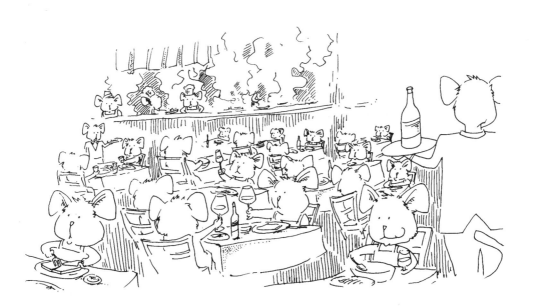

以上是爱丽丝·沃特斯的名言，她于 1971 年创办了伯克利市著名餐厅"潘尼斯之家"（Chez Panisse），并联合主厨朱莉娅·蔡尔德（Julia Child）在 20 世纪 60 年代早期推出一档电视节目，共同提升美国人民的烹饪水准，使之大大超越了二战后罐装蔬菜、炖肉、水果鸡尾酒和冷冻快餐之类的水平。如果你的年龄在 50 岁以上，那么你也许还记得，那时候相当富有冒险精神的就餐行为就是偶尔吃一次比萨或者中餐，而且沙拉里经常会放一些吉露果冻。

现如今，美国电视台有专门针对食物主题的整个电视网络，而且有无数美食节目在该网络和其他平台播出。成千上万的美国大厨和家庭私厨，用番茄、玉米和巧克力这些美国传统食品创造出具有全新风味和组合口感的菜肴。许多餐厅都提供有当地特色的菜品，以及美国本土酿造的葡萄酒和啤酒。

那么，是什么让美国菜肴如此"美国"？确切地说，是什么让各国菜肴成为"风味"？哪些因素造就了某种菜肴的独特风味？本章将为你一一解答这些疑问，同时也为你提供一些有关啤酒和葡萄酒品鉴的知识。前面章节涉及的有关人们如何选择以及为什么选择特定食品和饮料的研究将在本章得以汇总，从而帮助你理解人们最终是如何将食品和饮料以特定方式组合在一起享用的。在这里，你将会充分感受到那些以大鼠和人为对象的科学研究，是如何让你既能更充分地了解自己的吃喝，又能更好地大快朵颐。当你坐下来精心享用美食的时候，你将会发现你的基因、你的经验以及进化过程都在其中发挥着相应的作用。这一章会为你讲述爱情和战争，还有味觉欢愉中交织的爱恨情仇，借用朱莉娅·蔡尔德的一句话来说就是："祝你好胃口！"

大显身手：美食烹饪

我们对于是什么让一道菜成为风味美食的理解开始于伊丽莎白·罗津——一位食谱作家和烹饪历史学家。当我还在念研究生的时候，哈佛大学的一位老师就向我推荐了罗津的第一本食谱专著：《风味之原理食谱》（*The Flavor-Principle Cookbook*）。这本书首次出版于 1973 年，但现在已经绝版，当时的发行量并不大。书中的内容被当时的心理学家们奉若经典。这本书也迅速成为我最爱的烹饪书，因为里面不仅包含了有趣迷人又简单易上手的各国风味菜谱，还解释了烹饪背后的一些心理学原理，这些原理我以前从来没有认真思考过，这本书真是引人入胜。举个简单的例子，这本书上说，做出一个中式的汉堡包在理论上是可行的。对于一个初出茅庐、热爱吃喝同时又对很多东西存在厌恶的实验心理学工作者来说，运用科学分析在食物世界里探索不失为一个安全的办法。

在这本精彩的著作中，罗津向我们阐明了美食烹饪的基本要素。这些要素包括使用的食材、处理这些食材所运用的技巧、加入食物中的各种调味料，以及选择食物或准备食物过程中的各种文化禁忌。把所有这些要素都放到一起，瞧，一道风味美食就诞生了！尽管除了人类之外其他动物的行为也表现出一定的烹饪要素，比如第 1 章里提到的猴子给甘薯加盐，但是具备上述所有特征的真正烹饪还是人类独一无二的专属行为。在这一章，你首先会了解到烹饪各要素的方方面面，然后是各种风味美食的例子，以及两种最著名也是最受喜爱的味道——辣椒和巧克力，最后是两个文化禁忌的例子——圣牛和食人。

烹饪的基本构成要素

烹饪的要素可以从你周围的食物谈起。某种食物只有在你周围出现的时候，才会成为你烹饪美食的一部分。然而，当人们搬到新的地方居住时，会把原来的食物一同带过去，或者把食物从其他地方带到那里，于是这些特定的食物和风味美食的性质都会改变。

尽管许多人对哥伦布发现新大陆是否具有积极的历史意义这一点争论不休，但没有人会质疑由此带来的世界上多种风味美食的巨大变化。你可能没有意识到番茄、辣椒和巧克力都源自美洲大陆，直到1492年之后很长一段时间才逐渐融入美洲以外的风味中。试想一下没有番茄的意大利菜、不放辣椒的川菜以及不用巧克力的瑞士甜品会如何。但实际上，这些食材只是在最近的几百年才成为这些风味美食中不可或缺的一部分。

不过，并不是所有能获得的食物都会成为某种特定风味的组成部分。其中最有力的决定因素是，这种食物能否在视觉、嗅觉和味觉的搭配上产生浑然天成的愉悦感。正如你在前面的章节中了解到的，人们会觉得某些味道比另外一些味道更让人有愉悦感。最受偏爱的几种味道包括甜味和咸味，以及与高热量有关的味道。因此，人们会喜欢那些富含脂肪的食物。（参见趣味事实＃15）当心理学家卢娜·阿卜杜拉（Luna Abdallah）及其同事让102名体重正常的男性对39种脂肪和糖分含量不同的饼干和蛋糕进行打分时，脂肪和糖分含量最高的那些得分最高（该结果令人大吃一惊）。

趣味事实＃15

既然你对食物偏好已经有所了解，那就不难猜出有些名厨透露的他们做菜的秘方是什么——猜对了，是脂肪。餐厅的顾客会纳闷为什么餐厅里的食物要比家里做的味道好得多，这可能是因为餐厅里的用油量要比家里多得多。纽约一家著名餐厅的菜单上有一道菜叫"煮大比目鱼配瑞士甜菜"，听起来热量似乎很低。但餐厅里煮大比目鱼的方法是把它浸泡在一夸脱的热鹅脂里长达13分钟。所以当爱吃鱼的食客们点了这道菜，并且感觉吃得很健康时，可要小心了！你吃进去的脂肪要比我吃嫩牛里脊所摄入的脂肪更多。

还有一些情况是，人们会慢慢学会喜欢那种一开始让人厌恶的食物，比如辣椒和咖啡，最后这些食物也变成风味美食的一部分。我会在后面的小节里讨论辣椒的例子，谈谈这一切是如何发生的。之前你已经了解到，将咖啡和糖、奶或咖啡因关联起来会使人们逐渐喜欢上这种一开始厌恶的饮料。

一种食物能否成为一道风味美食的组成部分还取决于人们消化或代谢这种食物的能力。比如，我们在讨论食物偏好中的遗传因素时曾提到过，很多成年人有乳糖不耐受的问题。要是一个文化群体中的大多数人都有乳糖不耐受症，那么牛奶就不太可能成为当地风味的一部分。另外一个例子是，虽然蚕豆对某些人来说是有毒的，但它可以提高对疟疾的抵抗力。因此，对于某些人群（地中海区域的各类人群）而言，疟疾要比蚕豆毒性造成的危害更大，蚕豆因而应该会成为该人群日常烹饪的一部分，事实也确实如此。

某个群体的人们所掌握的烹饪技巧，包括准备食物的技巧，也是决定这一群体的风味美食的重要因素。在发酵现象被发现以前，没有任何风味会包含酒精类饮料。食物烹饪的出现，以及冰箱的发明，都充分展现了技术的发展对人们吃什么造成的巨大影响。

实际上，这一发展所带来的影响远比改变人们吃什么更为深远。哈佛人类学家理查德·兰厄姆（Richard Wrangham）认为，当我们的祖先在大约 200 万年之前开始烹饪食物时，这一举动使他们能从食物中获得更多的能量，这反过来又使我们相对巨大的大脑得以进化，从而让我们能够表现出所有这些特有的人类行为。但是，这只是一种假说，并且目前还存在争议。并不是所有的研究者都认为我们祖先的烹饪方式和我们硕大的大脑存在这样的关系。

最近几十年，厨师、化学家和工程师之间的界限变得越来越模糊，美食爱好者运用科学手段帮助他们创造美味、创新菜肴，把烹饪推到了新的高度。现在有一个全新的领域称为分子美食（molecular gastronomy），致力于探究烹饪过程中发生的化学反应及其应用。哈佛大学甚至还开设了一门通识教育课叫"科学与烹饪：从高级烹饪到软物质科学"（Science and Cooking：From Haute Cuisine to Soft Matter Science），授课教师来自哈佛工程与应用科学学院，同时每周邀请大厨们来做讲座，涵盖的主题包括球化技术（spherification）[①] 等一系列问题。我本人就是这种科学知识的受益者。用琼脂和在美国自然历史博物馆买到的名为"烹饪进化"（Cuisine R-Evolution）工具箱里的一根滴管，我做了香醋"珍珠"，它看起来很像巨型鱼子酱，搭配新鲜蔬菜相当美味。

决定某种风味美食成分的另一个重要因素是该菜肴能提供的营养价值。在历

---

① 译注：这是一种将液体塑形成球体的烹饪方法。

史长河中最终存活下来的文明，显然具备获取和消耗营养均衡的食物的能力。有很多不同的方法可以达到这一目的，其中一种方法是把不同的食物组合到一起吃。在美国东北部，营养较为充分的典型一餐通常包括一块鸡肉、沙拉和一份烤土豆。但是在墨西哥，营养充分的一餐则包括玉米饼、豆类和番茄。确保菜肴营养充分的另外一种方式是对食物采取特殊的处理方法。美洲的印第安人发明了用碱溶液来处理玉米的方法，显著提升了玉米的营养价值。

还有一个影响食物能否成为风味美食组成部分的因素和成本有关。这里我并不是仅指食物的价格，食物的价格当然很重要，但还包括准备某种食物所耗费的精力。假设有 10 个人过着勉强糊口的生活，必须长途跋涉 50 英里穿越沙漠才能找到一些谷物，然后回来花上好几天时间用这些谷物做出一块面包，那么面包绝对不会成为这群人日常饮食的一部分。

其他人的食物偏好和做法——我们称之为"饮食文化信念"，同样会影响到某种风味美食，这一点我们在讨论环境对食物偏好的影响时已经提到过。其实里面包含的内容很简单，比如人们早餐和晚餐都喜欢吃些什么，北美人偏爱的"早餐"食物有炒鸡蛋而"晚餐"食物有绿色的豆类，他们认为这些食物适合在这些用餐时间吃。甚至哪些东西可以被看作是食物，也是文化信念所涉及的内容。

再比如，犹太教的饮食教规代代相传，决定了犹太人吃犹太食品的习俗。这一饮食教规的文化传统十分强大，甚至会影响到他们食用某些实际上是洁净的但看起来不符合犹太教规的食物。前面你也已了解到，有些食物本身没有任何问题，但看起来像是禁忌食物，人们在吃这样的食物时会有心理障碍。1985 年，我妹妹嫁给了一个正统派拉比的儿子。当时家里没有多少钱来操办婚礼，于是婚宴上的所有食物都由她和我两个人负责准备。遵守饮食教规的犹太人，比如我妹妹的准公公，不会在一顿饭中同时吃肉和乳制品，因此饭菜里要么只有肉要么只有乳制品，两者只能选其一。我们在婚宴上选择了乳制品，其中包含了一道菜：蘑菇馅饼。这道菜的外表看起来和普通的肉酱馅饼没什么两样，但它完全是用蔬菜和乳制品做成的。我永远都忘不了妹妹的准公公在看到这道菜时的眼神，他满怀疑虑地问道："这是什么？"我们回答："蘑菇馅饼。"经过反复劝说，他终于吃了下去，但是显得不太高兴。

关于哪些食物适合吃，哪些食物不适合吃的文化信念，可能还有助于确保人们摄入对他们有益的食物，但也不尽如此。在肯尼亚，按照传统的说法，姆比雷族（Mbeere）禁止怀孕的妇女食用汤药之类的苦味物质，这种做法就像在第 13 章里介绍的，可能有利于保护这些妇女腹中的胎儿。但是，在肯尼亚西部地区，有一些民族禁止妇女吃鸡蛋，即便鸡蛋这种食物在当地很常见。这么做也许在当时看来有一些健康方面的益处，但现在并不清楚这到底有什么好处。同样，犹太人只吃某些食物或食物组合的这种洁食做法，在古代也许对健康有好处，但现在可能和健康并没有什么关系了。

食物文化信念影响一种风味美食的最佳例证来自人们从一种文化迁徙到另一种文化的时候。对于移民来说，找到他们喜欢的食物是非常具有挑战性的一件事情，他们可能会觉得自己要被迫去吃全新文化里的食物，从而表明他们也是新文化的一部分。只要看看各种风味是如何传播或消亡的，我们就能发现哪种文化占了统治地位。正如 19 世纪末的法国著名美食家安泰尔姆·布理勒特-萨瓦林（Anthelme Brillat-Savarin）所说的："告诉我你吃什么，我就能知道你是什么样的人。"

我想讨论的最后一个影响食物风味的因素是恐新症（neophobia）——对全新食物表现出的恐惧，这一概念在我们讨论经验对食物偏好的作用时就曾提到过。这种对新食物的恐惧心理会造成一种现象，即大多数的风味美食都会围绕着若干种风味原则（flavor principles）或者调味特征来演变。菜肴的风味原则隶属于某种特定的传统，使得特定的食物是熟悉和安全的。人们把这些调味特征应用到某一种特色风味的很多菜肴中。拿汉堡包来举个例子，它不属于亚洲菜系，但我们可以在里面加入酱油、米酒和生姜，最后就做出了一个吃起来很"中国风"的汉堡包。吃惯了中国菜的人应该更有可能尝试这种加入了各种中式调料的汉堡包。对于熟悉的食物的偏好还会使各种风味美食中留存着人们童年的味道，这会让远在他乡的游子对家乡菜无比思念。

90 年代初，我在日本待了三个星期。在那段时间里，我深深感受到了对熟悉食物的内心渴望。还记得吗？我这个人感觉寻求的特质比较少，而且我不吃鱼。日本菜所使用的原料和烹饪方式对美国人而言完全陌生，并且日本菜通常含有鱼肉或鱼露。结果可想而知，我在日本的那段时间找不到任何想吃的东西，所有的东西看起来都是怪怪的或是难以下咽，我从来就没吃饱过。即便是在标榜为西式餐厅的地方，像巧克力蛋糕之类的甜点，在口感上也太清淡，完全不解馋（有可能是脂肪含量过低）。万般无奈之下，有一天晚上我说服老公去丹尼餐厅

(Denny's) 吃饭，要知道在美国我们从来不去这家餐厅。我照着菜单点了一份汉堡包，但端上来的是一块绞肉饼，和美国汉堡里肉饼的味道完全不一样，没有面包，而且肉饼还被浸泡在卤汁里。即便是在这么失望的情况下，我还是认为应该没什么问题，于是点了一份香草冰激凌作为餐后甜点，端上来的冰激凌上撒满了研磨过的冻玉米麦片，我硬着头皮把它吃掉了，味道非常奇怪。真是绝望透顶，我带着 5 岁的儿子坐了很长时间的公交车去逛东京的迪士尼乐园，想着在那儿总能找到合口味的食物了吧。四处闲逛的时候，我们看到了比萨店的招牌。欣喜若狂的我到了店门口才发现，它只提供两种馅料的比萨——菠萝和鲜虾。鲜虾肯定不在我的考虑范围，但是那时我从来没听说过比萨上面还能放水果，于是我们只好饿着肚子离开了那家店。出去旅行那么多次，日本之行是唯一一次让我体重下降的。回国之后，我忍不住狂吃高脂肪高糖分的美国食物，很快我就把减掉的体重吃回来了。

为了进一步探究风味原则，科学家们开始采用新的技术来确认风味原则是如何在一顿饭里相互作用的。其中一种方法是，对数以百计的烹饪原料中存在的风味化合物进行检查，以确定不同原料有多少重合的成分。结果发现，不同于亚洲菜系，西式菜系中，一餐饭所用的原料里有很多共同的风味化合物。另外一种方法是，检验经过配对的涩味食品和高脂食品，看这两者是如何互补的。交替品尝一种涩味食品和一种高脂食品，能够使前一种味道变得不那么涩，同时也让后者的味道变得不那么油腻。难怪在很多烹饪方法里会将涩味的元素（比如葡萄酒）和高脂的元素（比如红肉）搭配在一起。

吃得有模有样：一些风味美食和风味原则

伊丽莎白·罗津在其著作中提供了一份很详尽的列表，上面罗列了各地不同风味美食所秉承的风味原则。表 15.1 展示了一些风味原则的例子，都是罗津认为在鉴别各种民族风味美食过程中最为重要的因素。有一点需要注意，在地理位置上接近的文化，往往在风味原则上有一些重叠。比方说，酱油在日本菜、中国菜和韩国菜里比较常见，而橄榄油则在地中海沿岸的一些菜式里比较常见。风味美食还会受到移民群体的影响。南非的开普马来风味美食就受到了移居到当地的荷兰、法国、印度和印尼移民以及本土风味的影响；越南菜也是中国、法国、印度、泰国、老挝和柬埔寨风味的混合体。

表 15.1   各式风味美食中的风味原则

风味美食	风味原则
中国	酱油、米酒和生姜：
北京	＋面酱和/或芝麻
四川	＋甜、酸、辣
广东	＋黑豆、大蒜
日本	酱油、清酒和糖
韩国	酱油、红糖、芝麻和辣椒
印度	咖喱：
印度北部	孜然、姜、大蒜＋其他
印度南部	芥菜籽、椰子、罗望子、辣椒＋其他
中亚	肉桂、水果、坚果
中东	柠檬、欧芹
西非	番茄、花生、辣椒
东北非	大蒜、孜然、薄荷
摩洛哥	孜然、芫荽、肉桂、姜＋洋葱和/或番茄和/或水果
希腊	橄榄油、柠檬、牛至
意大利南部和法国南部	橄榄油、大蒜、欧芹和/或凤尾鱼
意大利、法国	橄榄油、大蒜、罗勒
普罗旺斯	橄榄油、百里香、迷迭香、墨角兰、鼠尾草
西班牙	橄榄油、洋葱、胡椒、番茄
北欧和东欧	酸奶油、莳萝或红辣椒或甜胡椒或葛缕子
诺曼底	苹果、苹果酒、苹果白兰地
意大利北部	酒醋、大蒜
墨西哥	番茄、辣椒

来源：E. Rozin. Ethnic Cuisine：The Flavor Principle Cookbook. Brattleboro，VT：The Stephen Greene Press，1983.

　　如果要举一个具体的实例来说明某种风味美食所受的影响，那么我想谈谈卡真料理（Cajun Cuisine）①，这是一种非常有意思的菜肴。卡真人（Cajuns）是居住在美国路易斯安那州某地的一群人，那地方离新奥尔良不远。"卡真"这个词来源于"阿卡迪亚人"（Acadian），因为他们最早居住在加拿大境内说法语的新斯科舍省（即阿卡迪亚）。在 18 世纪，他们在英国士兵的胁迫下被运送到路易斯安那州。他们到达的那个区域还住着其他人，包括法国人、印第安人，以及被带到那里做

_____

①　译注：也有人翻译为肯琼料理。

奴隶的非洲黑人。

卡真人的新居住地叫牛轭湖，在墨西哥湾附近，那里到处布满了沼泽、湖泊和岛屿。因此海产品非常丰富，尤其是牡蛎、鳌虾（一种个头较大的小龙虾），还有螃蟹。那个地方很适合种植辣椒。有一种叫秋葵的食物很受当地非洲人的欢迎，而印第安人则很喜欢把黄樟叶制成的粉末当作调料。

该地区不同种族的居民都有一套自己的烹饪方法。卡真人和法国人都会做乳酪面糊（roux），这是一种由融化的黄油和面粉混合而成的糊糊，用来调酱汁。非洲人则会用一口大铁锅慢火煨煮食物。

所有这些食材原料和烹饪技法结合在一起，就形成了如今非常有名的一道卡真风味美食，叫作秋葵汤（gumbo）。这道菜要比任何其他菜更能代表卡真料理，因为它充分展现了卡真料理中尤为独特的多文化交融。卡真菜与邻近新奥尔良的克里奥尔菜（Creole cuisine）很不一样；克里奥尔菜和法国菜几乎完全相同，唯一的区别是它采用的是当地的原料，而不是传统法国配料。

在各种风味原则当中，最令人费解和最为有趣的恐怕就是辣椒，以及辣椒中引起烧灼感和疼痛感的成分——辣椒素。大部分人一开始吃辣椒的时候会觉得不舒服。辣椒在嘴里产生的物理效应和被火烧的感觉很相似——有疼痛感和灼烧感。因此，辣椒会被研磨成粉末出售给远足者和滑雪者，供他们在寒冷的天气里抹在脚上作保暖之用。除此之外，辣椒还被涂在围栏上防止大象糟蹋庄稼，被做成喷雾剂阻止歹徒和灰熊的袭击，而且，在阿帕拉契亚地区，20世纪早期的墙纸胶成分之一就是辣椒，它可以避免老鼠啃咬墙纸。然而，在新大陆种植了6 000多年的植物，如今正以惊人的方式在全球范围广泛种植和食用。辣椒已经成为墨西哥菜、中国川菜和匈牙利菜等多种菜系中不可或缺的一部分。甚至在新墨西哥州立大学还有一家辣椒研究所，专门致力于传播和保存有关辣椒的信息。该研究所的官方网站可以告诉你不同种类辣椒的辣度［最辣的是千里达莫鲁加毒蝎椒（Trinidad Moruga Scorpion）］。辣椒似乎是这样一种本来不受欢迎的食物，但通过研究人们是如何喜欢上它的，我们也许可以对风味原则发挥作用的方式略知一二。

首先让我们看看喜欢吃辣椒和不喜欢吃辣椒的人。大鼠接触辣椒后不会去吃它，但如果和其他吃过辣椒的大鼠相接触，它们就会逐渐喜欢上吃辣椒。与此类似，通过与人类接触而尝到辣椒的黑猩猩也能对此产生偏好。然而，我们人类是唯一经常吃辣椒的杂食动物，对辣椒的偏好是现实生活中人类和其他动物在食物偏好上为数不多的区别之一。但需要注意的是，人们在喜爱辣椒的程度上存在明显的个体差异，有些人嗜好大量辣椒，而另外一些人则一点也不碰。

现在让我们来想一想，为什么有些人会对辣椒产生偏好，而有些人不会。首先，不同的人在吃辣椒之后的痛觉感受程度存在基因上的差异，痛感较轻的人自然更偏爱辣椒。科学家已经培育出了一些转基因小鼠，它们缺少能够探测到辣椒灼烧感的感受细胞。这些小鼠——有些人也许也是一样——喜欢吃大量辣椒，因为基因的缘故，它们感受不到辣椒的灼烧感。相反，PTC/PROP（苯硫脲和6-N-丙硫氧嘧啶）超级味觉敏感者，其异常敏感的味觉特征是以基因为基础的（具体内容详见第 4 章），他们感受到的辣椒的灼烧感要比一般人更强烈，也许是因为他们口腔里专门负责探测痛觉的细胞数量更多。正是由于 PTC/PROP 超级味觉敏感者能感受到更强的灼烧感，因而他们对辣椒的偏好程度就会比一般人低。

然而，即便遗传因素确实在一定程度上影响了人们对辣椒的偏好，但要是孩子在第一次吃辣椒的时候就对此产生偏好，这仍然是一件很奇怪的事情。只有在接触辣椒若干次之后，人们对辣椒的偏好才会增加，这一现象在很多成年人身上都能看到。因此说，除了我们的基因之外，我们的经验也会影响我们对辣椒的喜爱。

一开始，人们可能会迫于环境的压力而去尝试辣椒的味道。后来，喜爱辣椒的原因就会发生变化：可能是由于辣椒含有大量的维生素 A 和维生素 C；也可能是因为辣椒会促进唾液分泌和胃肠蠕动，有助于淀粉类食物的消化；又或者是因为辣椒为饭菜增加更多风味。还有其他更多的解释，包括辣椒能掩盖腐坏食物的气味和味道，也能让人发汗，降低体温，因此适合炎热的气候。但是，到目前为止，我们还没有找到足够的直接证据来支持以上这些可能的解释。另外一种可能性是，吃完辣椒后带来的痛感其实是一种享受，因为它虽然看起来危险，但实际上是安全的——这是感觉寻求特质的具体表现。还有证据表明，虽然在一顿饭里反复吃辣会急剧增加灼烧感，但如果是在一连好几天的几顿饭里反复吃辣，则反而会使灼烧感明显降低，这也从另外一个角度说明了经验可以增加人们对辣椒的偏好。但是，有人提出了不同的看法，认为每天食用辣椒导致的辣椒灼烧感降低微乎其微，不能解释随之增加的辣椒偏好。还有一种可能的解释是，第一次尝试辣椒所带来的消极生理反应——痛感——可能会通过经验的逐渐积累而被一种截然相反的、积极愉悦的生理反应抵消，甚至是完全取代。该假说获得了实验室研究的一些支持，这些实验结果也能用来解释另外一种最初被大家厌恶但后来广受欢迎的物质——咖啡。

目前有证据证实了大家长期以来的一种猜测，即辣椒能杀死食物中的细菌，因此在食物更加容易腐坏变质的炎热气候中，辣椒尤其能发挥作用。科学家保罗·W. 谢尔曼（Paul W. Sherman）及其同事发现，辣椒抑制食物中细菌生长的效率可以高达80％，并且气候炎热地区的烹饪书籍中会更多介绍以辣椒为原料的食谱。尽管这些研究结果非常新奇有趣，但它们仍然无法解释为什么寒冷地区的人们往往也爱吃辣椒。由此可见，不同的人会通过不同的方式喜欢上吃辣椒。

爱吃辣椒的行为还可以用另外一个原因来解释，这和本书内容息息相关。最新的研究证据显示，如果一顿饭里含有辣椒素（capsaicin），那么人们往往吃得更少并且饱腹感更强。除此之外，人们吃辣椒的时候会摄入更多的碳水化合物和更少的脂肪。因此，食用辣椒被认为是体重管理策略中切实有效的组成部分。

另外一种我想谈的是巧克力，巧克力的魅力一点也不逊色于辣椒。巧克力和辣椒一样风靡全球，但也和辣椒一样来自新大陆，直到最近几百年才为世界上的大多数人所熟知。实际上，直到巧克力传入欧洲之后，才混合了糖和牛奶，制成我们如今最为熟悉的巧克力类型：牛奶巧克力。而在此之前的至少2 500年间，中美洲（Mesoamerican）的一些社群都是采用各种各样未添加糖的形式来使用巧克力的。如今，巧克力和辣椒一样都是大买卖，全球销售额每年高达900亿美元。

不过巧克力和辣椒的相似之处也就到此为止了。和辣椒不同的是，人们在第一次品尝巧克力的时候并不会觉得厌恶。即便有一些人在吃完巧克力的24小时后会产生偏头痛，但绝大多数人对巧克力是"一见钟情"，而且百吃不厌。研究发现，巧克力是人们最常提到的渴望食品之一。比如，将近50％的美国女性对它有强烈的渴望。一项针对巧克力成瘾者的调查显示，92％的被调查者是女性，这些人平均每周要吃12条2盎司的巧克力棒。

对巧克力的热爱随处可见，前几年我去过费城的一家餐厅，墙上写着这样一句格言："把爱情抛到脑后，我宁愿坠入巧克力的温柔乡。"当我几年前在德国旅游的时候，为坐落于科隆的伊姆霍夫巧克力博物馆（Imhoff Chocolate Museum）所吸引，我驻足良久。这家博物馆涵盖了你想知道的有关巧克力的一切，从可可树的种子如何被加工成巧克力，一直到各种艺术作品中展现的巧克力形象——哦，对了，那里还可以免费试吃各种巧克力。我最喜欢的是在一大盆液体巧克力里蘸过的糖粉华夫饼干。喜欢这家博物馆的远不止我一个人，博物馆里人山人海，挤满了男女老少各色人等。对巧克力的痴迷甚至在网络上也随处可见。表 15.2 罗列了和巧克力有关的一些"规范"，内容来自莎拉·瓦莱特（Sarah Wahlert）发给我的一封电子邮件，她的父亲约翰·瓦莱特（John Wahlert）是曾经和我共事过的一位生物学教授，这个人对巧克力的狂热到了只要给他巧克力，他就能为你赴汤蹈火的程度。

表 15.2　　　　　　　　　　　　巧克力"规范"

1	把"吃巧克力"列为今天你要做的头等大事。这样的话，至少你能确保做成一件事。
2	如果你手上沾满了已经融化的巧克力，则说明你吃得太慢啦。
3	巧克力里包裹的葡萄干、樱桃干、柑橘片和草莓干，都可以算成水果，所以你可以想吃多少就吃多少！
4	问题：在车内温度很高的情况下，如何将 2 磅巧克力从商店带回家？ 解决方案：在停车场把它吃掉。
5	节食小窍门：每顿饭之前吃一块巧克力，它会让你对其他东西失去胃口，于是你的食量就会下降。
6	巧克力中含有很多防腐剂，而防腐剂可以让你永葆青春。
7	提问：为什么没有类似"戒巧克力匿名互助会"那样的组织存在？ 回答：因为没有人想戒掉。
8	一盒精美的巧克力能够为你提供一整天所需的全部卡路里，一步到位……够简单快捷吧？
9	吃不完的巧克力可以放进冰箱冷藏，但是巧克力居然没有被你全部吃完，你到底有什么毛病？

在过去的十几年里，心理学领域和巧克力有关的研究出现了爆炸式的增长，单单是在《食欲》杂志上，就发表了二十几篇与之相关的文章。这方面的研究介绍了巧克力如何影响我们的行为，是哪些因素导致人们对巧克力产生那种不可思议的喜好，以及如何改变这种喜好。我们现在知道巧克力中含有大量能够有效预防心血管疾病和其他疾病的化学物质。此外，最近的实验表明，食用巧克力可以改善情绪状态。巧克力还能帮助老年人提高认知功能，包括那些有轻度认知障碍的患者。不过这些效果是在我们的祖先为了获得药用好处而食用巧克力之后，经历了很长时间才最终得到印证的。但是，我们对巧克力的热爱也确实受到了一些因素的影响。其中之一就是我们吃的巧克力里通常都含有糖，于是激活了我们对甜味的天生偏爱，唤起了尤为强烈的感官愉悦感。另外一个原因是巧克力中含有大量脂肪。你可能还记得我们在讨论经验对食物偏好的影响时曾经提到过，人们逐渐习得了对高热量食物的偏好，而每盎司的脂肪要比同等重量的碳水化合物或

蛋白质的热量都高。1盎司牛奶巧克力含有大约150千卡的热量和人体所需的各种营养素，包括钙、钾、镁、维生素 A 以及维生素 B。巧克力还含有咖啡因，本身就有与众不同的风味。每盎司纯味巧克力所含的咖啡因相当于1杯茶中咖啡因含量的三分之一。正如第8章所述，巧克力是一种兴奋剂。因此大量食用巧克力的一些人会因为这种刺激效应而获得满足感，就像大鼠那样。除此之外，巧克力的口感细腻顺滑、令人愉悦，并且入口即化，所有这一切都为巧克力增添了无穷的魅力。

接下来我们说一说和爱情有关的话题。（在本章开篇我就说过会涉及爱情和战争主题，我们先谈爱情，再谈战争。）巧克力在传入欧洲不久，就被追捧为一种"催情药"。不管是 2001 电影（2001film）还是原创小说《浓情巧克力》，都将巧克力与爱情联系在一起。当然，巧克力和情人节之间的关系也是众所周知的。所有的这一切，如果仅仅用巧合来解释是否过于牵强？为什么自古以来人们总是把巧克力与爱情和性联系在一起？其中一个原因可能和巧克力对大脑的化学作用有关。但是，到目前为止，还没有科学证据证明这一联系。

巧克力对人体还会产生其他让人感到愉悦或满足的化学效应。比如，有研究显示，巧克力中的某些化学物质对大脑的作用相当于大麻。此外，有些科学家认为，对巧克力有强烈渴求的人通常要比其他人的抑郁程度更重，而这样的人在吃了巧克力之后会觉得抑郁情绪有所缓解。这些说法也获得了一些支持，比如有证据表明，某种类型的抗抑郁药物也能消除对巧克力的渴求，而且巧克力含有较多的色氨酸（即血清素的前体，参见图 8.1）——你应该还记得低水平的血清素和抑郁相关。

对巧克力的渴求会带来一些负面的效应：除了会造成过度摄入巧克力和随之而来的后果之外，显然还会分散人们的注意力，从而影响某些类型的记忆能力。因此，很多人试图找出降低对巧克力渴求的最佳方法。其策略包括训练去认同（disidentification）技术（"把自我和渴求的想法分离开的能力"，这是正念技巧的其中一个例子）和快步走，这些方法都很有用。

在很多研究者对巧克力感兴趣之前，我就很幸运地认识了少数几位在此领域颇有积累的研究者。你也许还记得在前面的章节里我曾经提到过加入了一个非正式的美食小组。我们每月聚会一次，探讨各种和食物有关的话题，每次都有一个主题，我永远都忘不了以巧克力为主题的那一次。那次刚好在复活节前夕，我们相聚在纽约大学教授芭芭拉·基尔申布拉特-金布莱特位于纽约的公寓里，她从皇后区的一家糖果店给我们买了手工制作的巨型巧克力兔子和其他巧克力制品。我们那天以巧克力为午餐，下午听了关于巧克力的讲座，晚上又到一家餐厅品尝了名为"致命巧克力"的甜点。我们讨论的话题包括，你在吃巧克力兔子的时候会先吃哪个部分及其原因，人工合成巧克力风味的难度有多大，以及巧克力与性行为之间的关系等等。这简直是天堂一般的日子啊！

勿食：饮食禁忌的例子——圣牛、食人和素食主义

在这个部分，我将对广受关注的三种饮食文化禁忌展开讨论：印度的圣牛、食人以及素食主义。在这三个例子中你会发现，原本可以成为桌上菜肴的一种唾手可得的食物，由于文化的原因而不能食用。在所有的这些例子里，前面章节曾经讨论过的研究证据都可以帮助我们更好地理解这些文化禁忌现象及其背后的原因。

在印度，信奉印度教的教徒是禁止吃牛肉的，因为牛在他们看来是神圣的动物。印度教朝圣者甚至还会用他们的额头去触碰牛的尾巴，以达到净化灵魂的目的。但是，现在印度还有很多人食不果腹，而且过度放牧已经使印度的牛对环境造成了不小的危害，在这样的情况下依然把牛视为神圣之物，这似乎有点匪夷所思。然而，马尔文·哈里斯（Marvin Harris）和其他几位科学家采用本书前文提到过的食物选择分析理论进行研究后得出，把印度的牛看成神圣的动物实际上对印度的经济有巨大的好处。

根据哈里斯的说法，牛（被阉割的公牛）对印度农业系统而言是必不可少的，它是土地耕种的主力军。随着雨季的到来，所有的庄稼会在同一时间等待收割，因此印度的农民需要有自己的牛而无法共用。除此之外，牛也是交通运输的重要工具。如果想得到足够数量的公牛，母牛的数量也必须得到保证。到了干旱的季节，母牛可能会不孕育。但是，如果它们不能存活下来，那么就没有足够的母牛繁殖后代了。

在印度，牛可以跑到公路上闲逛。虽然看起来人们容许牛自由游荡是出于"神圣"的考虑，但实际上这么做可以让牛吃到公路边生长的杂草，这样农民就省去了喂牛的麻烦。当这些到处游荡的牛跑到像新德里这样的宗教气氛浓厚的市中心时，它们可能会造成交通事故，还可能因为误食塑料袋而死亡。市里专门负责

赶牛的工作人员会很温和地把牛驱赶到郊外，在那里这些牛可以舒舒服服地安享晚年。

如果一位农民必须在饲养母牛和饲养公牛之间二选一，那他往往会选择饲养公牛，因为这样他的短期生存就有了保障，虽然从长远来看也许会有生存风险。而且，通常来说，给牛吃的东西占了农作物的一大部分，而这些食物人是不能吃的。

牛还能为人们提供牛粪，这是印度人做饭时的重要燃料，同时也是很好的肥料。在印度的一些地方，牛粪几乎100％被用作以上两种用途。最近一次去印度的时候，我看到当地的妇女把牛粪压制成圆饼状（就像美国人做汉堡包用的圆形小面包那样），供将来燃烧使用，然后还专门做了储存它们用的木制围栏。

最后，从公牛和母牛数量的统计数据上来看，公牛的数量要远远高于母牛，造成这种差异的原因可能是人们对两者的照料程度有所不同。不管怎样，母牛死后，只有印度社会地位最低的贱民才能触碰。这些人会把尸体抬走，偷偷把牛皮剥下来做成皮革制品售卖。这为印度最为贫困的那些人提供了一条谋生之路。

基于以上这些原因，哈里斯等人认为，印度人将牛神圣化的做法实际上对印度经济是有益的。从古至今，那些将牛视为神圣之物的印度人更有可能存活下来。由此看来，和食物选择有关的文化特点虽然表面看起来是基于宗教传统，但实际上可能是经济、生态以及政治等多种因素交织在一起作用的结果。人类进化环境中的食物资源通常处于匮乏的状态，各种风味美食以及文化中的其他方面，往往体现了一种最优的生存策略。

禁止同类相食这一禁忌解读起来似乎并不困难。毕竟，如果我们经常要把其他人吃掉，那么人类存活下来的可能性就要变小。尽管如此，人吃人这一主题还是会激发我们的想象力，使我们创作出像百老汇音乐剧《理发师陶德》（*Sweeney Todd：The Demon Barber of Fleet Street*）和电影《汉尼拔》（*Hannibal*）、《沉默的羔羊》（*Silence of the Lambs*）之类的作品。

但是，食人现象几乎没有在我们人类现实生活中出现过，除非人们面临极度饥饿的绝境，或者是有些人出现了过失行为或反社会行为，而这并不是一种可接受的行为。一部名为《活着》（*Alive*）的电影和小说描述了这种情况的一个真实故事：一架飞机坠毁在安第斯山脉，里面的幸存者在吃完所有的食物后，接着把在事故中丧生的其他人的尸体吃掉了。和大鼠一样，人类只有在极度饥饿的情况下才会吃其他人。看到其他人这么做的时候也会产生同样的行为，这也许是很多物种都会出现的社会观察学习的例子。还有一种做法是，把尸体覆盖起来，尽量弱化肉来源于另外一个人的线索。

但我们真的可以确定食人这种现象从来都没有作为常规行为出现过吗？或者这只是我们一厢情愿的美好愿望？毕竟，在第 1 章里曾经提到过，与人类亲缘关系最近的物种黑猩猩，有时候会猎杀亲缘关系最近的动物——猴子。人类社会中到底有没有类似的行为，这是十几年来广受争议的研究话题。一些研究者猜测，1900 年以前在一些人类社群中曾经出现过食人现象，但确切来说，那时候较为完整的记录已经很难找到了。在西班牙的一项研究中，发现了距今约 75 万年的人骨，其排列方式与屠宰过程是一致的。距今约 10 万年的法国尼安德特人的遗迹中，也发现了类似的证据。还有一些研究者称，有大量证据表明，居住在美洲西南部的阿纳萨齐印第安人在公元 1000 年左右也曾发生过同类相食的现象。但对于这样的说法，总有办法予以质疑。比如，遗迹中发现的东西可能只是宗教仪式上用人祭祀的产物。

但是，一系列证据表明食人现象确实存在，至少就阿纳萨齐人来说，确实发生过这样的事情。这个研究充分利用了生物地球化学领域的技术，对活着或死亡的动物身体各部分进行分析，从而确定其摄入的食物种类。这样一来，我们对"你吃什么就是什么"这句口号就有了新的理解。

几年前，病理学家理查德·A. 马拉尔（Richard A. Marlar）及其同事在《自然》杂志上发表了一篇文章，展示了阿纳萨齐人同类相食现象的一个实例。这几位科学家对美国西南部"四角地"①区域的一处古代遗迹进行了调研。那个地方留存了几所坑洞式的房屋，在公元 1150 年突然被遗弃。其中的两所房屋中有 7 具人类遗骸——有男有女，年龄不一。所有的尸体都被切成块、剥皮剔肉，以屠宰和加工食物的方式烹煮。在尸体的旁边发现了带着血污痕迹的屠宰工具，边上的一口锅里还留有某种人类的蛋白质。但是，这些物品并不一定能用同类相食来解释。从现场本身来看，没有一件物品可以确切证明这 7 个人到底是被蓄意杀害的还是被吃掉的。决定性的证据在第三所洞屋里。那里有一

---

① 译注：四角地是犹他、科罗拉多、新墨西哥和亚利桑那四个州的交会点。

个灶台，灶台里面有一颗尚未烧掉的粪化石（即粪便的化石），显然是最后一堆火烧完之后遗留在那里的。分析结果表明，这颗粪化石来源于一餐纯肉食，而其中包含的蛋白质只能来自人类的非肠道细胞。由此可见，这一粪便是食用了人肉之后的人所排泄的。

显然，这种情况发生在"四角地"极度干旱的时期，这样的天气导致各部落之间的关系尤为紧张。一些科学家认为，阿纳萨齐人的一个部族袭击了另一个部族，把他们杀死、吃掉，然后还在他们的灶台里排泄作为一种轻蔑的告别姿态（这就是我要说的战争）。另外一些人指出，在其他食物供给匮乏的时期，阿纳萨齐人绝对没有诉诸同类相食的做法，因此有关粪化石的推测似乎还是一个未解之谜。毫无疑问，科学家将继续分析粪化石，以便弄清楚当时究竟发生了什么。

同类相食的饮食禁忌可以进一步拓展到和自身物种关系密切的其他物种上。大鼠如果和小鼠在一起长大的话，一般来说不会去吃小鼠。通常来说，人类也不会去吃那些和人生活在一起的或者是被认为拥有人类某些特质的动物。在美国和其他西方国家，人们不吃猫狗之类的动物。

在结束同类相食这一颇具吸引力的话题之前，我还想谈一谈对素食主义的看法。素食主义和与之有关的变式——不吃一切肉食，或者是不吃除了鱼之外的一切肉食，又或者是不吃除了鱼和家禽之外的一切肉食，在西方国家相当普遍。在第9章里你曾经了解到，半素食主义经常与进食障碍有关。人们也会出于健康的考虑而不吃肉——害怕肉食里的添加剂和脂肪。但是，还有另外的一些原因，比如考虑到为了吃肉而饲养动物的伦理问题，或者是在吃肉的时候会感到恶心。综合以上这些研究结果，以及前面的一些内容，也许我们会产生这样的困惑：人们不吃肉是否是不吃人肉这一饮食禁忌的泛化或扩展？最能被接受的肉食是鱼和禽类，这两者也是和人肉区别最大的。

和人类密切相关的物种会影响素食主义的另外一个例子是，那些出于伦理考虑而不吃肉的人看自己的宠物吃肉也会感到不舒服。这个问题可能比你预想的更为棘手，因为那些出于伦理考虑而不吃肉的人往往比其他人饲养更多宠物。这就导致了众所周知的素食主义困境——崇尚素食主义的宠物主人会觉得对宠物而言吃含有肉食的宠物餐是最好的，但是在喂食的时候又会觉得不舒服，因为这么做就伤害了其他动物。

觥筹交错的味蕾欢宴

啤酒和葡萄酒品鉴

在我和我丈夫念研究生时，以及我们到了纽约开始第一份工作的时候，生活过得都比较拮据。但我们还是想组织一些好玩的聚会增加生活乐趣，于是，我们组织了好几场啤酒品鉴会（比葡萄酒品鉴会要实惠得多）。在这些聚会上，我们把各种啤酒倒在没有任何标识的小小透明塑料杯里，然后让在场的每一位客人根据自己的喜好来给这些啤酒打分。无论是给最昂贵的啤酒打最高分的客人，还是给最廉价的啤酒打最高分的客人，我们都会颁发小奖品作为奖励。有意思的是，那些喜欢喝啤酒的客人往往会给贵一些的啤酒打高分，而那些不怎么喜欢喝啤酒的人（比如我）往往会给便宜一些的啤酒打高分。之所以出现这样的现象，显然是因为较为昂贵的啤酒往往口味比较重。多年以后，我们知道 PTC/PROP 超级味觉敏感者（比如我）（在第 4 章和第 5 章里有详细介绍）在喝啤酒或吃其他一些东西的时候，能比无味觉敏感者尝到更多苦味。因此，如果你不喜欢喝啤酒，下一次如果有人因为你对价格昂贵的精酿啤酒不感冒而嘲笑你的话，你就可以告诉他们，这是因为你拥有精酿啤酒爱好者所缺乏的赏味能力，而啤酒爱好者的味蕾敏感度确实很低。

葡萄酒鉴赏要比啤酒鉴赏更为普及，这是一个相当好的载体，可以展现出饮食心理学背后的诸多科学方法如何有效结合在一起，从而帮助我们更好地理解某种具体的饮食行为。研究品酒过程不仅可以让我们了解如何对葡萄酒进行评价，还能让我们掌握对任何一种食物或饮料进行评价的方法，以及影响评价结果的各种因素。

考虑到很多人也许从来没有参加过正式的品酒会，我想首先简单介绍一下葡萄酒品鉴的程序，可能会比较有帮助。首先简单地观酒，然后轻摇酒杯增加酒的芳香，接着闻酒的气味，最后小口小口地品酒。酒要布满整个口腔，用舌头充分感知，还可以在啜饮间隙吃上一小片面包或者干酪。有些品酒者会把葡萄酒吐出来而不是咽下去，这么做可以防止酒精对感官灵敏度产生不利影响。

上述每一个步骤都要安静有序地进行，中间尽可能不要有任何干扰。正如你在第 4 章中了解到的，在品酒过程中分步和隔离原则使品酒者在每一个步骤都尽可能保持注意力的高度集中。在这样的情况下，人们更有可能说自己觉察到了某种微弱的味道或者气味。另外还有一些方法可以提高人们在品酒过程中对味道和气味的敏感性，比如为做出准确判断的人提供奖励，或者是为品酒者们举办一场竞赛。无论品酒者的主动性如何，能影响所有人气味敏感性的一个因素是酒的温度。当葡萄酒的温度很低的时候，闻起来会更加困难一些。当没有任何打扰，同时葡萄酒的温度适宜，大部分人都能够较为熟练地分辨出各种各样的葡萄酒。

为了更好地评估葡萄酒的气味，葡萄酒品鉴者会关注两个方面：一个是葡萄酒的芳香（aroma），由酿酒过程中使用的葡萄品种决定；另一个是葡萄酒的酒香（bouquet），由发酵、加工或陈化的过程中释放的各种气味组成。给各种不同的气味命名，可以帮助我们更好地识别它们。比如，很多人会把长相思（Sauvignon Blanc）葡萄的芳香描述为辛辣。酒杯的形状也会影响我们对葡萄酒气味的感知。在葡萄酒的味道评估方面，葡萄酒会在舌头上反复流动从而使所有的味觉感受器被充分激活。香槟和啤酒的碳酸化处理，就是想要通过刺激舌头的味觉感受器来增加对酸味的感知。

除了气味和口味，品酒过程中的视觉和触觉也至关重要。对葡萄酒的视觉判断不仅包括看它的颜色，还包括看它的外观，比如是否混浊。如果某一款酒的颜色不正常，品酒者对这款酒的其他方面所做的判断就会受到影响，比如酒的口味。特定的口味和特定的颜色紧密相关，如果与某种口味有关的颜色不存在，那么探测出这种口味的难度就会加大。如果一款葡萄酒混浊不清，那么品酒者更有可能认为它口感不佳。之所以会出现这种情况是因为，品酒者在过去喝过混浊的酒，并且这种酒味道不好。但是，酒的外观和口味并不一定总是相关，因此要尽量避免这种相互影响。有一种解决方法是把葡萄酒倒到涂成黑色的酒杯里，这样就看不见酒的颜色了。葡萄酒味道的优劣就可以完全由酒本身决定。

为了评估葡萄酒的触感，品酒者要注意舌头上能感知到的任何涩味，以及这酒的口感是醇厚还是淡薄。酒精含量低的酒喝起来较为淡薄，而酒精含量高的酒喝起来较为醇厚。我们也研究了啤酒的触感。一种啤酒是否清爽解渴，主要取决于其碳酸化的程度和泡沫的绵密程度——泡沫越多，越清爽解渴。

品酒的时候有几个心理过程需要注意，它们会干扰你做出靠谱的判断。其中之一是，如果感觉细胞（比如味觉和嗅觉细胞）在一次品酒过程中反复受到刺激，它们就会因为过度疲劳而无法像一开始品酒那样做出反应。这就是为什么品酒者会在每一小口酒之间吃一小片面包，并且品酒速度非常缓慢。他们想让他们的感觉细胞始终处于最高的敏感度。

另外一个问题是使用什么样的词来描述看到的、闻到的、尝到的和感觉到的东西。常用的词有"果味""浅黄色"以及"橡木味"。但是，我们无法确保两个人在使用同一个词的时候表达的是一个意思。除此之外，随着时代的发展，某些词的使用方式也会发生变化。

记忆对于品酒而言也非常重要。品酒者需要把正在品尝的葡萄酒和之前品酒中形成的绝对标准进行比较。此外，如果一次品酒中安排的葡萄酒种类太多，那么中间段所品的酒会因为品酒者记忆规律的原因而打折扣。人们往往对一开始品的酒和结束时品的酒印象深刻，评价更高。准备一张评价表可以帮助品酒者记住所有品过的酒。

还有一个问题是人们对品酒过程中实际感官体验的心理期望。在品酒之前说一些有关这款酒的积极或消极的内容，会改变一个人对这款酒的评价。实际上，如果我们提前告知品酒者这款酒的价格很高，那么不仅会提高这个人对这款葡萄酒的味道评价，还会增加我们大脑中负责愉悦体验的那部分脑区的活动。还有一个例子可以说明情境对葡萄酒消费的影响：当一家英国超市播放德国啤酒屋音乐时，顾客会更多地购买德国酒，而当超市播放法国手风琴音乐时，顾客又会更多地购买法国酒。考虑到以上因素的诸多影响，难怪一些无良奸商能够让消费者购买实际价值远低于其商标、包装和内容描述价值的葡萄酒，有时候甚至连这些都是伪造的。

餐厅

下面我们来简单谈谈餐厅。到目前为止，你在这本书里学到的很多内容都和餐厅里发生的吃喝行为有关——在这些场所，你会在什么时候吃喝，你会吃什么东西喝什么东西，以及你会如何吃喝。但你在餐厅消费的过程中所包含的心理学内容要比你想象中的还多。举个例子，在自助餐厅里闻到水果的气味会让你更倾向于选择水果味的甜点；一道菜如果采用非常精美的方式摆盘（按照你的文化标准来展现），会让你觉这道菜更加美味；而在昏暗的环境中用餐则会让你降低对食物的评价，并且比平常吃得更多；不同类型的音乐会增加或减少你用餐时的愉悦度，而在酒吧里听音乐则会让你逗留的时间更长。此外还有菜单……尽管目前还没有太多关于菜单制作方面的严谨研究，但如何让顾客点某些特定的菜品（往往价格不菲）以及如何让他们点更多的菜，这些方面都大有门道。

正如我们这本书的前面部分提到的，商家（这里指的是餐厅老板、经理和服务员）的目标是让你花更多钱（通常也意味着让你吃得更多喝得更多），并且他们会想方设法达到这一目的。而你，恰恰相反，也许压根没有意识到（至少到目前为止没有意识到）这种影响正在默默地发挥作用。除此之外，你的目的也许和餐厅并不一样——你想要的是以合理的价位享受令人满意的一顿饭，而且这顿饭不会增加你的体重，或是使你摄入超过健康标准的盐、糖或脂肪。商家们似乎有各种各样的手段和工具来达到他们的目的，顾客却总是被蒙在鼓里，并在不知不觉中产生事与愿违的饮食行为。

公共健康官员正致力于投入更多的努力来应对这种不平衡的现状。也正是因为这个原因，前纽约市长迈克尔·布隆伯格才发布了各种新闻，要求纽约市的一些餐厅标示出各种菜品的卡路里数。从大的范围来看，在纽约市甚至是全美，一群身份各异的人，其中包括大厨、民选官员和家长，正联合在一起传播各种信息并改变周围的环境，从而增加健康和经济的饮食行为——不论是在餐厅还是在其他场合。这些策略在其他领域已经大获成功，所以我们有理由对目前的努力抱以乐观的态度。到餐厅用餐是一种很棒的社交方式，也能获得新的体验——探索新的味道和新的文化。而在消费的同时如果还能有信心做到健康，则只会让这个体验变得更加愉快和享受。

离别是如此甜蜜和令人心酸

本章关于美酒和佳肴品鉴的讨论，为我们提供了一些实例来说明利用跨学科的科学方法研究饮食心理的优势。采用这样的方法，可以将我们的各种感觉、过去经验、基因和包括身边小伙伴在内的当前环境等诸多因素结合在一起，这样我们就能继续愉快地享用各种美食了。

在结束最后一章的内容之前，我想引用两段名言来揭示吃与喝的永恒魅力。

香吻难持久，厨艺常拥有！

——乔治·梅瑞狄斯（George Meredith），19世纪英国作家和诗人

我们的生活中可以没有诗歌、音乐和艺术，

我们的生活中可以没有道德，也可以没有感情，

我们的生活中可以没有朋友，也可以没有书籍；

但是文明人的生活中绝对不能少了厨师。

一个人可以不碰书本，——哪有不含悲痛的知识？

一个人可以没有希望，——哪有不存欺骗的希望？

一个人可以没有爱情，——哪有不带苦思的爱情？

但是哪里有不吃饭的人呢？

——爱德华·罗伯特·布尔沃·利顿（Edward Robert Bulwer Lytton），

19世纪英国政治家和诗人

[如需索取本书的索引或参考文献，请发邮件至 zhanghx@crup.com.cn。]

译后记

　　当我们谈到食物的时候，脑海里出现的也许是饕餮大餐的诱人画面，也许是和亲友聚会的愉悦时光，还有可能是想放纵却又担心体重的复杂心情。食物，也许是这个世界上和我们关系最为紧密却意义最为错综复杂的东西了。正所谓"食色，性也"，食物既满足了我们作为生物人的原始欲望，又承载了我们置身其中的宏大文化印记和每一个人最独特的历史和偏好。

　　尽管食物和吃喝行为与我们的关系如此紧密，当我们谈论到相关的一些话题时，经常会从个人体验、奇闻逸事或者美味菜谱等方面来切入，但是可能很少有人会脑洞大开地想到"研究人类的吃喝心理"这件事。或者说，即便是对人类吃喝心理或行为感兴趣，也许很多人也不知道该如何下手。亚历山德拉·W. 洛格博士的这本著作，为饮食心理学（The Psychology of Eating and Drinking）这个非常小众的领域开辟了一方天地。这本书兼具科学性和科普性，适合不同学科背景和需求层次的读者。从主题上看，这本书涵盖了与饮食行为相关的诸多议题，甚至包括饮酒、吸烟，以及与孕产妇饮食有关的科学研究，每一章里的"趣味事实"，还为饮食爱好者提供了一些冷门的小知识。从内容上看，这本书重点选择饮食行为研究中比较有意思和研究相对充分的部分，除了研究结果之外，还详细介绍了研究具体是怎么做出来的，从事这个领域研究的专业人士，也会受到很多启发。更为可贵的是，在每一章的内容中，我们不仅可以了解饮食心理学的研究成果，学习饮食行为的研究如何进行，还可以尝试在现实生活中应用一些经过科学验证的饮食方式。我很同意作者在书中提到的"我们需要确保我们大家都能充分了解我们的饮食行为，以及这些行为的后果"。这些努力，是饮食心理学专家的责任和使命，因为我们所拥有的专业知识和技能，对于营造一个致力于提升民众身心健康的社会而言，至关重要。

　　在翻译这本书的过程中，我发现非常巧的是，作为一名受过系统科研训练的心理学研究者，我和作者一样对与食物有关的议题非常着迷。于是，尽管这个领域比较小众，我们还是选择追随自己的兴趣从事饮食行为方面的心理学研究，并且我们都曾在大学开设过饮食行为方面的心理学专题课程。最大的区别在于，洛格博士一开始走上这条道路是因为想弄清楚自己的进食怪癖，而我则是一个十足的吃货，不仅喜欢美食，而且对制作美食颇有兴趣。于是我在一开始从事这个领域的研究时，就给它起了一个"美食心理学"的名称。现在的我，职业身份非常多元化，既是一名大学老师，又是一名心理咨询师，同时还考取了营养师和健康管理师的证书，成为致力于饮食心理学研究和实践的工作者。在不断探索饮食心理和行为的过程中，我对此越来越着迷，因为尽管饮食行为在我们每一天的生活中都会频繁发生，我们却经常会忽略它潜在的神奇作用，以及它所传递的丰富信息。此外，饮食心理相关的研究具有很强的文化属性和本土价值，国外的很多研究结果只能作为参考，这就使得国内这个领域的研究和实践显得尤为重要了。因此，饮食心理学于我而言，不仅仅是兴趣所在，更是我真心热爱的事业和我的使命。

我很珍惜和这本书相遇的缘分。因此，首先要感谢北京林业大学心理系的吴宝沛老师，他推荐我翻译此书；非常感谢张宏学编辑，在本书的翻译过程中，她一直督促我的进度并包容我的严重拖延症；非常感谢清华大学心理系的徐卓老师，他在阅读全书的基础上对翻译语句提出了许多修改建议，并且给了我这个翻译新手诸多帮助；非常感谢好友陈震宇老师，他为这本书绘制的插画，生动而富有创意，给这本书增加了趣味体验，也希望各位读者能够喜欢。另外，我也非常感谢我的家人，他们陪伴我一起为梦想而努力，并教会我遵从自己的内心，成为更好的自己。

这本书对于我而言具有里程碑意义。作为饮食心理学领域的研究者，我非常荣幸可以作为这本饮食心理学教材和科普读物的译者，第一时间读到饮食心理学领域最新的发展和研究，它启发我在该领域产生了诸多思考。作为一名翻译者，我是新手，在翻译这本书的过程中，我小心谨慎地确认书中的所有专业词汇，反复斟酌如何翻译才能最大限度地表达英文的原意，尤其是对书中涉及的其他文学作品的翻译，用尽最大的努力和耐心，逐一求解并反复求证。尽管如此，我仍不得不承认，这本书中必然还存在着许多疏漏与错误，恳请各位读者谅解，也请各位读者不吝批评并慷慨指正。

张婍

2018 年 12 月 13 日　于北京

图书在版编目（CIP）数据

橘子甜不甜，只有脑知道/（美）亚历山德拉·W. 洛格（Alexandra W. Logue）著；张婍译.—北京：中国人民大学出版社，2019.1

书名原文：The Psychology of Eating and Drinking, 4e

ISBN 978-7-300-26471-4

Ⅰ.①橘… Ⅱ.①亚… ②张… Ⅲ.①饮食-应用心理学 Ⅳ.①R15-05

中国版本图书馆 CIP 数据核字（2018）第 276393 号

橘子甜不甜，只有脑知道

关于吃喝的心理秘密

[美] 亚历山德拉·W. 洛格（Alexandra W. Logue）著

张　婍　译

Juzi Tian Bu Tian，Zhiyou Nao Zhidao

出版发行	中国人民大学出版社			
社　　址	北京中关村大街 31 号	**邮政编码**	100080	
电　　话	010 - 62511242（总编室）	010 - 62511770（质管部）		
	010 - 82501766（邮购部）	010 - 62514148（门市部）		
	010 - 62515195（发行公司）	010 - 62515275（盗版举报）		
网　　址	http://www.crup.com.cn			
经　　销	新华书店			
印　　刷	北京昌联印刷有限公司			
规　　格	170mm×240mm　16 开本	**版　　次**	2019 年 1 月第 1 版	
印　　张	18.5 插页 1	**印　　次**	2019 年 12 月第 2 次印刷	
字　　数	292 000	**定　　价**	59.00 元	